Derendorf/Schmidt
Arzneimittelkunde

Paperback PTA

Herausgegeben von Doris Grimm, Hemmingen/Hannover
und Vera Herbst, Braunschweig

Band 1: Chemie (Grimm)

Band 2: Arzneimittelkunde (Derendorf/Schmidt)

Band 3: Botanik und Drogenkunde (Holm/Herbst)

Band 4: Physik (Lawaczeck)

Band 5: Ernährungslehre und Diätetik (Spegg)

Band 6: Verbandmittel, Krankenpflegeartikel, Medizinprodukte (Wilson/Kohm)

Band 7: Arzneiformenlehre (Schöffling)

Deutscher Apotheker Verlag Stuttgart

Paperback PTA
Band 2

ARZNEIMITTELKUNDE

Von Prof. Dr. Hartmut Derendorf, Gainesville (Florida)
und Oberpharmazierat Dr. Michael Schmidt, Rottenburg

6., neu bearbeitete Auflage
mit 38 Abbildungen und 8 Tabellen

Deutscher Apotheker Verlag Stuttgart 1998

Ein Markenzeichen kann warenzeichenrechtlich geschützt sein, auch wenn ein Hinweis auf etwa bestehende Schutzrechte fehlt.

Die Deutsche Bibliothek – CIP-Einheitsaufnahme

Derendorf, Hartmut:
Arzneimittelkunde : mit 8 Tabellen / von Hartmut Derendorf und Michael Schmidt. – 6., neu bearb. Aufl. – Stuttgart : Dt. Apotheker-Verl., 1998
(Paperback PTA : Bd. 2)
ISBN 3-7692-2200-8

Printed in Germany
Umschlaggestaltung: Atelier Schäfer, Esslingen
Satz: Mitterweger Werksatz GmbH, Plankstadt
Druck: Hofmann, Schorndorf

Vorwort zur 6. Auflage

Seit der letzten Auflage dieses Lehrbuches und Nachschlagewerkes für die pharmazeutische Praxis haben sich wieder zahlreiche Änderungen bei den Fertigarzneimitteln des deutschen Marktes ergeben: Vertraute Namen sind verschwunden und haben neuen Platz gemacht, moderne Therapieansätze sind vorzustellen, mancher Wirkstoff, der früher der Verschreibungspflicht unterlag, steht heute für den Einsatz in der Selbstmedikation zur Verfügung. Bei der Überarbeitung der Kapitel wurde Wichtiges ergänzt (u. a. neue Mittel gegen HIV/AIDS, benigne Prostatahyperplasie, Ergebnisse von Stufenplanverfahren), andererseits auch – im Interesse einer besseren Lesbarkeit – gestrafft (u. a. Cephalosporine).

Beibehalten wurde die Kennzeichnung mit „*“ für verschreibungspflichtige Arzneimittel und „v*“ für solche, die der Betäubungsmittelverordnung unterstehen.

Zum Gelingen der umfangreichen Arbeit trug wesentlich die konstruktive Kritik aus der Leserschaft bei sowie die stets erfreuliche Zusammenarbeit mit dem Deutschen Apotheker Verlag Stuttgart. Ein spezielles Dankeschön geht an Annette Schmidt, Rottenburg, für die Sicherstellung der Aktualität der angeführten Handelsnamen bei Fertigarzneimitteln.

Gainesville/Rottenburg, im August 1997

Hartmut Derendorf
Michael Schmidt

Inhaltsverzeichnis

1

Grundbegriffe der Pharmakologie

1.1 Allgemeines

1.1.1 Begriffsbestimmungen

Arzneimittel sind Stoffe, die dazu bestimmt sind, durch Anwendung am menschlichen oder tierischen Körper Krankheiten zu heilen, zu lindern, zu verhüten oder erkennen zu lassen. Diese Definition entspricht dem Sinne nach der des Arzneimittelgesetzes.

Ein Arzneimittel besteht aus dem eigentlich biologisch wirksamen Arzneistoff (Wirkstoff), der in der Regel mit Hilfsstoffen zu einer bestimmten Arzneiform verarbeitet wird.

Der Begriff *Pharmakon* ist umfassender als der Begriff Arzneimittel: Ein Pharmakon ist eine biologisch wirksame Substanz, unabhängig davon, ob die Wirkung therapeutisch nutzbar ist oder nicht. Im täglichen Sprachgebrauch werden die Begriffe »Arzneimittel« und »Pharmakon« meistens synonym benutzt.

Unter einem *Gift* (Toxon) versteht man ein Pharmakon mit schädlicher Wirkung. Häufig entscheidet die Dosis, ob eine Substanz Arzneimittel oder Gift ist.

Wirkungen sind alle durch Pharmaka ausgelösten Veränderungen biologischer Funktionen oder Systeme.

Unter *Wirksamkeit* eines Arzneimittels versteht man die Eigenschaft, im Organismus eine erwünschte Veränderung zu bewirken.

a) *Wirkungsmechanismus:* Man versucht, den molekularen Reaktionsablauf mit genauem Angriffspunkt des Arzneimittels aufzuklären, um die Frage zu beantworten, warum das Arzneimittel die entsprechende Wirkung hat.
b) *Dosis-Wirkungs-Beziehungen:* Wie ändert sich die Wirkung bei unterschiedlichen Arzneistoffdosierungen?
c) *Struktur-Wirkungs-Beziehungen:* Welchen Einfluß haben Veränderungen der chemischen Struktur des Arzneistoffs auf die Wirkung?
d) *Konzentrations - Wirkungs - Beziehungen:* Wie ändert sich die Wirkung bei unterschiedlichen Konzentrationen des Arzneistoffes im Blut (»Blutspiegel«)?

Resorption (im internationalen Sprachgebrauch auch »Absorption«) ist die Aufnahme eines Stoffes von der Körperoberfläche (dazu gehört auch die Schleimhaut des Magen-Darm-Traktes) oder aus dem Gewebe (z. B. nach intramuskulärer Injektion) in die Blutbahn oder das Lymphgefäßsystem, durch die dann die Verteilung des Stoffes im Gesamtorganismus erfolgt.

Metabolismus (Biotransformation) ist die chemische Umwandlung eines Stoffes im Organismus.

Elimination ist die Entfernung des aufgenommenen Stoffes durch Ausscheidung (Exkretion) oder Metabolismus.

Bioverfügbarkeit ist das Ausmaß und die Geschwindigkeit, mit der ein Arzneistoff an seinem Wirkungsort »zur Verfügung steht«. Da die Konzentration am Wirkungsort normalerweise nicht bestimmbar ist, wird die Bioverfügbarkeit durch Bestimmung der Stoffkonzentration im Blut ermittelt. Von der Bioverfügbarkeit unterscheidet man die *pharmazeutische Verfügbarkeit*, die angibt, wieviel Prozent der gegebenen Dosis zur Resorption zur Verfügung steht. Sie ist ein Maß dafür, wie schnell der Arzneistoff aus seiner Arzneiform freigesetzt wird.

Die *Eliminationsgeschwindigkeit* kann man durch Bestimmung der sog. Clearance (Klärrate) quantitativ beschreiben. So gibt die renale Clearance an, wieviel ml Blutplasma pro Minute durch die Tätigkeit der Nieren von dem entsprechenden Stoff befreit oder »geklärt« werden.

1.1.2 Aufgaben und Ziele pharmakologischer Arbeitsrichtungen

Pharmakologie ist die Lehre von der Wirkung der Arzneimittel, *Toxikologie* die Lehre von der Wirkung der Gifte.

Die *allgemeine Pharmakologie* beschäftigt sich mit den Grundlagen der Arzneimittelwirkung, die für alle Arzneimittel unabhängig von deren Indikation gelten. Die *spezielle Pharmakologie* wendet sich den einzelnen Arzneistoffen und deren spezifischen Anwendungsgebieten zu.

Bei der Untersuchung von Arzneimittelwirkungen unterscheidet man die *experimentelle Pharmakologie*, in der Pharmakoneigenschaften in der Regel im Tierversuch aufgeklärt werden, und die *klinische Pharmakologie*, die sich mit der Anwendung von Substanzen am Menschen beschäftigt.

Man kann die Pharmakologie je nach Fragestellung in zwei Gebiete unterteilen. Die eine Frage zielt auf die Art der Wirkung des Arzneimittels: Wie wirkt das Arzneimittel? Dieses Teilgebiet heißt *Pharmakodynamik*. Die andere Frage ist die nach dem zeitlichen Ablauf dieser Wirkung. Wie schnell und wie lange wirkt das Arzneimittel? Dieses Teilgebiet heißt *Pharmakokinetik*.

1.2 Pharmakokinetik

1.2.1 Applikation

1.2.1.1 Allgemeine Gesichtspunkte

Unter *Applikation* versteht man die Anwendung des Arzneimittels am Körper. Je nach Art der Applikation wird eine entsprechende Arzneiform ausgewählt. Generell unterscheidet man:

a) *Lokale oder topische Applikation:* Der Arzneistoff soll an der Stelle wirken, wo er angewendet wird, und nach Möglichkeit nicht resorbiert werden.
b) *Systemische Applikation:* Der Arzneistoff wird resorbiert und im Organismus verteilt.

Kriterien bei der Wahl der Applikationsform sind

- Gewünschter Wirkungseintritt und gewünschte Wirkungsdauer.
  Eine intravenöse Injektion bewirkt den schnellstmöglichen Wirkungs-

eintritt, weil hier keine Resorption mehr stattzufinden braucht. Eine lang anhaltende Wirkung kann erzielt werden, wenn eine Anwendungsform gewählt wird, die eine langsame Resorption bewirkt, wie z. B. die Einnahme einer Depot-Tablette.

- Der Ort, an dem das Arzneimittel wirken soll.
  Bei lokaler Applikation muß eine Zubereitungsform gewählt werden, die dem Applikationsort angepaßt ist.
- Die Bioverfügbarkeit des Arzneimittels.
  Beispiel: Insulin ist nach oraler Anwendung nicht verfügbar, weil es als Peptid im Magen enzymatisch gespalten und somit unwirksam wird. Es kann also nur parenteral (unter Umgehung des Magen-Darm-Traktes) eingesetzt werden. Andere Arzneimittel (z. B. Strophantin) werden schlecht aus dem Magen-Darm-Trakt resorbiert und müssen daher parenteral eingesetzt werden.
- Die gewünschte Dosis.
  Durch Wahl einer entsprechenden Applikationsform kann die nötige Dosis für einen bestimmten pharmakologischen Effekt auf ein Minimum gesenkt werden.
- Der Zustand des Patienten.
  Einem bewußtlosen Patienten kann man kein oral zu verwendendes Medikament geben, ebenso wird man bei starkem Erbrechen ein Zäpfchen einer Tablette vorziehen.
- Die lokale Verträglichkeit des Arzneistoffes.
  Ein Arzneistoff, der eine starke Magenschleimhautreizung bewirkt, kann bei parenteraler Applikation besser vertragen werden.

1.2.1.2 Applikationsarten

a) Applikation auf Haut und Schleimhaut

(Tab. s. S. 14 oben)

b) Applikation in das Körperinnere (Injektionen, Infusionen)

1. ohne Resorption	
intrakardial	ins Herz
intravenös (i. v.)	in die Vene
intraarteriell (i. a.)	in die Arterie
2. mit Resorption	
intrakutan (i. c.)	in die Haut
subkutan (s. c.)	in die Unterhaut (Subcutis)
intramuskulär (i. m.)	in den Muskel
intraglutäal	in den Gesäßmuskel
intraperitoneal (i. p.)	in das Bauchfell
lumbal	in den Lendenwirbelkanal
intraartikulär	in ein Gelenk

Bei intramuskulärer und subkutaner Injektion wird das Arzneimittel nicht direkt ins Blut gespritzt. Es muß von der Injektionsstelle in die Blut- oder Lymphbahnen diffundieren. Der Wirkungseintritt ist also gegenüber i. v.- und i. a.-Injektionen verzögert. Wie schnell die Diffusion und Verteilung erfolgt, hängt entscheidend von der Durchblutung des entsprechenden Gewebes ab. Da die Muskulatur im Vergleich zur Unterhaut sehr viel bes-

Name der Applikation	Applikationsort	Beispiel für eine entsprechende Arzneiform
epikutan	Haut (auf die Haut)	Decksalbe (z. B. Sonnenschutzcreme, lokal)
perkutan, transdermal	Haut (durch die Haut)	Nitroglycerin-Pflaster (systemisch)
bukkal, lingual, sublingual	Mund- und Zungenschleimhaut	a) Lutschtabletten bei Halsschmerzen (lokal) b) Nitroglycerin-Zerbeißkapseln bei Angina pectoris (systemisch)
nasal	Nasenschleimhaut	a) Nasentropfen bei Schnupfen (lokal) b) Ocytocin-Nasenspray bei Laktationsstörung (systemisch)
konjunktival	Augenbindehaut	Augentropfen (lokal)
pulmonal	Bronchial- und Alveolarschleimhaut	a) Inhalate bei Erkältungskrankheiten (lokal) b) Inhalationsnarkotika (systemisch)
enteral	Magen- und Darmschleimhaut	a) Antacidum (Schutzgel, lokal) b) Tabletten, Kapseln, Säfte, Tropfen (systemisch)
intravaginal	Vaginalschleimhaut	Vaginalzäpfchen (lokal)
intraurethral	Harnröhre	Blasenspülungen (lokal)
rektal	Rektalschleimhaut	a) Hämorrhoidenzäpfchen (lokal) b) Fieberzäpfchen (systemisch)

ser durchblutet ist, wird ein i. m.-injiziertes Arzneimittel schneller wirken als nach s. c.-Injektion.

1.2.2 Resorption

1.2.2.1 Allgemeine Gesichtspunkte

Im Verlaufe des Resorptionsvorganges muß der Arzneistoff Biomembranen durchdringen, z. B. die Membran der Epithelzellen im Magen-Darm-Kanal. Hierfür gibt es unterschiedliche Resorptionsmechanismen.

- Passive Diffusion
  Der Arzneistoff diffundiert auf Grund des Konzentrationsgefälles durch die Membran; er bewegt sich also aus einer Lösung hoher Arzneistoffkonzentration (z. B. Gastrointestinalflüssigkeit) in eine Lösung niedriger Konzentration (z. B. Blut). Die Diffusionsgeschwindigkeit ist von folgenden Faktoren abhängig: Konzentrationsgefälle, Größe der Membranfläche, Dicke der Membran und einem stoffspezifischen Diffusionskoeffizienten (Fick'sches Gesetz).
- Erleichterte Diffusion
  Der Arzneistoff (S) wird mit Hilfe eines Trägermoleküls, dem Carrier (C), durch die Membran geschleust (Abb. 1.1). Die treibende Kraft für den Transport ist hier ebenfalls das Konzentrationsgefälle sowie das sich einstellende Gleichgewicht zwischen freiem Arzneistoff, freiem Carrier und Arzneistoff-Carrier-Komplexen.
- Aktiver Transport
  Der aktive Transport wird ebenfalls mit Hilfe von Carriermolekülen

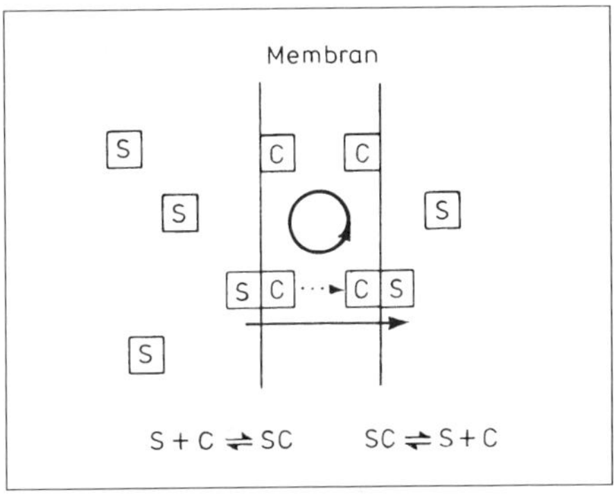

Abb. 1.1 Carrier-Resorptionsmechanismus. Der Arzneistoff (S) wird mit Hilfe eines Carriers (C) durch die Membran geschleust.

durchgeführt (Abb. 1.1). Im Gegensatz zur erleichterten Diffusion kann er »bergauf« gegen das Konzentrationsgefälle unter Verbrauch von Stoffwechselenergie durchgeführt werden. Der aktive Transport hat Bedeutung für die Resorption bestimmter Aminosäuren, Zucker, Vitamine und Gallensäuren.

1.2.2.2 Resorptionsquote

Die Resorptionsquote gibt an, wieviel Prozent der applizierten Arzneistoffdosis resorbiert werden. Nach dem »Gesetz der korrespondierenden Flächen« von Dost ist die Fläche unter der Blutspiegelkurve (Area under the curve = AUC) proportional der resorbierten Wirkstoffmenge.

Je nach Applikationsart fallen die Blutspiegelkurven bei gleicher Resorptionsquote unterschiedlich aus, die AUC bleibt aber gleich (Abb. 1.2).

Die Begriffe Resorptionsquote und Bioverfügbarkeit sind nicht synonym, da die Bioverfügbarkeit noch eine zeitliche Komponente enthält (s. S. 12).

1.2.2.3 Einflüsse des Organismus

a) Prinzip der Vergrößerung der resorbierenden Oberfläche

Aus dem Fick'schen Gesetz (s. S. 14) ergibt sich, daß die Resorptionsgeschwindigkeit proportional zur Größe

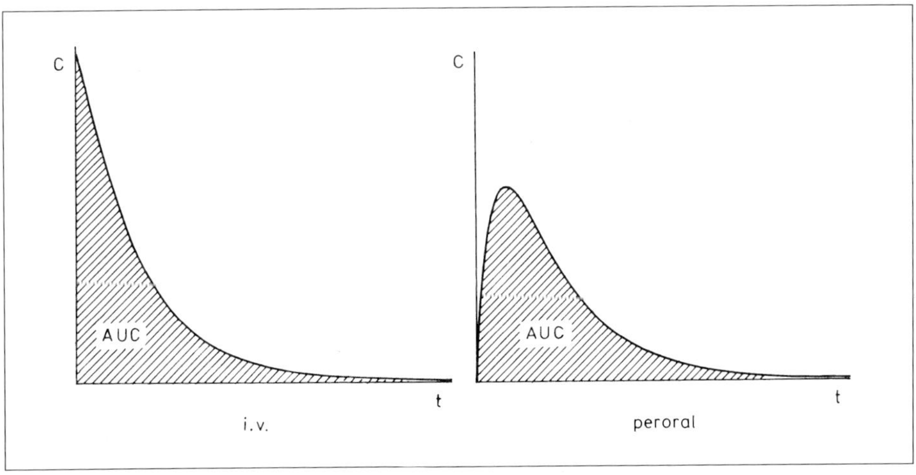

Abb. 1.2 Blutspiegelkurven nach i. v.- und peroraler Verabreichung. Bei gleichen Flächen unter der Kurve (AUC) ist die resorbierte Wirkstoffmenge gleich.

der resorbierenden Oberfläche ist. Im Dünndarm, dem Organ, das den größten Anteil der Resorptionsarbeit leistet, wird dieses Prinzip ausgenutzt. Die enorme Größe der Epitheloberfläche (Abb. 1.3) resultiert aus

- Falten in der Dünndarmmucosa (Kerckringsche Falten)
- Zotten (Villi)
- Mikrovilli

b) Durchblutung

Eine gute Durchblutung ist Voraussetzung für den schnellen Abtransport der resorbierten Stoffe und somit der Aufrechterhaltung des Konzentrationsgefälles. Je schlechter die Durchblutung ist, desto langsamer verläuft die Resorption (s. auch Vergleich s.c./i.m. S. 14).

c) Bedeutung von lokalem pH-Wert und pH-Gradienten für die Transportrichtung von Wirkstoffen

Im Gastrointestinaltrakt liegen folgende pH-Werte vor:

Magen (leer)	pH 1–2
Magen (gefüllt)	pH 3
Dünndarm	pH 6–8
Dickdarm	pH 8

Die meisten Arzneistoffe sind schwache Säuren oder Basen und können daher sowohl in nicht ionisierter, d. h. undissoziierter, als auch in ionisierter, d. h. dissoziierter Form vorliegen. Da undissoziierte Stoffe die Membran leichter durchdringen können, beeinflußt der pH den Resorptionsverlauf entscheidend. Die Tendenz zur Disso-

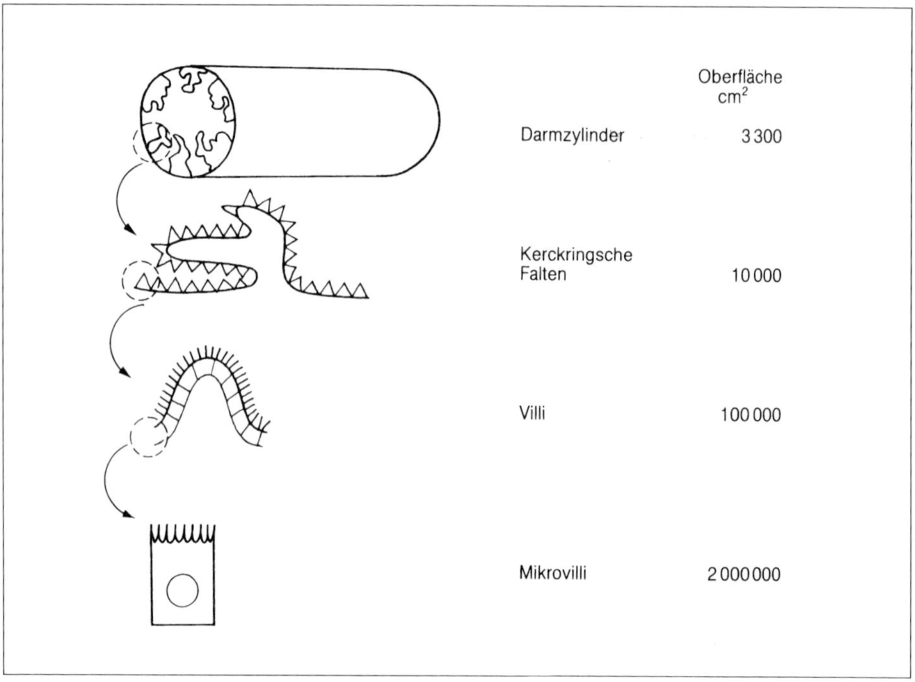

Abb. 1.3 Schematischer Überblick über die oberflächenvergrößernden Faktoren des Dünndarms.

- Für Säuren gilt:

$$pK - pH = \log \frac{\text{Konz. der undissoziierten Form}}{\text{Konz. der dissoziierten Form}}$$

- Für Basen gilt:

$$pK_a - pH = \log \frac{\text{Konz. der dissoziierten Form}}{\text{Konz. der undissoziierten Form}}$$

ziation einer Substanz wird ausgedrückt durch die Dissoziationskonstante K_a bzw. deren negativen Logarithmus, den pK_a-Wert. Das Verhältnis von dissoziierter zu nicht dissoziierter Form ergibt sich durch die Henderson-Hasselbalch-Beziehung (s. Tab. oben).

Eine schwache Säure liegt demnach im sauren Magensaft zum größten Teil undissoziiert vor und kann gut resorbiert werden, eine schwache Base wird im Magen protoniert und daher schlechter resorbiert.

1.2.2.4 Einflüsse des Pharmakons

a) Wasserlöslichkeit

Eine gewisse Löslichkeit in Wasser ist Voraussetzung für die Resorption, denn nur der gelöste Stoff kann an den Verteilungs- und Dissoziationsvorgängen teilnehmen.

b) Lipid-Wasser-Verteilungskoeffizient

Der Lipid-Wasser-Verteilungskoeffizient VK stellt das Verhältnis der Arzneistoffkonzentration in zwei miteinander nicht mischbaren Flüssigkeiten dar:

$$VK = \frac{C_{Lipid}}{C_{Wasser}}$$

Der Verteilungskoeffizient steht bei vielen Arzneistoffen in engem Zusammenhang mit den Resorptionseigenschaften.

c) Funktionelle Gruppen

Bei manchen Arzneistoffen gelingt es, durch Einführung entsprechender funktioneller Gruppen die Resorptionsrate zu verbessern. So kann Penicillin G nicht oral verwendet werden, weil es als Peptid sehr säure- und alkaliempfindlich ist und bei der Magen-Darm-Passage zerstört wird. Durch Molekülumwandlung wurden aber säurestabile Penicilline (z. B. Penicillin V) entwickelt, die oral wirksam sind.

1.2.2.5 Resorption im Gastro-Intestinal-Trakt

a) Bukkale und sublinguale Resorption

Die Mundschleimhaut ist nur für lipophile, undissoziierte Substanzen durchlässig. Auch hier spielt der pH-Wert eine Rolle: So wird aus dem alkalischen Zigarrenrauch die freie Nicotinbase gut resorbiert, während im eher sauren Zigarettenrauch Nicotinsalze vorliegen, die nicht über die Mundschleimhaut, sondern erst nach Inhalation über die Lunge resorbiert werden. Die Resorption von Arzneimitteln über die Mundschleimhaut ist in manchen Fällen vorteilhaft wegen des schnellen Wirkungseintrittes. Der Arzneistoff gelangt in den Kreislauf, ohne zunächst die Leber passieren zu müssen, wo er metabolisiert werden könnte. Dies wird z. B. ausgenutzt bei Nitroglycerin-Zerbeißkapseln gegen den Angina-pectoris-Anfall. Nachteilig ist die kleine Resorptionsfläche im Mund und der unangenehme Geschmack vieler Substanzen.

b) Einflüsse auf die Resorption aus Magen und Darm

- *Magenfüllung*
  In der Regel erfolgt bei nüchternen Personen eine schnellere Resorption.
- *Magenmotilität und Magenentleerungsrate*
  Diese Faktoren können sich auf die Resorptionsquote und den Wirkungseintritt auswirken. Ein Arzneimittel, das nur im Dünndarm resorbiert wird, wirkt bei schneller Magenentleerung eher als bei langsamer.
- *Wechselwirkungen mit Nahrungsbestandteilen*
  Nahrungsbestandteile können vielfältigen Einfluß auf die Resorption von Arzneistoffen haben. So verringert Fett die Magenentleerungsrate, während sie nach heißen Speisen erhöht ist. Manche Arzneimittel können durch chemische Reaktionen in unresorbierbare Form gebracht werden. So bildet Tetracyclin mit Calcium-Ionen, die z. B. reichlich in der Milch vorhanden sind, schwer resorbierbare Komplexe.
- *Inaktivierung durch körpereigene Enzyme*
  Insulin kann nicht oral appliziert werden, weil es als Polypeptid von den körpereigenen Proteasen enzymatisch abgebaut wird. Dies gilt auch für andere Peptidpharmaka.
- *Körperlage*
  Die Mengenentleerung ist beim Liegen auf der linken Seite verlangsamt, weil die natürliche Kurvatur des Magens so liegt, daß der Mageninhalt dann »bergauf« in den Darm fließt.
- *Emotionale Situation*
  Auch psychische Vorgänge beeinflussen die Magen- und Darmpassagezeit erheblich (z. B. Prüfungsdurchfall).

1.2.2.6 Rektale Resorption

Das Rektum wird von zwei Gefäßsystemen versorgt. Bei Resorption in den unteren Rektumabschnitten gelangt der Arzneistoff in die Hohlvene und somit in den Kreislauf, ohne die Leber passieren zu müssen. In den oberen Rektumabschnitten erfolgt die Resorption über die Pfortader, der Wirkstoff gelangt somit zunächst in die Leber. Der Resorptionsort ist normalerweise bei Anwendung eines Zäpfchens nicht steuerbar, so daß immer beide Resorptionsformen nebeneinander vorliegen. Ein Vorteil der rektalen Applikation ist es, daß auf das Befinden des Patienten Rücksicht genommen werden kann (z. B. bei starkem Erbrechen). Nachteilig ist die häufig unvollständige, ungleichmäßige und langsame Resorption.

1.2.2.7 Resorption über Augen-, Nasen- und Bronchialschleimhaut

Auf der Augenbindehaut werden Arzneimittel nur eingesetzt, um einen lokalen Effekt zu erzielen, während bei nasaler oder pulmonaler Anwendung auch systemische Wirkungen erwünscht sein können. In der Nase werden häufig Sympathomimetika (s. S. 78) zur Schleimhautabschwellung in Form von Nasentropfen oder Nasensprays verwendet. Werden sie zu hoch dosiert, kann es zur Resorption und zu systemischen Nebenwirkungen wie Blutdruckanstieg und Erhöhung der Pulsfrequenz (Tachykardie) kommen. Die Gefahr der Nebenwirkung ist besonders groß bei Säuglingen, die daher schwächer konzentrierte Präparate erhalten müssen. Die Resorptionsgefahr ist nach Anwendung eines Sprays höher, weil hier der Wirkstoff fein verteilt auf die Nasenschleimhaut genebelt wird.

Ein weiteres Beispiel für die nasale Resorption ist das Schnupfen von Cocain. Die Resorption über die Lunge erfolgt in den Lungenbläschen (Alveoli) durch einfachen Stoffaustausch. Dabei ist die Richtung des Stoffaustausches abhängig von dem Konzentrationsgefälle zwischen Alveolarluft und Blut sowie der Löslichkeit im Plasma. Allgemein gilt, daß pulmonal sehr schnell resorbiert, aber auch schnell eliminiert werden kann. Dieses Phänomen nutzt man zur Steuerung einer Inhalationsnarkose.

1.2.2.8 Resorption über die Haut

Die Hauptresorptionsbarriere der Haut ist das Stratum corneum, das aus abgestorbenen keratinisierten Zellen besteht und für Arzneistoffe nur sehr schwer durchlässig ist. Die perkutane Resorption kann aber erhöht werden durch

- *Entfernung des Stratum corneum*
  Nun gleicht die Haut einer normalen Biomembran und ist leichter durchlässig (z. B. nach Hautabschürfungen).
- *Hydratation*
  Die Diffusion einiger Arzneistoffe durch die Haut kann durch Quellung des Stratum corneum beschleunigt werden.
- *Bessere Durchblutung*
- *Schleppersubstanzen* (Penetrationsbeschleuniger)
  Dimethylsulfoxid (DMSO) penetriert gut durch die Haut. Es hat selbst eine entzündungshemmende Wirkung. Auch Arzneistoffe, die in DMSO gelöst sind, werden schneller perkutan resorbiert.
- *Bindegewebsauflockerung*
  Das Enzym Hyaluronidase spaltet die als »Gewebekitt« dienende Hyaluronsäure und führt so zu einer Bindegewebsauflockerung, die die Resorption von anderen Substanzen erleichtert.

Die perkutane Resorption wird ausgenutzt bei der Dauertherapie der Angina pectoris mit Nitroglycerin (s. S. 152). Aus einem Membranpflaster (*Nitroderm TTS®) werden in 24 Stunden ca. 5 mg Wirkstoff freigesetzt und über die Haut resorbiert.

1.2.3 Verteilung

1.2.3.1 Begriffsbestimmungen

Nach Resorption wird der Arzneistoff mit den Transportsystemen Blut und Lymphe im Organismus verteilt. Als Verteilungsräume, in denen sich der Arzneistoff aufhalten kann, kommen in Frage:

- der intravasale Raum (in den Gefäßen),
- der interstitielle Raum (zwischen den Zellen),
- der intrazelluläre Raum (in den Zellen).

Sind alle Verteilungsvorgänge abgeschlossen, bezeichnet man den erreichten Zustand als Verteilungsgleichgewicht.

Die gleichmäßige Verteilung des Arzneistoffs im Organismus ist immer dann gestört, wenn der Arzneistoff bestimmte Stellen im Körper bevorzugt und sich dort anreichert. Das häufigste Phänomen einer solchen Anreicherung ist die Bindung an Eiweiße (Plasmaproteine, Gewebsproteine). Aber auch eine Speicherung im Fettgewebe kann bei lipophilen Arzneistoffen die Verteilung beeinflussen. Als Beispiel für eine Substanz, die sich im Fettgewebe anreichert und sehr langsam eliminiert wird, sei das Insektizid Chlorophenotan (*D*ichlor*d*iphenyl*t*richlorethan, DDT) genannt. Es wird langsamer eliminiert als es aufgenommen wird (Kumulation) und wurde in der Bundesrepublik inzwischen verboten. Ein anderes Speicherorgan sind die Knochen. So lagern sich Ionen, die chemisch mit Ca^{2+} verwandt sind (z. B. Sr^{2+}, Pb^{2+}) bevorzugt in den Knochen ab. Auch Arzneistoffe mit einer großen Affinität zu Ca^{2+} (z. B. Tetracycline) findet man vermehrt in Knochen und Zähnen.

1.2.3.2 Proteinbindung

Die Bindung eines Arzneistoffs an ein Protein kann spezifisch oder unspezifisch sein. Spezifisch ist die Bindung an ein Rezeptorprotein oder ein Enzym. Diese Proteine sind für den jeweiligen Arzneistoff »maßgeschneidert«. Bei der unspezifischen Bindung wird der Arzneistoff von beliebigen Plasma- oder Gewebsproteinen gebunden. Die Proteinbindung kann in beiden Fällen reversibel oder irreversibel sein. Bei der reversiblen Bindung stellt sich ein Gleichgewicht zwischen gebundenem und nicht gebundenem Arzneistoff ein, irreversible Bindungen (meist kovalente Bindungen) sind relativ selten.

Ein Arzneistoffmolekül, das an Plasma- oder Gewebsproteine gebunden ist, ist pharmakologisch inaktiv. Es kann

- nicht wirken, weil es nicht an seinen Wirkort kommt,
- nicht metabolisiert werden,
- nicht ausgeschieden werden.

Die Folge ist eine Depotwirkung, da der Arzneistoff länger im Organismus verbleibt.

Verschiedene Arzneistoffe können sich gegenseitig aus ihrer Proteinbindung verdrängen. So setzt z. B. das Antirheumatikum Phenylbutazon das Antikoagulans Phenprocoumon (*Marcumar®) aus seiner Eiweißbindung frei. Auch körpereigene Stoffe, die an Eiweiß gebunden sind, können durch Pharmaka aus ihrer Bindung freigesetzt werden. So dürfen Neugeborene keine Sulfonamide erhalten, weil diese das Bilirubin aus seiner Eiweißbildung freisetzen und zum Ikterus (Gelbsucht) führen.

1.2.3.3 Spezielle Verteilungsvorgänge

a) Blut-Hirn-Schranke

Der Übergang vom Plasma ins Gewebe bedeutet für die meisten Arzneistoffe keine größere Schwierigkeit. Eine Ausnahme ist der Übertritt ins Gehirn, der nur von lipophilen Arzneistoffmolekülen vollzogen werden kann.

Diese Eigenschaft kann auch pharmakologisch ausgenutzt werden, so zeigt z. B. das Spasmolytikum Butylscopolamin (Buscopan®), ein polares quartäres Ammonium-Ion, im Vergleich zum lipophileren Scopolamin keine zentralen Nebenwirkungen (s. S. 74).

b) Entero-hepatischer Kreislauf

Wird ein Arzneistoff nach seiner Resorption und dem Durchgang durch die Leber mit der Gallenflüssigkeit in den Dünndarm ausgeschieden, so kann er erneut resorbiert werden. Dieser Vorgang kann sich mehrmals wiederholen. Die Verweildauer des Arzneistoffs im Organismus wird dadurch erheblich verlängert. Physiologisch hat dieser enterohepatische Kreislauf (Abb. 1.4) Bedeutung für die optimale Ausnutzung der Gallensäuren, die auf diese Art und Weise mehrmals als Fettemulgatoren zur Verfügung stehen.

c) Passage von Wirkstoffen durch die Plazenta und Übertritt in die Muttermilch

Arzneistoffe, die die Plazentaschranke überwinden oder in die Muttermilch übertreten, sind immer eine Gefahr für den Embryo bzw. Säugling. So können manche Thyreostatika, die über die Milch ausgeschieden werden, beim Säugling zu einer gefährlichen Hypothyreose führen. Als ein Stoff, der die Plazentaschranke passieren kann, hat das Thalidomid (Contergan®) unrühmliche Bedeutung erlangt, weil es bei den noch ungeborenen Kindern schwere Mißbildungen, insbesondere der Extremitäten, hervorrief.

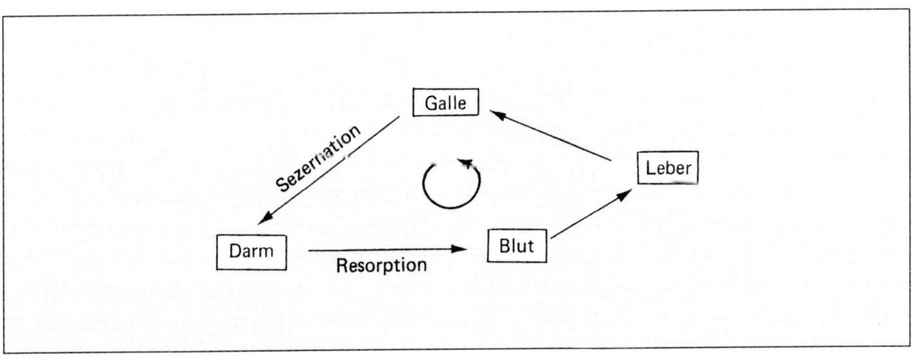

Abb. 1.4 Entero-hepatischer Kreislauf.

1.2.4 Biotransformation

1.2.4.1 Bedeutung der Biotransformation

Biotransformation ist die chemische Umwandlung eines Stoffes im Organismus. Sie erfolgt in der Regel, um einen für die Ausscheidung geeigneten, meist gut wasserlöslichen Metaboliten zu bilden.

Besitzt das Pharmakon eine schädliche Wirkung, der entsprechende Metabolit aber nicht, bezeichnet man die Biotransformation als Entgiftung. Wird aber durch den Metabolismus ein unwirksamer Stoff in einen toxischen Metaboliten verwandelt, spricht man von Giftung.

Hauptmetabolisierungsorgan des Körpers ist die Leber. Sie ist sehr gut durchblutet und besitzt die notwendigen Enzyme. Aber auch an anderen Stellen im Organismus kann metabolisiert werden, sogar bereits vor der Resorption durch die Verdauungsenzyme des Magen-Darm-Traktes. Prinzipiell kann in jeder Körperzelle Biotransformation stattfinden, auch im Blut, das z. B. Esterasen enthält.

1.2.4.2 Biotransformationsreaktionen

Man teilt die Biotransformationen ein in die

- *Phase I-Reaktionen* (Oxidationen, Reduktionen, Hydrolysen, Decarboxylierungen, Dehalogenierungen), bei denen die Struktur des Arzneistoffs verändert wird.
- *Phase II-Reaktionen* (Konjugationen), bei denen der ursprüngliche Arzneistoff oder der in Phase I gebildete Metabolit an einen polaren Rest gekuppelt wird, um gut wasserlösliche und damit gut ausscheidbare Metaboliten zu bilden. Eine häufige Konjugationsreaktion ist z. B. die Kupplung mit Glucuronsäure. Die entstandenen Metabolite nennt man Glucuronide.

1.2.4.3 Biotransformation und Wirkung

Entsteht bei der Biotransformation aus einem vorher unwirksamen Stoff ein wirksamer Metabolit, spricht man von Bioaktivierung. Ist der Metabolit im Gegensatz zu seiner Muttersubstanz unwirksam, liegt Bioinaktivierung vor. Findet diese Inaktivierung beim ersten Durchgang durch die Leber oder in der Dünndarmmucosazelle statt, nennt man die Form der Biotransformation »First-pass-effect«. Ein ausgeprägter First-pass-effect vermindert die Bioverfügbarkeit und kann bewirken, daß keine genügend hohe Wirkstoffkonzentration erreicht wird.

1.2.4.4 Die Biotransformation beeinflussende Faktoren

Auf die Biotransformationen haben Einfluß:

- *Erbfaktoren*
- *Geschlecht, Alter und Schwangerschaft*
  Bei Säuglingen ist das Enzymsystem noch nicht voll funktionsfähig, z. B. können Neugeborene nur unzureichend glucuronieren, so daß es nach Gabe von Chloramphenicol, das normalerweise als Glucuronid ausgeschieden wird, zur Kumulation des Antibiotikums kommt (Gray-Syndrom mit Erbrechen und Kollaps). Auch im Alter können Enzymschwächen auftreten.

- *Pathologische Faktoren*
- *Enzyminduktion*
Manche Arzneimittel bewirken eine vermehrte Produktion der Enzyme, die an ihrer Biotransformation beteiligt sind und beschleunigen damit ihren eigenen Abbau. Als Folge davon klingt die Wirkung mit steigender Enzyminduktion immer schneller ab (pharmakokinetische Toleranzentwicklung). Es können aber auch andere, gleichzeitig applizierte Arzneimittel schneller abgebaut werden. So wird die Wirkung des Antikoagulans Marcumar® nach gleichzeitiger Gabe eines Enzyminduktors (z. B. Barbiturate) erheblich vermindert. Diese Enzyminduktion ist reversibel, was beim Absetzen des Barbiturates zu beachten ist. Barbiturate sind sehr starke Enzyminduktoren. Ihre ständige Einnahme kann z. B. auch die empfängnisverhütende Wirkung der oralen Kontrazeptiva in Frage stellen, da die Hormone durch die induzierte höhere Enzymaktivität schneller abgebaut werden.
- *Enzyminhibition*
Werden zwei Stoffe durch das gleiche Enzym metabolisiert, so kann der eine Stoff das Enzym für den anderen blockieren und dadurch dessen Abbau hemmen.

1.2.5 Ausscheidung

1.2.5.1 Übersicht über die möglichen Ausscheidungswege

Die wichtigsten Ausscheidungswege (Abb. 1.5) sind
- renal: über die Nieren mit dem Urin,
- biliär: über die Galle mit den Fäzes,
- intestinal: über die Darmschleimhaut mit den Fäzes,
- pulmonal: über die Lunge.

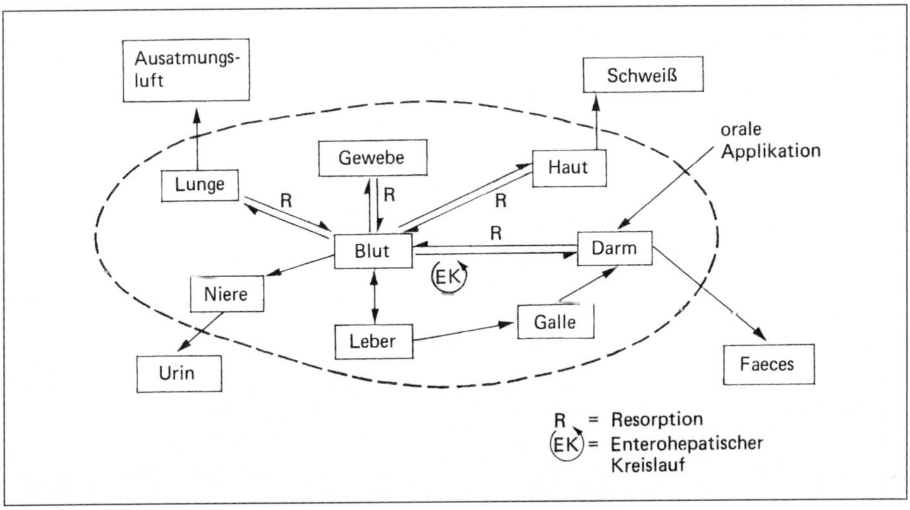

Abb. 1.5 Die wichtigsten Ausscheidungswege für Arzneimittel.

1.2.5.2 Renale Ausscheidung

Die renale Elimination ist der wichtigste Ausscheidungsweg für Arzneistoffe und deren Metaboliten. Der Harnbereitungsprozeß kann in drei Phasen gegliedert werden (s. S. 161):

- *Glomeruläre Filtration.* In den Glomeruli des Nephrons (s. S. 162) werden täglich etwa 180 l Primärharn aus dem Blut abfiltriert. Große Moleküle (z. B. Proteine) können das Nierenfilter nicht passieren und werden im Blut zurückgehalten.
- *Tubuläre Rückresorption.* Durch Rückresorption von Wasser wird im Tubulus der Primärharn konzentriert. Für die Rückresorption einiger körpereigener Stoffe (Natrium-Ionen, Glucose) bestehen aktive Transportsysteme, körperfremde Arzneistoffe werden meist durch einfache Diffusion wieder aufgenommen. Für die Rückresorption ins Blut gelten die gleichen Regeln wie für die enterale Resorption, d. h. unpolare Substanzen werden gut, polare Substanzen schlecht rückresorbiert. Auch der pH-Wert des Harns spielt dafür eine Rolle. So ist die Rückresorption von Basen aus saurem Harn sowie die von Säuren aus alkalischem Harn und die von Säuren aus alkalischem Harn stark vermindert und damit die Ausscheidungsrate erhöht. Dieses Prinzip kann man ausnutzen, indem bei einer Vergiftung mit einem sauren Arzneistoff durch Alkalisieren des Harns (mit Natriumhydrogencarbonat-Infusion) die Ausscheidungsrate erhöht wird.
- *Tubuläre Sekretion.* Durch aktiven Transport können im Tubulus auch noch Stoffe nachträglich vom Blut in den Harn sezerniert werden. Es sind dafür zwei Carriersysteme für Säuren und Basen bekannt, die aber nur eine geringe Kapazität haben, so daß es leicht zu Konkurrenzreaktionen kommt. So verlängert z. B. das Gichtmittel Probenecid die Wirkung von Penicillinen, indem es die aktive Ausscheidung von Penicillin durch Besetzung des entsprechenden Carriersystems vermindert.

1.2.5.3 Ausscheidung mit den Fäzes

Die Fäzes-Ausscheidung kann man in biliäre und intestinale Ausscheidung gliedern.

Bei der biliären Ausscheidung wird der Arzneistoff nach seiner Metabolisierung oder auch unverändert über die Galle in den Dünndarm abgegeben und von da aus mit den Fäzes ausgeschieden. Wird der Stoff im Darm erneut resorbiert, spricht man vom enterohepatischen Kreislauf. Bromsulphthalein (BSP) wird nur biliär eliminiert und dient zur Leberfunktionsprüfung.

Bei der intestinalen Ausscheidung wird der Stoff durch die Darmschleimhaut in den Darm ausgeschieden. Dieser Weg ist sehr selten und hat nur für die Ausscheidung einiger Metall-Ionen Bedeutung.

1.2.5.4 Ausscheidung über die Lunge

Über die Lunge und die Atmungsluft können Substanzen ausgeschieden werden, die pulmonal resorbiert werden (Inhalationsnarkotika), aber auch solche, die auf andere Weise aufgenommen wurden (z. B. Ethanol, Paraldehyd, Knoblauch). Die Eliminationsgeschwindigkeit wird dabei stark von der Ventilation und der Lungendurchblutung gesteuert.

1.2.6 Gesamtkinetik und Dosierung

Eine Blutspiegelkurve gibt die Summe aller kinetischen Vorgänge wieder, die sich bei Resorption, Verteilung und Elimination abspielen. Eine wichtige Kenngröße ist hierbei die *Plasmahalbwertszeit*. Sie gibt an, in welcher Zeit der Arzneistoffspiegel auf die Hälfte abgefallen ist.

Um eine therapeutische Wirkung erzielen zu können, ist es nötig, einen bestimmten minimalen Blutspiegel (minimale effektive Konzentration, MEC) für längere Zeit zu überschreiten (Abb. 1.6).

Bei einer zu hohen Konzentration im Blut besteht die Gefahr, daß toxische Wirkungen eintreten. Die Grenzkonzentration, von der ab dies geschieht, heißt minimale toxische Konzentration (MTC) und sollte möglichst nicht erreicht werden.

Von den drei Arzneimitteln A, B und C, die in der gleichen Dosierung gegeben und vollständig resorbiert werden (gleiche AUC), ist für eine therapeutische Anwendung nur B brauchbar. C wird zu schnell resorbiert und überschreitet die MCT, während A überhaupt nicht wirkt, weil der Blutspiegel die MEC nicht erreicht (Abb. 1.7).

Um für längere Zeit über der MEC zu bleiben, muß man mehrfach dosieren. Die daraus resultierenden Blutspiegelverläufe sind in Abb. 1.8 dargestellt. Von den drei Beispielen ist wiederum nur B zur therapeutischen Anwendung geeignet, denn hier pendelt sich der Blutspiegel auf einen Wert knapp über der MEC ein. Bei A erfolgt die Elimination sehr viel langsamer als die Resorption, so daß der Blutspiegel ständig steigt (Kumulation). Bei C ist der Eliminationsvorgang schon vor der Gabe der nächsten Dosis beendet. Es wird kein therapeutischer Blutspiegel erreicht.

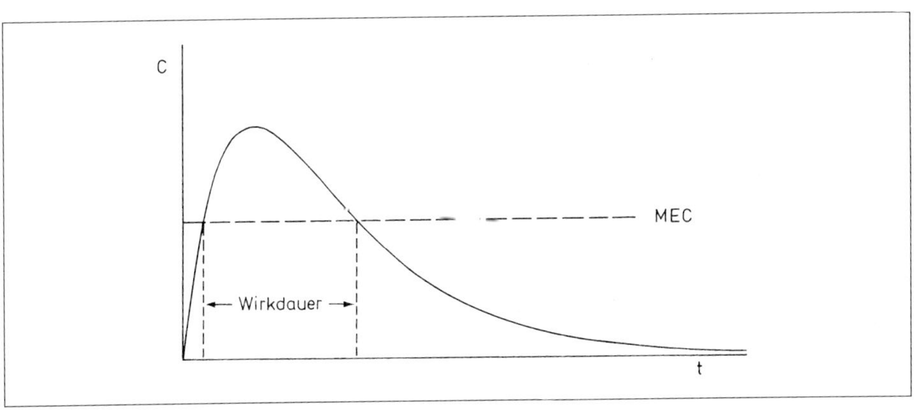

Abb. 1.6 Die minimale effektive Konzentration (MEC) muß überschritten werden, um eine therapeutische Wirkung zu erzielen.

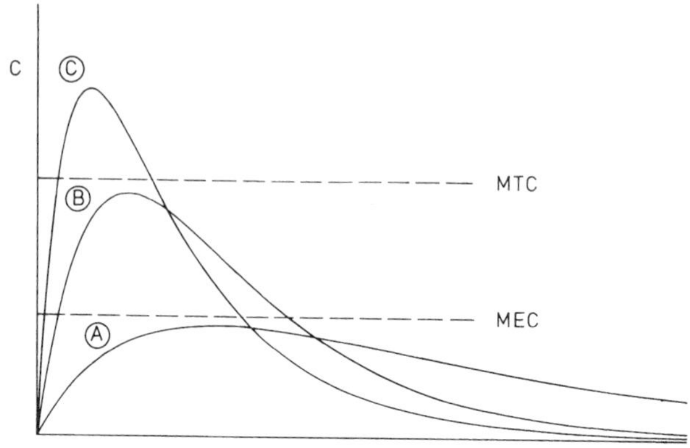

Abb. 1.7 Von den drei Arzneimitteln A, B und C ist für eine therapeutische Anwendung nur B brauchbar. C überschreitet die minimale toxische Konzentration (MTC), A erreicht nicht die minimale effektive Konzentration (MEC).

Bei dem Arzneimittel B dauert es relativ lange, bis der Blutspiegel die MEC erreicht hat. Dies kann man beschleunigen, indem man die erste Dosis (Startdosis) höher wählt als die folgenden »Erhaltungsdosen« (Abb. 1.9).

Den Abstand zwischen zwei Einzeldosen nennt man das Dosierungsintervall. Es ist von großer Bedeutung für die Aufrechterhaltung des Blutspiegels. So bedeutet der Einnahmehinweis »dreimal täglich«, daß das Arznei-

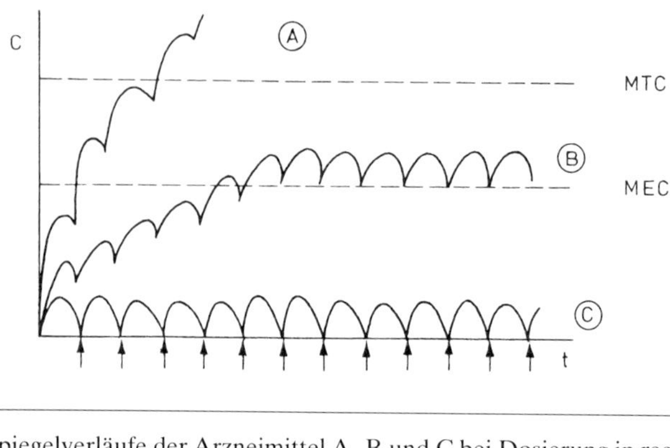

Abb. 1.8 Blutspiegelverläufe der Arzneimittel A, B und C bei Dosierung in regelmäßigen Intervallen. Lediglich Arzneimittel B ist für eine Therapie geeignet, da sich der Blutspiegel über der minimalen effektiven Konzentration (MEC) und unterhalb der minimalen toxischen Konzentration (MTC) bewegt.

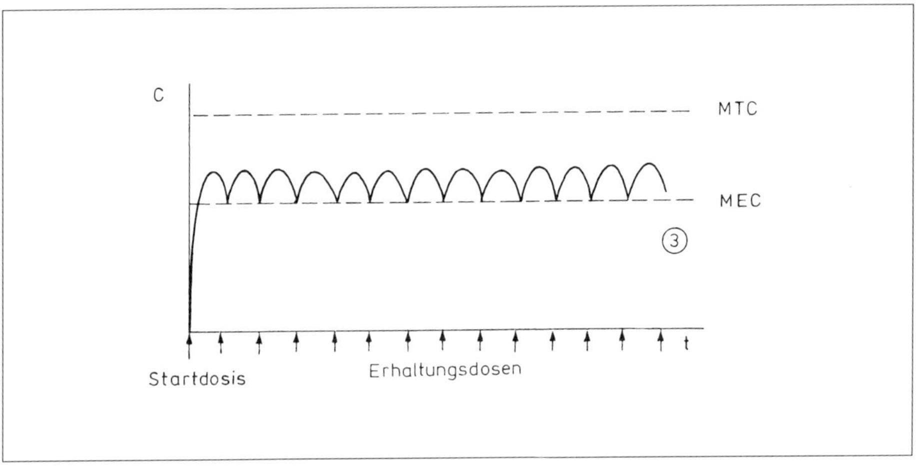

Abb. 1.9 Durch eine hohe Startdosis wird relativ rasch die minimale effektive Konzentration (MEC) überschritten.

mittel im Abstand von 8 Stunden genommen werden muß und nicht zu willkürlichen Zeiten am Morgen, Mittag und Abend (Abb. 1.10).

Auch das »Vergessen« einer Einzeldosis kann den Blutspiegel so abfallen lassen, daß erst nach mehreren weiteren Einzeldosen der therapeutische Wirkstoffspiegel wieder erreicht wird (Abb. 1.11).

Arzneimittel mit einer geringen biologischen Halbwertszeit, die relativ schnell eliminiert werden, müssen als Depot-Präparate gegeben werden, wenn man den Blutspiegel für längere Zeit konstant halten will.

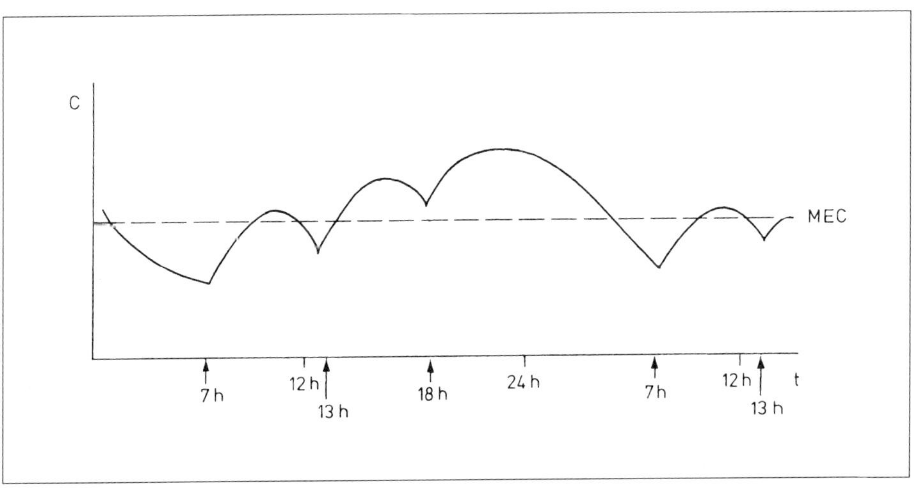

Abb. 1.10 Blutspiegelverlauf bei nicht eingehaltenem Dosierungsintervall.

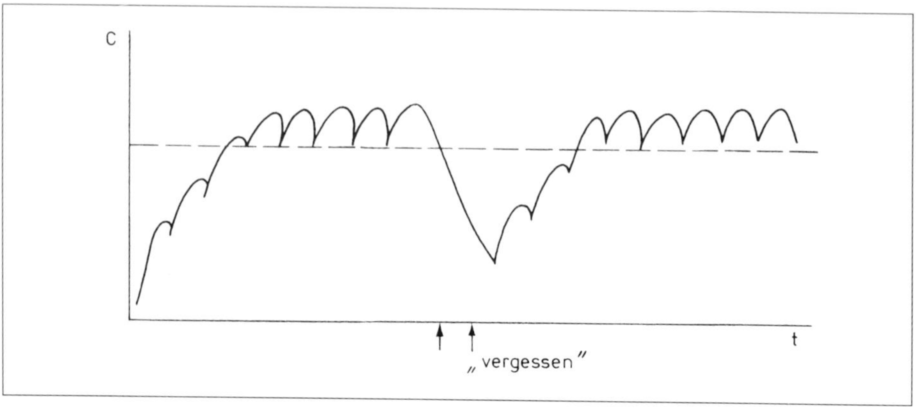

Abb. 1.11 Blutspiegelverlauf bei »Vergessen« der Einnahme eines Arzneimittels.

1.3 Pharmakodynamik

1.3.1 Wirkstoff-Rezeptor-Wechselwirkungen

1.3.1.1 Begriffsbestimmungen

Die Rezeptor-Theorie geht von der Vorstellung aus, daß der Arzneistoff im Organismus einen molekularen Reaktionspartner (Rezeptor) besitzt, mit dem er einen Komplex eingehen kann.

Ein *Agonist* ist eine Substanz, die nach Bildung eines Komplexes mit ihrem Rezeptor einen Reiz und dadurch einen Effekt auslöst.

Ein *Antagonist* ist eine Substanz, die einen agonistischen Effekt verringert oder verhindert.

1.3.1.2 Prinzipien der Rezeptor-Wirkstoff-Wechselwirkungen

Damit der Wirkstoff einen Komplex mit dem Rezeptor eingehen kann, muß er eine bestimmte chemische Struktur aufweisen, die dem Rezeptormolekül angepaßt ist. Diejenige Stelle am Rezeptor, an der ein Agonist gebunden wird, bezeichnet man als das aktive Zentrum. Es sind auch Substrat-Rezeptor-Bindungen an anderen Stellen des Rezeptors möglich (allosterische Zentren). Diese Art der Komplexbildung löst aber weder Reiz noch Effekt aus. Allerdings kann der Rezeptor durch eine allosterische Bindung seine Konformation so ändern, daß das aktive Zentrum für die Agonisten nicht mehr zugänglich ist (allosterische Hemmung).

1.3.1.3 Rezeptor-Theorien

- *Okkupationstheorie.* Der durch Wirkstoff-Rezeptor-Wechselwirkung ausgeübte Effekt ist proportional der Zahl der besetzten Rezeptoren. Je mehr Rezeptoren mit Agonisten besetzt sind, desto stärker ist der Effekt.
- *Geschwindigkeitstheorie (Rate-Theory).* Der durch Wirkstoff-Rezeptor-Wechselwirkung ausgeübte Effekt ist proportional der Zahl der Zusammentreffen von Agonist und Rezep-

tor pro Zeit. Eine hohe Assoziations- und Dissoziationsgeschwindigkeit bedeutet, daß die Rezeptor-Agonist-Bindungen sehr oft gespalten und neu ausgebildet werden. Dieses bewirkt einen größeren Effekt als wenn der Agonist längere Zeit am Rezeptor verbleibt.

- *Induced-Fit-Theorie.* Bei der Bildung des Wirkstoff-Rezeptor-Komplexes ändert sich die Konformation des Rezeptors. Diese Konformationsänderung bewirkt einen Reiz, der einen Effekt nach sich zieht.

Antagonisten gehen ebenfalls mit dem Rezeptor einen Komplex ein, bewirken aber keine Konformationsänderung, so daß sich auch kein entsprechender Effekt ausbilden kann.

1.3.1.4 Agonismus

- *Affinität.* Das Ausmaß der Bindung des Wirkstoffs an das aktive Zentrum des Rezeptors wird durch den Begriff Affinität ausgedrückt.
- *Intrinsic activity.* Unter Intrinsic activity versteht man die Fähigkeit eines Stoffes, nach seiner Anlagerung an den Rezeptor einen Effekt auszuüben.

Damit ein Agonist eine Wirkung zeigen kann, muß er also eine hinreichend große Affinität zum Rezeptor sowie eine genügende Intrinsic activity haben.

1.3.1.5 Antagonismus

- *Kompetitiver Antagonismus.* Der Antagonist verbindet sich reversibel mit demselben Rezeptor wie der Agonist, löst aber keinen Effekt aus. Der Antagonist besitzt also eine hohe Affinität, aber keine Intrinsic activity und blockiert auf diese Weise den Rezeptor für den Agonisten.

  Die Konkurrenz um den Rezeptor zwischen Agonisten und Antagonisten ist abhängig von
  a) der Affinität der beiden Substanzen,
  b) ihrer Konzentration in der Umgebung des Rezeptors.

Durch Erhöhung der Konzentration des Agonisten kann der Antagonismus also wieder aufgehoben werden. Ein typisches Beispiel für einen kompetitiven Antagonismus sind die Antihistaminika, die die Wirkung des Agonisten Histamin durch Blockade seiner Rezeptoren aufheben.

- *Nicht-kompetitiver Antagonismus.* Ein nicht-kompetitiver Antagonismus kann nicht durch Erhöhung der Agonistenkonzentration aufgehoben werden. Zu dieser Form des Antagonismus gehört auch der allosterische Angriff des Antagonisten. Durch die Konformationsänderung des Rezeptors wird eine Abnahme der Affinität des Agonisten herbeigeführt. Auch die Reiz- und Effektausbildung können gehemmt sein.
- *Kompetitiv-nicht-kompetitiver Antagonismus.* Manche Antagonisten verhalten sich bis zu einer bestimmten Konzentration wie kompetitive Antagonisten. Wird diese Konzentration überschritten, sind sie nicht-kompetitiv.
- *Funktioneller Antagonismus.* Beim funktionellen Antagonismus wird die Wirkung eines Agonisten durch die eines zweiten Agonisten, der an einem anderen Rezeptor angreift, aufgehoben. Der Effekt, der durch

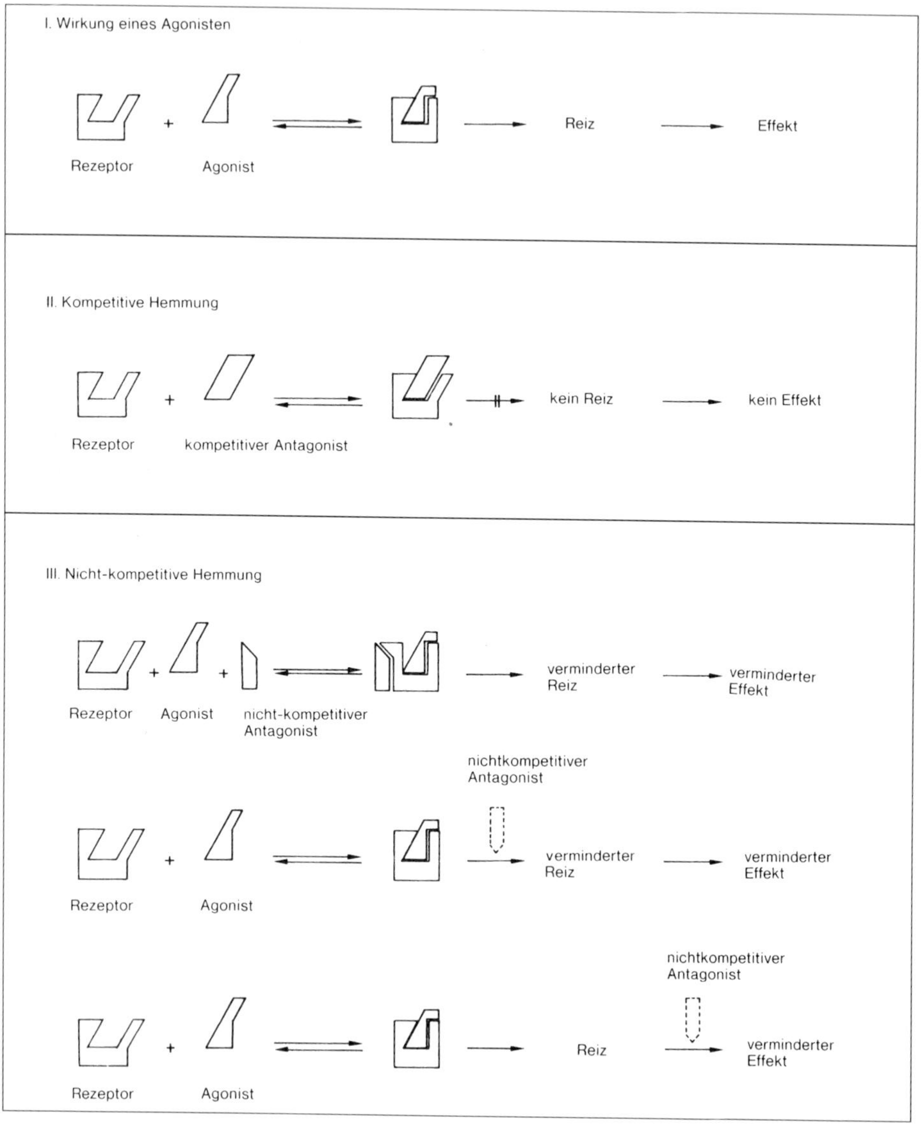

Abb. 1.12 Schematische Darstellung von Pharmakon-Rezeptor-Wechselwirkungen (modifiziert nach *Ariens*) [aus Mutschler, Arzneimittelwirkungen, Wissenschaftl. Verlagsgesellschaft, Stuttgart].

die zweite Rezeptorbindung zustande kommt, ist dem ersten entgegengesetzt. Beispiel: Sympathomimetika und Parasympathomimetika.

- *Chemischer Antagonismus*. Die Wirkung des Agonisten wird durch eine chemische Reaktion mit dem Antagonisten aufgehoben. Beispiel: Heparin (Polyanion) und Protamin (Polykation).

1.3.1.6 Synergismus

Unter Synergismus versteht man das Zusammenwirken zweier oder mehrerer Arzneistoffe, die gleichzeitig appliziert werden. Addieren sich dabei die Einzelwirkungen der einzelnen Komponenten, so spricht man von additivem Synergismus. Geht die Gesamtwirkung über die Summe der Einzelwirkungen hinaus, heißt dies überadditive Wirkung oder Potenzierung. Diese Begriffe werden in der Werbung häufig mißbraucht, um die Eigenschaften der verschiedensten Kombinationspräparate zu beschreiben.

1.3.2 Dosierung und Dosis-Wirkungs-Beziehungen

1.3.2.1 Dosis

a) Einzel- und Tagesdosis

Unter *Einzeldosis* versteht man die bei einer einmaligen Anwendung verabreichte Arzneistoffmenge, unter der *Tagesdosis* die Summe der in 24 Stunden applizierten Einzeldosen. Im DAB sind für einige Arzneistoffe Einzel- und Tagesmaximaldosen für den erwachsenen Menschen angegeben. Wird diese Höchstdosis in einer ärztlichen Verordnung überschritten, so darf der Apotheker das Arzneimittel nur dann abgeben, wenn der Arzt durch ein der Mengenabgabe beigefügtes Ausrufungszeichen »(!)« sowie durch wörtliche Wiederholung der verordneten Menge zu erkennen gibt, daß die Überschreitung beabsichtigt ist. Die Maximaldosen gelten nicht für Arzneimittel, die auf der Haut angewendet werden und sind auch nicht als übliche Dosen (Normdosen) anzusehen.

Zur Berechnung der Dosis aus der Anwendungsvorschrift bei flüssigen Arzneimitteln gilt:

1 Eßlöffel entspricht	15 ml
1 Kinder- oder Dessertlöffel entspricht	10 ml
1 Tee- oder Kaffeelöffel entspricht	5 ml

b) Dosierung im Säuglings- und Kindesalter

Bei Kindern und Säuglingen muß eine geringere Dosis als beim Erwachsenen gegeben werden, weil auf Grund des geringeren Verteilungsvolumens minimale effektive Konzentration schon mit kleineren Arzneistoffmengen erreicht wird. Es ist vielfach versucht worden, allgemeingültige Beziehungen zwischen Alter, Gewicht oder Körperoberfläche und der anzuwendenden Dosis zu erstellen. Die Ermittlung der Kinderdosis hängt aber auch von der Art des jeweiligen Arzneimittels ab und muß daher von Fall zu Fall individuell bestimmt werden.

Beim Säugling ist die Gefahr einer Überdosis besonders groß, weil

- die Plasmaproteinbindung noch nicht ausgeprägt ist,
- der Metabolismus noch vermindert ist,
- die renale Ausscheidung noch langsamer erfolgt.

Bei bestimmten Arzneimitteln ist die Gefahr der Überdosis besonders ausgeprägt. Wenn Säuglinge oder Kleinkinder z. B. mit schleimhautabschwellenden Nasentropfen behandelt werden, muß die altersgerechte Dosierung exakt eingehalten werden, damit es nicht zu resorptiven Vergiftungen kommt.

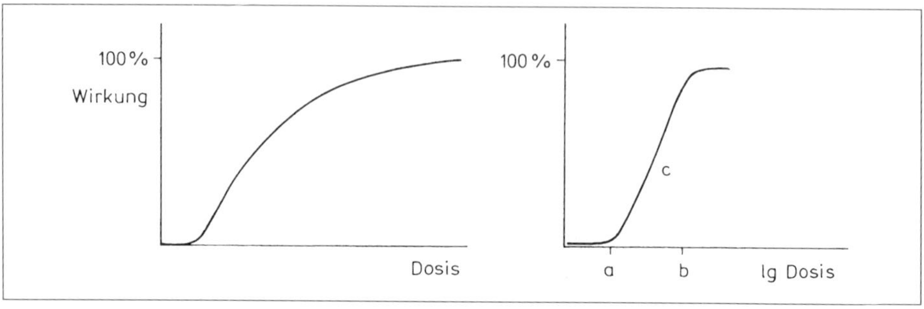

Abb. 1.13 Dosis-Wirkungs-Kurven (rechts ist die Dosis logarithmisch aufgetragen).

1.3.2.2 Dosis-Wirkungs-Beziehungen

Das Verhältnis von Dosis und Wirkung kann in einem Koordinatensystem dargestellt werden. Die entstehende Dosis-Wirkungs-Kurve verläuft häufig in einem Teilbereich linear, wenn man den logarithmischen Wert der Dosis aufträgt (Abb. 1.13).

Der Verlauf der Kurve ist durch die folgenden Parameter charakterisiert:

- *Schwellendosis* (a)
  Die Schwellendosis ist die geringste Dosis, bei der eine Wirkung auftritt.
- *Maximale Wirkungsdosis* (b)
  Die maximale Wirkungsdosis ist die Dosis, bei der der maximal erzielbare Effekt gerade noch eintritt. Durch weitere Dosiserhöhung läßt sich die Wirkung nicht mehr steigern.
- *Steilheit* (c)
  Die Steilheit der Dosis-Wirkungs-Kurve in ihrem linearen Teil ist umgekehrt proportional dem Abstand zwischen Schwellendosis und maximaler Wirkungsdosis.

Vergleicht man Dosis-Wirkungs-Kurven von Arzneistoffen, die an den gleichen Rezeptoren angreifen, kann man Aussagen über ihre Affinität und Intrinsic activity machen (Abb. 1.14)

So haben die Stoffe A und B zwar die gleiche Intrinsic activity, A hat aber eine höhere Affinität und wirkt daher schon in geringerer Konzentration. Die Affinität von C ist noch geringer als die von B (es ist eine noch höhere Dosis nötig) und auch die Intrinsic activity ist gegenüber A und B verringert (verringerter maximaler Effekt).

Prinzipiell kann man zwei Typen von Dosis-Wirkungs-Kurven unterscheiden:

- *Abgestufte Reaktionen.* Hier gibt es Bereiche, in denen eine Dosiserhöhung in gewissen Grenzen eine kontinuierliche Erhöhung der Wirkung nach sich zieht (Beispiel Analgetika).
- *Alles-oder-Nichts-Reaktionen.* Je nach Höhe der Dosis tritt eine Wirkung ein oder nicht. Es gibt nur eine Wirkungsstärke, die Kurve verläuft im linearen Teil senkrecht nach oben (Beispiel Ovulationshemmer).

Untersucht man Dosis-Wirkungs-Beziehungen in einem Kollektiv (z. B. eine Gruppe von Versuchstieren), kommt man zu einem anderen Typ von Dosis-Wirkungs-Kurven, bei denen auf der Ordinate die Zahl der reagieren-

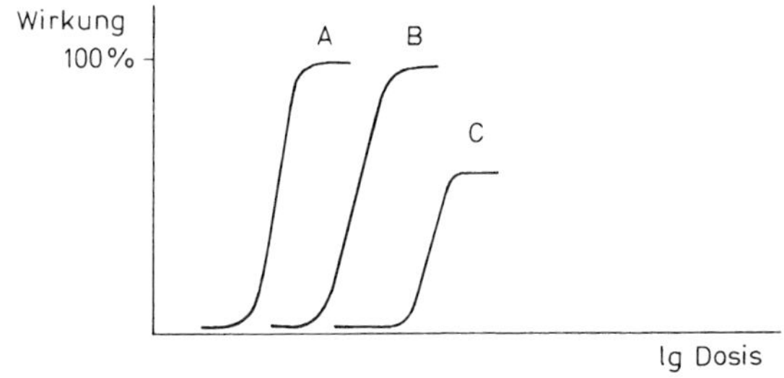

Abb. 1.14 Dosis-Wirkungs-Kurven von Arzneimittel A, B und C, die am selben Rezeptor angreifen, jedoch sich hinsichtlich Affinität und Intrinsic activity unterscheiden.

den Individuen in % aufgetragen ist (Abb. 1.15).

Aus solchen Kurven kann man als Parameter entnehmen

- *die ED_{50}* (ED = effektive Dosis). Die ED_{50} ist die Dosis, bei der 50% der Individuen eines Kollektivs eine bestimmte Wirkung zeigen.
- *die LD_{50}* (LD = letale Dosis). Die LD_{50} ist die Dosis, bei der 50% der Individuen des Kollektivs sterben.

Unter der therapeutischen Breite versteht man den Abstand zwischen der Dosis, die notwendig ist, um einen gewünschten therapeutischen Effekt zu erzielen, und der Dosis, bei der toxische Nebenwirkungen auftreten.

1.3.3 Toleranz (Gewöhnung) und Tachyphylaxie

1. Pharmakokinetische Toleranz

Unter pharmakokinetischer Toleranz versteht man die Abnahme der Wirkungsintensität bei gleicher Dosis nach längerem Gebrauch eines Arzneimittels, die durch eine Enzyminduktion und den damit verbundenen schnelleren Abbau des Arzneimittels erklärbar ist. Da diese Form der Gewöhnung

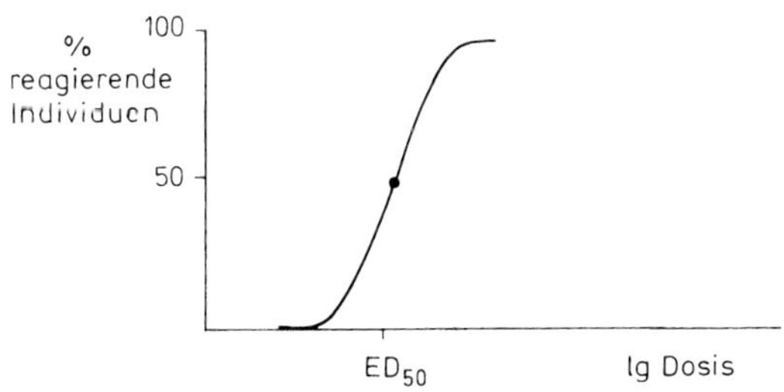

Abb. 1.15 Dosis-Wirkungs-Kurve, aus der man die ED_{50} ablesen kann.

sehr ausgeprägt bei Barbituraten auftritt, nennt man diesen Typ der Toleranz auch »Barbiturat-Typ«.

2. Pharmakodynamische Toleranz
Unter pharmakodynamischer Toleranz versteht man die Abnahme der Wirkungsintensität bei gleicher Dosis nach längerem Gebrauch, die mit einer Abnahme der Empfindlichkeit der Rezeptoren erklärt wird. So kann ein Morphin- oder Heroinabhängiger eine Dosis vertragen, die bei einem normalen Menschen tödlich wäre. Diesen Toleranz-Typ nennt man auch »Morphin-Typ«.

3. Kreuztoleranz
Bei der Enzyminduktion, die für die pharmakokinetische Toleranz verantwortlich ist, wird nicht nur der Abbau des Arzneistoffes beschleunigt, der die Induktion bewirkt, sondern, da diese Enzyminduktion meist unspezifisch ist, auch der Abbau anderer gleichzeitig applizierter Arzneimittel, die nun zur Erzielung des gleichen Effektes in höherer Dosis gegeben werden müssen als vorher. Dieses Phänomen bezeichnet man als Fremdinduktion oder pharmakokinetische Kreuztoleranz. Von einer pharmakodynamischen Kreuztoleranz spricht man, wenn die Wirkungsstärke eines Arzneistoffs nach vorausgegangener Gabe eines anderen, ähnlichen Arzneistoffs durch Abnahme der Rezeptorempfindlichkeit herabgesetzt ist.

4. Tachyphylaxie
Unter Tachyphylaxie versteht man eine Abnahme der Wirkungsintensität bei wiederholter Anwendung der gleichen Dosis, die bereits nach kurzem Gebrauch auftritt. So wirken rasch aufeinanderfolgende Ephedrin-Dosen immer schwächer. Der Grund für dieses Phänomen wird aus dem Wirkungsmechanismus ersichtlich: Ephedrin setzt den Neurotransmitter Noradrenalin aus seinen Speichervesikeln frei. Bei erneuter Applikation sind die Speicher noch nicht wieder aufgefüllt, so daß die Wirkung abgeschwächt ist (s. S. 79).

1.4 Nebenwirkungen

Als Nebenwirkungen bezeichnet man Wirkungen eines Arzneimittels, die zusätzlich zu den therapeutisch erwünschten Wirkungen auftreten. Diese Nebenwirkungen können unerwünscht sein und die Anwendung des Arzneimittels negativ beeinflussen (Störwirkung), sie können aber auch synergistisch zur Hauptwirkung verlaufen (Begleitwirkung). Hat ein Arzneimittel mehrere Wirkungen auf den Organismus, so entscheidet die Indikation, welche der Wirkungen Haupt- und welche Nebenwirkung ist. So kann Diphenhydramin als Antihistaminikum, Antiemetikum oder als Schlafmittel eingesetzt werden. Häufig werden die beobachteten Arzneimittelnebenwirkungen genutzt, um daraus ein neues Medikament zu entwickeln, das die ehemalige Nebenwirkung als Hauptwirkung hat. So entstand aus der Beobachtung des blutzuckersenkenden Effektes bei der Therapie mit Sulfonamiden die Entwicklung oral antidiabetisch wirksamer Sulfonylharnstoffe. Da Nebenwirkungen in den weitaus meisten Fällen unerwünschte Begleiterscheinungen der Hauptwirkung darstellen, muß bei jeder medikamentösen Behandlung zwischen therapeutischem Nutzen und dem Risiko des Auftretens von Nebenwirkungen abgewogen werden.

Das Risiko, daß Nebenwirkungen in größerem und stärkerem Umfang auftreten, ist vor allem bei neuen Arzneimitteln erhöht. Hier müssen Wirkungen und Nebenwirkungen beobachtet werden und ungewöhnliche Erscheinungen den entsprechenden Stellen (Behörden, Arzneimittelkommissionen) gemeldet werden. Nach dem Arzneimittelgesetz werden aus diesem Grunde alle neuen Stoffe bei der Einführung zunächst fünf Jahre automatisch der Verschreibungspflicht unterstellt, bis eine Entscheidung über den Verschreibungsstatus getroffen wird.

Neben den primären, von Arzneimittel direkt verursachten, Nebenwirkungen gibt es auch sogenannte sekundäre Nebenwirkungen, die als unerwünschte Folge der Hauptwirkung auftreten. Ein Beispiel für eine solche sekundäre Nebenwirkung ist die Jarisch-Herxheimer-Reaktion nach Gabe von Chloramphenicol bei Typhus: Beim Abtöten der Salmonellen, die den Typhus verursachen, wird von diesen ein Endotoxin in so großen Mengen freigesetzt, daß es zu einem Kreislaufschock kommen kann. Vermeidbar ist diese sekundäre Nebenwirkung, wenn das Chloramphenicol zu Beginn der Therapie »einschleichend«, d. h. in langsam ansteigenden Dosen, gegeben wird.

Eine besondere Form von Arzneimittelnebenwirkungen sind Arzneimittelabhängigkeiten. Die Weltgesundheitsorganisation hat die Arzneimittelabhängigkeit eingeteilt in Gewohnheitsbildung und Sucht.

- *Gewohnheitsbildung* ist gekennzeichnet durch das Verlangen zur regelmäßigen Einnahme. Es besteht eine psychische, aber keine physische Abhängigkeit.
- Unter *Sucht* versteht man ein dringendes Verlangen bzw. den Zwang, eine Substanz zu sich zu nehmen. Die Sucht ist gekennzeichnet durch psychische und physische Abhängigkeit, Entzugssymptome und häufig Dosissteigerung.

1.5 Arzneimittelwechselwirkungen

Werden zwei Arzneimittel bei einem Patienten gleichzeitig angewendet, können sie sich in ihren Wirkungen gegenseitig beeinflussen (Arzneimittelinteraktion). So kann ein Arzneistoff die Resorbierbarkeit des anderen herabsetzen und damit dessen Wirkung abschwächen. Aber auch eine Wirkungsverstärkung ist möglich, wenn z. B. ein Stoff einen anderen aus seiner Plasmaproteinbindung verdrängt. Auch Metabolismus und Elimination eines Arzneistoffs können durch andere Substanzen verändert sein. Neben diesen pharmakokinetischen Interaktionen gibt es auch die Möglichkeit von pharmakodynamischen Arzneistoffwechselwirkungen, wenn z. B. ein Arzneistoff einen anderen von seinem Rezeptor am Wirkort verdrängt.

Weil Arzneistoffwechselwirkungen nicht ausgeschlossen werden können, sollten mehrere Arzneimittel nie kritiklos zur gleichen Zeit eingesetzt werden. Es muß vorher abgeklärt sein, ob bei Anwendung der Kombination unerwünschte Wirkungen auftreten oder der erhoffte Therapieerfolg ausbleiben kann.

Interaktionen können auch zwischen Arzneistoff und Nahrungsstoffen auftreten. So verhindert z. B. Milch bei der Einnahme von Tetracyclin die Resorption des Antibiotikums (s. S. 212), weil die in der Milch vorhandenen Calcium-Ionen schwerlösliche Chelatkomplexe mit Tetracyclin bilden.

1.6 Entwicklung neuer Arzneimittel

Bei der Entwicklung neuer Arzneimittel erhofft man sich eine Verbesserung der medikamentösen Therapiemöglichkeiten. Die Suche nach einem neuen Arzneistoff erfolgt dabei

- durch chemische Neusynthese
- durch chemische Abwandlung eines bereits bekannten Wirkstoffs oder einer Wirkstoffgruppe
- durch Isolierung von Naturstoffen
- durch chemische Abwandlung isolierter Naturstoffe
- durch Erzeugung von Naturstoffen mittels Gentechnologie.

Ein anderer Ansatz auf der Suche nach neuen, besseren Arzneimitteln ist der Versuch, die Verteilungs- und Eliminationseigenschaften von bereits bekannten Arzneistoffen zu verändern, um so das Verhältnis von Wirkungen zu Nebenwirkungen zu optimieren. Es gilt hierbei, den Arzneistoff gezielt an seinen Wirkort im Körper zu schleusen (Drug Targeting).

Diese neuen Substanzen werden dann auf ihre Tauglichkeit als Arzneimittel hin untersucht. Hierbei ist zu unterscheiden die Prüfung im Tierversuch (präklinische Prüfung) von der Untersuchung am Menschen (klinische Prüfung).

1.6.1 Präklinische Prüfung

Um zunächst einen Überblick über die pharmakologischen Eigenschaften des potentiellen Arzneistoffs zu erhalten, wird ein sogenanntes »Screening« durchgeführt, bei dem ganz verschiedenartige Tierversuche durchgeführt werden. Ausgehend von den Ergebnissen des Screenings wird dann bei einem positiven Befund das Wirkungsspektrum detaillierter untersucht, die Verträglichkeit getestet und auf Nebenwirkungen geachtet. Übersteht eine Substanz diese Selektionshürden, wird sie als nächstes auf ihre Toxizität, Teratogenität und Kanzerogenität hin untersucht. Auch wird eine erste pharmakokinetische Studie am Tier durchgeführt. Bei der Untersuchung der Toxizität unterscheidet man die akute Toxizitätsprüfung (Bestimmung der LD_{50}, s. S. 33) von der chronischen, die über mehrere Monate und Jahre andauern kann.

1.6.2 Klinische Prüfung

Ist nach Beendigung der Tierversuche anzunehmen, daß die neue Substanz eine Bereicherung des Arzneischatzes darstellen könnte, wird sie in der klinischen Prüfung erstmals am Menschen eingesetzt. Die klinische Prüfung gliedert sich in vier Phasen.

- Phase I
  Die Substanz wird an gesunden Probanden auf ihre Verträglichkeit hin untersucht. Dabei werden erste humanpharmakokinetische Daten gewonnen, wird auf Nebenwirkungen geachtet und verfolgt, ob der vom Tierversuch her zu erwartende pharmakodynamische Effekt auch beim Menschen eintritt, soweit sich das an Gesunden feststellen läßt.
- Phase II
  Bei positiven Befunden in der Phase I wird die neue Substanz dann in vergleichenden Untersuchungen mit eingeführten Arzneimitteln an einer kleinen Gruppe von Patienten getestet, wobei auch die optimale Dosis ermittelt wird.
- Phase III
  In einem größeren Patientenkollektiv werden anschließend akute und chronische Wirkungen und Nebenwirkungen verfolgt. Am Ende der Phase III steht dann der Antrag auf Zulassung des neuen Arzneimittels.
- Phase IV
  Auch nach erfolgter Zulassung müssen Wirkungen und Nebenwirkungen neuer Arzneimittel aufmerksam verfolgt werden. Aus diesem Grunde sind Arzneimittel mit neu entwickelten Stoffen generell für fünf Jahre nach der Erstzulassung verschreibungspflichtig. Seltene Nebenwirkungen werden häufig erst in dieser Phase aufgedeckt. Hier entscheidet sich dann endgültig, ob das neue Arzneimittel zu einer Verbesserung der medikamentösen Therapie geführt hat.

2

Arzneimittel mit Wirkung auf den Magen-Darm-Trakt

2.1 Anatomie und Physiologie

2.1.1 Mundhöhle und Rachen (Pharynx)

In der Mundhöhle wird die Nahrung beim Kauen mechanisch zerkleinert und gleichzeitig mit dem Speichel vermischt. Von drei großen Drüsenpaaren werden täglich etwa 1,5 l Speichel produziert. Die beiden wichtigsten Bestandteile des Speichels sind Ptyalin und Mucin.

- *Ptyalin* gehört zu den Amylasen. Dieses sind Enzyme, die Stärke zu Maltose abbauen.
- *Mucin* ist ein Schleimstoff, der die Nahrung gleitfähiger macht. Der auslösende Reiz zur Speichelsekretion ist der Kontakt der Mundschleimhaut mit der Nahrung oder die Reizung des vegetativen Nervensystems, z. B. durch den Gedanken an ein Lieblingsgericht. Der Schluckakt wird zunächst willkürlich eingeleitet, läuft dann aber reflektorisch ab.

2.1.2 Speiseröhre (Oesophagus)

Die Speiseröhre ist ein etwa 25 cm langer muskulöser Schlauch. Sie verbindet Pharynx und Magen. Der Transport der Nahrung erfolgt durch die magenwärts fortschreitende Kontraktion der Ringmuskulatur der Oesophaguswand (Peristaltik). Man könnte also auch auf dem Kopf stehend schlukken.

2.1.3 Magen (Ventriculus)

Der Magen faßt in gefülltem Zustand etwa 2–3 l (Abb. 2.1). Seine Aufgaben sind

- Speicherung der Nahrung und dosierte Weiterleitung in den Dünndarm,
- Beginn der Eiweißverdauung (Proteolyse),
- Produktion des Intrinsic factors zur Vitamin-B_{12}-Resorption.

Die Verweildauer des Speisebreis im Magen hängt ab von der Art der Nahrung. Dünnflüssiger Mageninhalt hat eine kürzere Verweildauer als dickflüssiger, Fett verlängert die Magenaufenthaltszeit, psychische Einflüsse (Angst, Spannung) erhöhen die Produktion an Magensaft und verkürzen die Verweildauer.

Während ihres Aufenthaltes im Magen wird die Nahrung mit dem Magensaft durchmischt. Dabei kontrahiert sich die glatte Magenmuskulatur rhythmisch. Um seine unterschiedlichen Aufgaben erfüllen zu können, enthält der Magensaft verschiedene Bestandteile, die von bestimmten Zellen der Magenschleimhaut (Mucosa) gebildet werden:

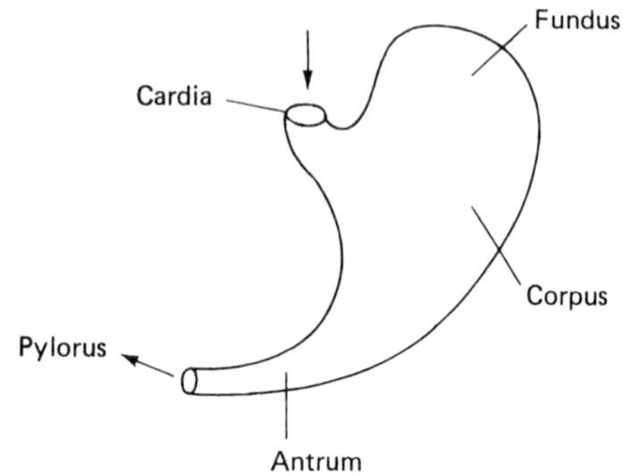

Abb. 2.1 Anatomie des Magens (schematisch).

a) Pepsin

Pepsin ist eine Protease. Proteasen sind Enzyme, die Eiweiße (lange Aminosäure-Ketten) zu Peptiden (kurze Aminosäure-Ketten) abbauen. Diesen Abbau der Proteine nennt man Proteolyse.

Pepsin ist nur bei pH 1–3 enzymatisch aktiv. Die Pepsin-produzierenden Zellen der Magenschleimhaut heißen Hauptzellen. Sie sezernieren das inaktive Pepsinogen ins Mageninnere. Dort wird durch den Einfluß der Magensäure aus dem inaktiven Pepsinogen das aktive Pepsin:

$$\text{Pepsinogen (inaktiv)} \xrightarrow{H^+} \text{Pepsin (aktiv)}$$

b) Salzsäure

Die Salzsäure des Magens (Magensäure) wird in den sog. Belegzellen gebildet. Aufgaben der Salzsäure sind:

- Aktivierung des inaktiven Pepsinogens zum aktiven Pepsin,
- Einstellung des für Pepsin optimalen pH-Wertes,
- Denaturierung von Eiweiß, so daß es dem enzymatischen Abbau besser zugänglich ist,
- Abtötung von Bakterien.

Die Belegzellen können durch Histamin, Coffein und Gastrin zur Säureproduktion angeregt werden. Die Zahl der Belegzellen nimmt im Alter und bei Schleimhautentzündungen ab.

c) Gastrin

Gastrin wird von den Zellen der Antrumschleimhaut gebildet. Es ist ein Peptid aus 17 Aminosäuren. Nach Dehnung der Magenwand und nach Kontakt der Schleimhaut mit Speisen wird Gastrin ins Blut (nicht ins Mageninnere) ausgeschüttet. Auf diesem Wege gelangt es dann an seine Rezeptoren und bewirkt:

- Stimulation der Säuresekretion aus den Belegzellen,
- Bildung und Sekretion von Pepsinogen durch die Hauptzellen,
- Stimulation der Gallen- und Pankreassekretion,

- Steigerung der Peristaltik in Magen und Darm.

Pentagastrin ist ein Pentapeptid (5 Aminosäuren) mit der vollen Aktivität des Gastrins. Es wird zu diagnostischen Zwecken eingesetzt, um festzustellen, wieviele Belegzellen noch intakt sind.

d) Mucin
Mucin ist ein Schleimstoff, der von den sog. Nebenzellen gebildet wird. Er überzieht die Magenschleimhaut und schützt sie vor der Selbstverdauung durch Säure und Pepsin.

e) Intrinsic factor
Vitamin B_{12} kann nur zusammen mit dem von der Magenschleimhaut gebildeten Intrinsic factor resorbiert werden. Die Resorption erfolgt aber nicht im Magen selbst, sondern im Dünndarm.

2.1.4 Dünndarm

Den Dünndarm unterteilt man in drei Abschnitte:

1. Duodenum (Zwölffingerdarm), ca. 30 cm lang,
2. Jejunum (Leerdarm), ca. 120 cm lang,
3. Ileum (Krummdarm), ca. 180 cm lang.

Der Dünndarm ist das Hauptresorptionsorgan. Aus diesem Grund ist seine Oberfläche durch Falten- und Zottenbildung um ein Vielfaches vergrößert (s. S. 16). Auch die Dünndarmschleimhaut sezerniert Stoffe, die die Verdauung regulieren:

a) Sekretin
Nach Kontakt mit Speisebrei oder Senkung des pH unter 2,5 gibt die Duodenal- und Jejunumschleimhaut das Hormon Sekretin ins Blut ab (analog zum Gastrin des Magens). Es bewirkt eine Stimulation der Wasser- und Hydrogencarbonatsekretion des Pankreas sowie die Anregung der Galleproduktion.

b) Pankreozymin-Cholecystokinin
Gleichzeitig mit Sekretin wird auch Pankreozymin-Cholecystokinin ins Blut ausgeschüttet. Es bewirkt eine Stimulation der Enzymsekretion des Pankreas sowie die Kontraktion der Gallenblase.

c) Maltase
Maltase ist eine Disaccharidase, die Maltose in zwei Glucose-Moleküle aufspaltet.

In den *Zwölffingerdarm* münden weiterhin:
1. der Ausführungsgang der Bauchspeicheldrüse (Pankreas),
2. der Gallengang.

Die *Bauchspeicheldrüse* hat zwei prinzipiell unterschiedliche Aufgaben:
- als innersekretorische Drüse die Bildung bestimmter Hormone (z. B. Insulin),
- als exkretorische Drüse die Bildung des Pankreassaftes mit seinen Verdauungsenzymen.

Der *Pankreassaft* besteht aus
- Wasser und Hydrogencarbonat, mit dessen Hilfe die Magensäure neutralisiert wird und der Darminhalt auf einen pH von 7–8 gebracht wird,
- Proteasen wie Trypsinogen und Chymotrypsinogen, die ähnlich dem

Pepsinogen inaktiv ins Darminnere transportiert werden und dort in ihre aktive Form Trypsin und Chymotrypsin überführt werden,
- Amylase zur Spaltung von Kohlenhydraten,
- Lipase zur Fettverdauung.

Der *Gallensaft* besteht aus
- Wasser und Elektrolyten,
- Gallensäuren zur Emulgierung der Fette im Dünndarm. Lipase kann nur emulgierte Fette spalten. Die Gallensäuren werden anschließend im Ileum wieder rückresorbiert und durchlaufen einen enterohepatischen Kreislauf (s. S. 23).
- Bilirubin und andere Gallenfarbstoffe,
- Cholesterol.

Pro Tag wird etwa 1 l Galle produziert.

2.1.5 Dickdarm (Kolon) und Mastdarm (Rektum)

Im Kolon werden durch Eindickung (Rückresorption von Wasser) die Fäzes gebildet. Die Dickdarmschleimhaut hat keine Zotten, aber viele Becherzellen, die Schleim produzieren. Nach 8 bis 12 Stunden gelangt der Darminhalt in den Mastdarm (Rektum), von wo er dann ausgeschieden werden kann.

Unverdaute Nahrungsbestandteile werden durch Darmbakterien im Dickdarm (Darmflora) zersetzt. Der Mastdarm endet mit dem doppelten Schließmuskel (Sphincter ani).

2.2 Erkrankungen des Magen-Darm-Traktes

2.2.1 Oesophagus (Speiseröhre)

a) Refluxoesophagitis (Sodbrennen)
Gelangt saurer Magensaft in die Speiseröhre, wird die Oesophagusschleimhaut gereizt und entzündet sich. Der Reflux wird im Liegen begünstigt, die Patienten sollten also möglichst mit aufgerichteten Oberkörper schlafen. Gastrin fördert die Kontraktionskraft

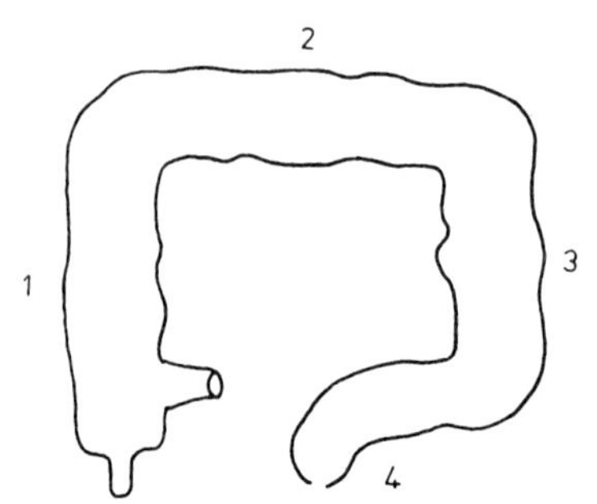

Abb. 2.2 Anatomie des Dickdarms. Das Kolon hat einen aufsteigenden (1), querlaufenden (2), absteigenden (3) und S-förmigen Abschnitt (4) und bildet quasi einen Rahmen um den Dünndarm.

des Cardiasphinctermuskels. Fett fördert Sodbrennen, weil es die Gastrinausschüttung hemmt. Disponierte Patienten sollten daher eiweißreiche Nahrung zu sich nehmen und Fett meiden.

b) Karzinom
Oesophaguskarzinome treten vermehrt bei starken Rauchern auf. Symptome sind Schluckbeschwerden, Schmerzen hinter dem Brustbein (Retrosternalschmerz), Appetitlosigkeit und starke Gewichtsabnahme.

c) Divertikel
Divertikel sind sackförmige Ausbuchtungen im Oesophagus. Symptome sind Schluckbeschwerden und Herauswürgen alter, in diesen Divertikeln gespeicherter Speisereste.

2.2.2 Magen

a) Gastritis
Bei der Gastritis (Magenschleimhautentzündung) unterscheidet man die akute und die chronische Form. Eine akute Gastritis kann durch kalte Speisen, Alkoholabusus, auch manche Arzneimittel (z. B. Acetylsalicylsäure) ausgelöst werden. Symptome sind Magenkrämpfe, Druckgefühl und Erbrechen. Gründe für eine chronische Gastritis können chronischer Alkoholmißbrauch, Eisenmangelanämien und vieles mehr sein. Es kommt zu verringerter Säure- und Pepsinproduktion (Subazidität, Anazidität) und als Folge der gestörten Produktion von Intrinsic factor zu einer perniziösen Anämie (s. S. 132).

b) Ulcus ventriculi
Beim Ulcus ventriculi (Magengeschwür) wird die Magenwand durch Säure und Pepsin angegriffen und massiv geschädigt. Die Schleimhaut schützt nicht mehr ausreichend. Magengeschwüre können Streß-bedingt sein und treten häufiger bei Männern als bei Frauen auf. Symptome sind Schmerzen im Oberbauch, besonders 1 bis 2 Stunden nach dem Essen, die durch Nahrungsaufnahme schlagartig beseitigt werden können.

Der Durchbruch eines Magengeschwürs ist lebensgefährlich, da Mageninhalt in die Bauchhöhle gelangt.

Eine Schlüsselrolle bei der Ulkusentstehung sollen Bakterien mit dem Namen *Helicobacter pylori* spielen. Mit der medikamentösen Vernichtung (= Eradikation) dieser Infekterreger ist eine ursächliche Behandlung möglich. Weitere Ansätze einer Pharmakotherapie von Gastritis und Magengeschwüren werden unter 2.5 und 2.6 erläutert.

c) Magenkarzinom
Die Symptome ähneln denen des Ulkus. Eine Differentialdiagnose kann nur gestellt werden durch eine Endoskopie mit einer Biopsie (Ausleuchtung des Magens und Entnahme einer Gewebeprobe). Bei Früherkennung des Magenkarzinoms sind die Heilungschancen nach einer Operation gut. Die Operation muß möglichst früh durchgeführt werden, da Magenkarzinome rasch metastasieren.

2.2.3 Dünndarm

a) Enteritis (Darmentzündung)
Auch bei der Enteritis unterscheidet man eine akute und eine chronische Form. Gründe für eine Enteritis sind verdorbene Speisen (Salmonelleninfektion), unreifes Obst, Alkoholabusus oder sehr kalte Speisen. Die Symptome treten etwa 8 bis 24 Stunden später auf: Bauchschmerzen, Erbrechen, Durchfall und Fieber.

b) Ulcus duodeni
Beim Ulcus duodeni wird analog zum Ulcus ventriculi die Darmschleimhaut hauptsächlich durch Proteasen und nicht neutralisierte Säure massiv geschädigt.

c) Zöliakie (Einheimische Sprue)
Zöliakie ist eine Unverträglichkeit gegen bestimmte Getreideeiweiße (Gluten), die sich in starkem Durchfall nach dem Genuß von Getreideprodukten äußert. Die Krankheit ist genetisch bedingt: der Kranke muß mit glutenfreier Diät ernährt werden (s. Band 5).

d) Laktasemangelsyndrom
Beim Mangel von Laktase gelangt Lactose unresorbiert in den Dickdarm und wird dort von den Darmbakterien zu Milchsäure, Essigsäure und Kohlendioxid gespalten. Dadurch wird die Dickdarmperistaltik angeregt und es kommt, vor allem nach Genuß von Milchprodukten, zu starkem Durchfall.

2.2.4 Dickdarm

a) Obstipation
Gründe für Obstipation (Verstopfung) können sein:

- Dauertonus des Sphincter ani.
- Kein ausreichender Defäktationsreiz durch psychische Beeinflussung oder durch Ernährung mit ballaststoffarmer Kost.

b) Divertikulose
Darmdivertikel treten mit zunehmendem Alter häufiger auf. Etwa 50% der 60- bis 70jährigen Bevölkerung leidet darunter. Gründe sind auch hier hauptsächlich Ernährungsfehler, besonders eine rohfaserarme Ernährung.

c) Kolonkarzinom
Das Kolonkarzinom ist eines der häufigsten Karzinome überhaupt. Symptome sind Obstipation, Diarrhoe, Blut im Stuhl, Appetitlosigkeit. Auch hier spielt die Ernährung eine große Rolle. Zur Vorsorgeuntersuchung des Kolonkarzinoms gibt es Testbriefchen, mit deren Hilfe man okkultes Blut im Stuhl nachweisen kann (Haemoccult®).

d) Colitis ulcerosa und Morbus Crohn
Die Colitis ulcerosa ist eine chronische Entzündung des Dickdarms mit Schwellung und Geschwürbildung auf der Darmschleimhaut. Die Erkrankung verläuft in akuten Schüben.

Der Morbus Crohn ist eine Entzündung des unteren Dünndarms und des Dickdarms, bei der alle Darmwandschichten betroffen sind. Die Ursache der Erkrankung ist ungeklärt.

2.2.5 Exokriner Pankreas

a) Akute Pankreatitis (Bauchspeicheldrüsenentzündung)
Bei der akuten Pankreatitis werden die inaktiven Enzyme des Pankreassaftes in der Bauchspeicheldrüse aktiviert und beginnen, das Pankreas zu verdauen. Symptome sind starker Oberbauchschmerz und hohe Blutspiegel von Amylase und Lipase.

b) Chronische Pankreatitis
Ursache sind chronischer Alkoholmißbrauch und Infektionen des Bauchspeicheldrüsenganges. Symptome sind Oberbauchschmerz, Diarrhoe, Blähungen, Abmagerung und Fettstühle. Bei der chronischen Pankreatitis werden endokrine (Insulin produzierende) Zellen mitzerstört.

2.2.6 Leber und Galle

a) Virale Hepatitiden
Verschiedene Viren können zu Infektionen der Leber führen. Häufige Symptome sind Fieber, Ikterus (»Gelbsucht«), Appetitlosigkeit, Druckgefühl im rechten Oberbauch und Erbrechen. Während früher die Virushepatitiden als Hepatitis A, B und Non-A-non-B-Hepatitis klassifiziert wurden, unterscheidet man heute – dank verbesserter molekularbiologischer und immunologischer Methoden – weitere Typen. Während die enteral erworbenen Hepatitiden A und E meist akut verlaufen, können sich bei den parenteral übertragenen Formen chronische Verläufe entwikkeln, mit den Spätfolgen Leberzirrhose und Leberkarzinom. Infektiöse Hepatitiden gehören zu den meldepflichtigen Krankheiten nach dem Bundesseuchengesetz (BSeuchG).

- *Hepatitis A.* Das Hepatitis-A-Virus (HAV) aus der Familie der Picorna-Viren wird oral aufgenommen (kontaminierte Speisen und Getränke). Die Letalität ist gering, nach einer durchgemachten Infektion bleibt eine Immunität zurück. Eine wichtige Prophylaxemaßnahme liegt in einer konsequenten Nahrungsmittelhygiene. Einen zuverlässigen Infektionsschutz bietet die aktive Schutzimpfung (siehe auch 10.5.1.3).
- *Hepatitis B.* Das Hepatitis-B-Virus (HBV) gehört zu den Hepadna-Viren. Seine Übertragung erfolgt vor allem parenteral (u. a. durch kontaminierte Injektionsnadeln bei Drogenabhängigen, Verletzungen bei medizinischem Personal, durch Übertragung kontaminierter Blutprodukte). Risikogruppen wird die Schutzimpfung mit einem HBV-Antigen-Impfstoff empfohlen.
- *Hepatitis C.* Das Hepatitis-C-Virus (HCV), ein Flavivirus, wird – wie HBV – vor allem parenteral übertragen. Nachdem 1992 die HCV-Testung für Blut und Blutprodukte eingeführt wurde, sank die Zahl der Infektionen. Ein hohes Übertragungsrisiko besteht jedoch weiterhin bei i.-v.-Drogenabhängigen (»Needle-sharing«) sowie bei der Verwendung unsachgemäß sterilisierter Instrumente bei zahnärztlichen Eingriffen, Akupunktur, Body-piercing oder Tätowierung. Eine Schutzimpfung gegen HCV-Infektionen gibt es derzeit noch nicht.

b) Leberzirrhose
Unter einer Leberzirrhose versteht man den Untergang von Leberzellen und deren Ersatz durch Bindegewebe. Die Folge ist ein Druckanstieg in den Gefäßen, die der Leber Blut zuführen. Flüssigkeit tritt aus den Gefäßen in die Bauchhöhle aus (Aszites), und das Blut weicht in die Gefäße aus, die die Leber umgeben (Oesophagusvarizen). Diese sind oft dünnwandig, reißen und führen zu tödlichen Blutungen.

Wenn die Leber ihre Entgiftungsfunktionen nicht mehr wahrnehmen kann, tritt das Coma hepaticum ein.

c) Fettleber
Gründe für eine Verfettung der Leber sind

- hyperkalorische Ernährung, vor allem durch zu viel Kohlenhydrate,
- Alkoholabusus,
- mangelnde Eiweißernährung, vor allem in Entwicklungsgebieten.

Folgen sind eine schmerzhafte Anschwellung der Leber und Leberzirrhose.

d) Gallenwegserkrankungen
Die häufigste Gallenwegserkrankung ist der Gallenstein. Gallensteine bestehen aus Cholesterol oder Calciumsalzen. Sie entstehen durch erhöhte Konzentration oder durch verlängerte Verweildauer der Galle in der Gallenblase bei Gallenabflußstörungen. Gallensteine kommen bei Frauen öfter vor als bei Männern. Als Folge eines Gallenwegsverschlusses durch einen Gallenstein tritt ein Verschlußikterus auf (Bilirubin tritt ins Blut über). Weitere Gallenwegserkrankungen sind Infektionen der Gallenblase (Cholecystitis) und der Gallenwege (Cholangitis).

2.3 Acida

Produziert die Magenschleimhaut zu wenig Salzsäure (Subacidität, Anacidität), treten Völlegefühl und Appetitlosigkeit auf. Pepsinogen kann nicht zu Pepsin aktiviert werden, die Eiweißverdauung ist gestört. Die Therapie der Anacidität erfolgt durch

- Substitution von Säure,
- Stimulation der Säureproduktion des Magens,
- Gabe von Enzymen, die im neutralen Bereich aktiv sind.

2.3.1 Substitution von Säure

Man kann fehlende Salzsäure oral zuführen, die Dosierung beträgt etwa 10 bis 40 Tropfen einer 10%igen Salzsäure auf ein Glas Wasser. Statt Salzsäure werden häufig auch Glutaminsäure oder Citronensäure eingesetzt. Die Handelspräparate enthalten zumeist zusätzlich Pepsin.

Citropepsin®	(Citronensäure, Pepsin)
Enzynorm®	(Aminosäurehydrochloride, Pepsin)

Diese Substitutionstherapie ist jedoch sehr umstritten, da mit den möglichen Dosen die physiologische Acidität des Magens kaum herzustellen ist.

2.3.2 Stimulation der Säureproduktion

Die körpereigene Säureproduktion wird normalerweise durch Gastrin stimuliert. Das Pentapeptid Pentagastrin (*Gastrodiagnost®) hat die gleiche Wirkung und wird zu diagnostischen Zwecken eingesetzt. Andere Säurestimulatoren sind Coffein, Histamin, Betazol und Bitterstoffe, die in vielen pflanzlichen Arzneizubereitungen enthalten sind (Enziantinktur, Chinatinktur, Condurangowein, Magenbitter).

2.3.3 Gabe von Enzymen, die im neutralen Bereich aktiv sind

Neben der Substitution von Säure zur Aktivierung des Pepsins können alternativ auch andere Proteasen eingesetzt werden, die für die Entwicklung ihrer enzymatischen Aktivität nicht auf den sauren pH angewiesen sind. Diese Proteasen sind meist pflanzlichen Ursprungs wie das Papain (Melone) oder Bromelin (Ananas). Handelspräparate mit solchen Enzymen sind:
Nutrizym N®
Combizym®

2.4 Antacida

Bildet die Magenschleimhaut zuviel Salzsäure, besteht die Gefahr einer Gastritis, eines Ulkus und einer Refluxoesophagitis. Die Therapie besteht darin, die überschüssige Säure chemisch zu neutralisieren. Zu diesem Zweck wurde früher Natriumhydrogencarbonat (Natron, Bullrich-Salz) verwendet. Das ist unzweckmäßig, da das bei der Neutralisation entstehende Kohlendioxid bei einem Magengeschwür zu einer Magenwandruptur führen kann. Außerdem ist der therapeutische Erfolg nicht von langer Dauer, da der Magen auf die Neutralisation mit einer kompensatorischen Hypersekretion von Säure antwortet.

Den Hydrogencarbonaten werden heute die Magnesiumsalze (Magnesiumsilikat), Magnesiumoxid) und Aluminiumsalze (Aluminiumsilikat, Aluminiumhydroxid, Aluminiumphosphat) vorgezogen. Als Nebenwirkung von Magnesiumverbindungen kann ein leichter Durchfall auftreten. Die beste Wirkung wird erzielt, wenn man die Präparate etwa eine Stunde nach den Mahlzeiten einnimmt.

Als weitere Nebenwirkung muß beachtet werden, daß Antacida die gleichzeitige Resorption anderer Arzneimittel erheblich stören können (Tetracycline, Penicilline, Digoxin, s. S. 18).

Neben Aluminium- und Magnesiumsalzen findet man in Antacida noch Calciumcarbonat und Milchpulver. Da Milchpulver als Protein die Säureproduktion des Magens stimuliert, ist seine Anwendung nicht sinnvoll (s. Tab. nächste Seite oben).

2.5 Ulkusmittel

Lange standen zur medikamentösen Behandlung von Magengeschwüren nur Glycyrrhetinsäure und deren Derivate zur Verfügung. Durch die Einführung der H_2-Antihistaminika sind die

Monopräparate:	
Aludrox®	(Aluminiumhydroxid)
Gelusil®	(Magnesium-Aluminium-Silikat)
Phosphalugel®	(Aluminiumphosphat)
Kompensan®	(Dihydroxyaluminiumnatriumcarbonat)
Talcid®	(Aluminium-Magnesium-hydroxidcarbonat)
Kombinationspräparate:	
Gelusil Lac®	(Magnesiumaluminiumsilikat, Milchpulver)
Lac 4 n®	(Magnesiumaluminiumsilikat, Milchpulver, Dimethylpolysiloxan)
Solugastril®	(Aluminiumhydroxid, Calciumcarbonat)
Rennie®	(Magnesiumcarbonat, Calciumcarbonat)
Maaloxan®	(Aluminiumhydroxid, Magnesiumhydroxid)

Heilungschancen des Ulkus erheblich verbessert worden.

2.5.1 Glycyrrhetinsäure

Glycyrrhetinsäure ist Bestandteil des Süßholzsaftes (Succus Liquiritiae). Sie soll bei direktem Kontakt die Schleimproduktion der Mucosa steigern und so zu einem schnellen Abheilen des Ulkus führen. Succus Liquiritiae ist Bestandteil der Präparate Rabro N® und Ulgastrin Neu®.

2.5.2 H_2-Antihistaminika

Die H_2-Antihistaminika besetzen die Histaminrezeptoren im Magen (H_2-Rezeptoren, s. S. 196) und blockieren damit die zur Ulkusbildung führende Säuresekretion. Die beiden wichtigsten Substanzen aus dieser Gruppe sind Cimetidin (*Tagamet®) und Ranitidin (*Sostril®, *Zantic®). Sie zählen zu den am meisten verordneten Arzneimitteln. Beide Substanzen sollten nur einmal täglich abends eingenommen werden. Nebenwirkungen sind Schwindelgefühl, Durchfall und Potenzstörungen bei Männern, Bradykardie sowie Hautausschläge. Beim Cimetidin kann es durch Enzymhemmung zu Arzneimittelinteraktionen kommen, da der Abbau anderer, gleichzeitig verabreichter Substanzen wie Phenytoin und Theophyllin verlangsamt sein kann. Ranitidin zeigt weniger Nebenwirkungen als Cimetidin, seine Dosierung ist nur halb so hoch wie bei Cimetidin.

Weitere H_2-Blocker dieser Gruppe sind

Famotidin	(*Pepdul®),
Nizatidin	(*Gastrax®, Nizax®),
Roxatidin	(*Roxit®).

2.5.3 Sucralfat

Sucralfat (*Ulcogant®) ist lokal wirksam, indem es auf der Ulkusoberfläche einen Schutzfilm bildet und so die Mukosa vor Säure und Enzymen schützt.

2.5.4 Pirenzepin

Pirenzepin (*Gastrozepin®) hemmt ebenfalls die Magensäure-Sekretion und wird zur Behandlung von Magengeschwüren eingesetzt.

2.5.5 Misoprostol

Misoprostol (*Cytotec®) ist ein Prostaglandinderivat, das vor allem zur Behandlung von Zwölffingerdarmgeschwüren eingesetzt wird. Wegen der Gefahr von Fehlgeburten ist Misoprostol während der Schwangerschaft streng kontraindiziert. Frauen im gebärfähigen Alter sollten auf diese Nebenwirkung hingewiesen werden.

2.5.6 Bismutverbindungen

Durch den Nachweis eines Zusammenhangs zwischen einer vermehrten mikrobiellen Besiedelung des Magen-Darm-Traktes mit Helicobacter pylori bei Ulkuspatienten kam das in der Pharmazie fast vergessene Bismut wieder zur Geltung. Kolloidale Bismutverbindungen wirken lokal durch Schutzbildung auf der Schleimhaut sowie bakterizid gegen Helicobacter. Ein Handelspräparat ist Bismut(III)-citrat-hydroxid-Komplex (*Telen®).

Zur sogenannten Eradikation (= Vernichtung) des Keims kommen auch Kombinationen zum Einsatz, beispielsweise die Dreifach-Kombination Bismut + Tetracyclin + Metronidazol oder Bismut + Amoxicillin + Metronidazol. Es wurden Tests für den Nachweis des Erregers in der Atemluft entwickelt, an der Entwicklung einer Schutzimpfung wird gearbeitet.

2.5.7 Protonenpumpenblocker

Omeprazol (*Antra®) ist der erste Vertreter der neuen Substanzgruppe der Protonenpumpenblocker; es hemmt dosis- und pH-abhängig in den Belegzellen des Magens das Enzym H^+/K^+-ATPase und verhindert die Salzsäuresekretion. Der Mechanismus ist unabhängig von der Histamin-, Gastrin- oder Acetylcholinsekretion.

Als seltene, aber schwere Nebenwirkung einer hochdosierten Omeprazol-Behandlung traten Sehstörungen, Gesichtsfeldausfälle und Erblindung auf. In den Beipackzettel wurden entsprechende Warnhinweise aufgenommen.

Neuere Strukturverwandte des Omeprazol sind die Protonenpumpenblocker Lansoprazol (*Agopton®) und Pantoprazol (*Pantozol®, Rifun®).

2.6 Mittel bei Gastritis

Die wichtigste Maßnahme zur Behandlung einer Gastritis ist vorübergehendes Fasten und die Vermeidung von Alkohol. Auch Antacida zur Abpufferung der Magensäure sind hilfreich. Weiterhin werden Psychopharmaka und Spasmolytika eingesetzt.

2.6.1 Psychopharmaka

Das Auftreten einer Gastritis hat häufig psychische Gründe, so daß der Einsatz von Tranquillantien sinnvoll sein

kann. Handelspräparate zu diesem Zwecke sind:
*Praxiten Sp® (Oxazepam, Ambutoniumbromid)

Oxazepam und Chlordiazepoxid sind Tranquillantien, Ambutonium und Clidinium Spasmolytika.

2.6.2 Spasmolytika

Beliebte pflanzliche Arzneimittel zur Behandlung der Gastritis sind Kamillenpräparate. Die in Kamille enthaltenen Azulene wirken krampflösend (spasmolytisch) und entzündungshemmend (antiphlogistisch). Neben den offizinellen Kamillenblüten gibt es auch azulenhaltige Handelspräparate wie Suczulen mono®, Azulon® oder Teemischungen. Auch synthetisch hergestellte Spasmolytika werden bei Gastritis eingesetzt, u. a. Chlorbenzoxamin, Butylscopolamin und Propanthelin.

2.7 Laxantien

Laxantien (Abführmittel) sind Arzneimittel, die die Stuhlentleerung beschleunigen. Allgemein kann man heute feststellen, daß Laxantien zu häufig und zu unkritisch verwendet werden, anstatt eine Umstellung der Ernährungsgewohnheiten vorzunehmen. Ursache für die verbreitete Einnahme von Laxantien ist die immer ballaststoffärmer werdende Kost sowie mangelnde Bewegung. Für viele Menschen gilt der tägliche Stuhlgang auch als Indiz des Wohlbefindens, und sie wollen mit Hilfe der Laxantien einen Rhythmus herbeizwingen, der physiologisch gar nicht gegeben ist. Hier ist die Aufklärung des Patienten der Abgabe von Laxantien vorzuziehen. Als Nahrungsempfehlungen gelten Vollkornbrot, Obst und Gemüse, die viele nichtresorbierbare Faseranteile enthalten und damit das Stuhlvolumen erhöhen. Manche Nahrungsmittel (Pflaumen, Fruchtsäfte) haben selbst abführende Wirkung. Laxantien sollten immer erst dann eingesetzt werden, wenn eine Umstellung der Lebens- und Ernährungsgewohnheiten keinen Erfolg gebracht hat. Der chronische Gebrauch an Abführmitteln hat durch die häufigeren Entleerungen einen Wasserverlust zur Folge. Mit dem Wasser werden auch vermehrt Elektrolyte ausgeschieden. Der Verlust an Kalium ist hierbei besonders erwähnenswert, weil dies zu einem Circulus vitiosus führt: Bei Kaliummangel erschlafft die glatte Muskulatur des Darmes, die Peristaltik wird geschwächt. Dadurch verringert sich der Defäkationsreiz und es kommt zu einer – hier durch Arzneimittel hervorgerufenen – Obstipation. Die dann notwendige vermehrte Laxantien-Einnahme schließt den Teufelskreis.

2.7.1 Rizinusöl

Rizinusöl ist eines der ältesten Abführmittel. Es ist ein Triglycerid, das durch Lipase zu Rizinolsäure gespalten wird. Die Rizinolsäure erregt die Dünndarmmuskulatur. Die Wirkung tritt nach etwa 2 Stunden ein, die Dosis beträgt etwa 10 bis 30 g. Rizinusöl hat nur selten Nebenwirkungen und kann auch in der Schwangerschaft angewendet werden, schmeckt aber schlecht.

2.7.2 Anthrachinone

Anthrachinone sind Pflanzeninhaltsstoffe. Sie werden gewonnen aus Aloe, Cortex Frangulae (Faulbaumrinde), Radix Rhei (Rhabarber) und Folia Sennae (Sennesblätter). Die Anthrachinone liegen in den Pflanzen als Glykoside, d. h. an Zuckermoleküle gebunden, vor. Sie wirken im Darm erst nach Spaltung dieser Glykosidbindung und Reduktion durch die Colibakterien. Die Wirkung tritt nach oraler Gabe daher erst etwa nach 8 bis 10 Stunden ein. Die reduzierten Anthrachinone, die Anthranole, erregen die Dickdarmmuskulatur und erhöhen die Peristaltik. Gleichzeitig vermindern sie die Wasserrückresorption, wodurch der Stuhl weicher wird. Nebenwirkungen bei einmaliger Anwendung sind relativ selten. Anthrachinone, vor allem aber Aloe, sollten nicht in der Schwangerschaft und während der Menstruation oder bei Hämorrhoidalleiden verwendet werden, weil Aloe zu einer Hyperämisierung des kleinen Beckens führt. Bei Einnahme von Anthrachinonen in der Stillzeit kann der Säugling Durchfall bekommen, da die Laxantien in die Muttermilch übertreten.

Als Folge wissenschaftlicher Diskussionen um mögliche gentoxische und kanzerogene Risiken einer längerfristigen Einnahme von Anthrachinondrogen ordnete die deutsche Zulassungsbehörde die Aufnahme von **Warnhinweisen** in den Packungsinformationen an (»Zur kurzfristigen Anwendung bei Verstopfung. Stimulierende Abführmittel dürfen ohne ärztlichen Rat nicht über einen längeren Zeitraum als 1–2 Wochen eingenommen werden.«) sowie eine Beschränkung der Packungsgrößen.

Handelspräparate, die Anthrachinone enthalten, sind:
Floripuran®
Depuran N®
Dragees 19®
Liquidepur N®
Bekunis-Tee®

2.7.3 Phenolphthalein

Phenolphthalein ist ein altes Abführmittel. Es wirkt anregend auf die Dickdarmperistaltik. 10 bis 20% des Phenolphthaleins werden resorbiert und mit dem Urin ausgeschieden.
Handelspräparat:
Darmol-Schokolade®

2.7.4 Bisacodyl

Bisacodyl wird nach oraler Einnahme zunächst resorbiert und in der Leber glucuronidiert. Das Glucoronid wird über die Galle wieder in den Darm ausgeschieden, durch Darmbakterien wieder deglucuronidiert und dadurch aktiv. Dieser Vorgang benötigt etwa 8 Stunden. Werden Bisacodyl-haltige Präparate vor dem Schlafengehen eingenommen, kann mit der Wirkung am nächsten Morgen gerechnet werden. Bei der Anwendung als Zäpfchen entfällt der Umweg über die Leber und die Wirkung tritt schon nach einer halben Stunde ein. Bisacodyl-haltige Präparate sollten magensaftresistente Überzüge haben, um eine Magenschleimhautreizung auszuschließen. Die folgenden Präparate entsprechen dieser Anforderung:

Dulcolax®
Bisacodyl ratiopharm®
Stadalax®

Natriumpicosulfat (Laxoberal®) ist ein dem Bisacodyl eng verwandtes Laxans. Im Unterschied zu Bisacodyl wird es kaum resorbiert, muß aber auch erst durch die Darmbakterien aktiviert werden, so daß es 2 bis 4 Stunden nach der Einnahme wirkt.

2.7.5 Salinische Abführmittel

Salinische Abführmittel sind Salze, die nur schwer resorbiert werden und daher aus osmotischen Gründen Wasser im Darm festhalten. Durch die erhöhte Darmfüllung wird dann eine verstärkte Darmperistaltik bewirkt. Die beiden wichtigsten salinischen Laxantien sind Natriumsulfat (Glaubersalz) und Magnesiumsulfat (Bittersalz). Bei nicht regelmäßiger Anwendung mit großen Flüssigkeitsmengen (2 bis 3 Glas Wasser) sind Nebenwirkungen nicht zu befürchten. Bei chronischer Anwendung kann es bei Natriumsulfat zu Hochdruck und bei Magnesiumsulfat zu neurologischen Schäden kommen.

2.7.6 Quellstoffe

Quellstoffe sind nicht verdaubare Polysaccharide, die in den Dickdarm gelangen und dort nach Wasseraufnahme quellen, die Peristaltik anregen und den Stuhl schlüpfrig machen. Solche Stoffe sind Agar, Kleie, Traganth, Semen Psyllii (Flohsamen) und Semen Lini (Leinsamen). Bei ihrer Anwendung ist auf eine ausreichende Zufuhr von Flüssigkeit zu achten, da sonst die Gefahr der Verkleisterung und Darmverstopfung (Ileus) besteht. Ein Handelspräparat ist Metamucil®.

2.7.7 Gleitmittel

Als Gleitmittel sind derzeit zwei Substanzen im Handel:

a) Natriumdioctylsulfosuccinat
Natriumdioctylsulfosuccinat (Docusat Natrium) wirkt oberflächenaktiv und weicht den Stuhl auf, wodurch er schlüpfriger wird. Es ist z. Zt. kein Mono-Präparat im Handel, die Kombination mit Bisacodyl heißt Florisan N®. Über Nebenwirkungen ist nur wenig bekannt.

b) Paraffinöl
Paraffinöl als Gleitmittel sollte nicht mehr verwendet werden. Es führt zum einen zu einer Minderresorption von fettlöslichen Vitaminen, zum anderen steht es in Verdacht, bei der Entstehung von Magen- und Darmkarzinomen beteiligt zu sein.

2.7.8 Mehrwertige Alkohole

Mehrwertige Alkohole wie Glycerol, Mannitol oder Sorbitol führen bei rektaler Applikation zur Stimulation des Defäkationsreizes. Diese Präparate werden vor allem bei Säuglingen eingesetzt:

Babylax® (Glycerol)

2.7.9 Lactitol und Lactulose

Der nicht resorbierbare Zuckeralkohol Lactitol (*Importal®) und das Disaccharid Lactulose (Bifiteral) werden im Dickdarm durch Bakterien und Lactobazillen in kurzkettige organische Säuren, Kohlendioxid, Methan und Wasserstoff metabolisiert. Durch Steigerung des osmotischen Drucks im Dickdarm erhöhen sich Wassergehalt und Volumen des Stuhls. Da Lactitol die Resorption von Ammoniumionen aus dem Darm zu senken vermag, ist es auch für die Behandlung der hepatischen Enzephalopathie zugelassen.

2.7.10 CO_2-Bildner

Ein weiteres mild laxierendes Prinzip beruht auf der Bildung von Kohlendioxid im Darm und dem hieraus resultierenden Dehnungsreiz. Zum Einsatz kommen Mischungen von Natriumhydrogencarbonat und Natriumdihydrogenphosphat in Form von Suppositorien (Handelsname: Lecicarbon®). Ein Säuglingszäpfchen entwickelt ca. 30 ml Kohlendioxid, ein Suppositorium für Erwachsene ca. das Vierfache.

2.7.11 Handelsübliche Kombinationen

In vielen Handelspräparaten sind Laxantien aus den verschiedenen Gruppen kombiniert. Die wichtigsten sind:

Tirgon N®	(Anthrachinone, Bisacodyl)
Agiolax®	(Anthrachinone, Quellstoffe)
Agarol®	(Paraffinöl, Agar, Phenolphthalein)
Obstinol®	(Paraffinöl, Phenolphthalein)
Florisan N®	(Biscodyl, Natrium-dioctylsulfosuccinat)

2.8 Antidiarrhoika

Antidiarrhoika sind Mittel gegen Durchfall. Als Durchfall (Diarrhoe) bezeichnet man die gehäufte Entleerung (mehr als dreimal täglich) wäßriger oder breiiger Stühle. Gründe für den Durchfall sind entweder eine unzureichende Resorption aus dem Darm oder eine verstärkte Sekretion von Wasser und Elektrolytsalzen in das Darmlumen. Diese Sekretion wird häufig durch Darminfektionen verursacht. Auch Gallen- und Pankreaserkrankungen, hormonelle Störungen, Intoxikationen oder psychische Gründe können zu Durchfall führen.

Die Therapie des Durchfalls richtet sich nach seiner Ursache. In jedem Fall ist es wichtig, die großen Flüssigkeits- und Elektrolytverluste auszugleichen, dies vor allem bei Säuglingen und Kleinkindern. Bei Darminfektionen stellt die Gabe von Antibiotika eine kausale Therapie dar, aber es muß dabei beachtet werden, daß nicht nur die pathogenen Bakterien abgetötet werden, sondern auch die physiologische Darmflora massiv geschädigt wird.

2.8.1 Schwerresorbierbare Sulfonamide

Zur Behandlung von Darminfektionen werden gelegentlich schwerresorbierbare Sulfonamide eingesetzt, die nach oraler Aufnahme im Magen-Darm-Trakt verbleiben, nicht resorbiert werden und daher keine systemischen Nebenwirkungen haben. Die Sulfonamide werden ausführlich im Kapitel »Arzneimittel gegen Infektionskrankheiten« (s. S. 215) besprochen.

2.8.2 Ethacridin

Ethacridin wirkt ebenfalls desinfizierend, hat aber keine selektive Wirkung auf pathogene Keime. Da die Nebenwirkungen gering sind, ist Ethacridin nicht verschreibungspflichtig. Als Nebenwirkung kann ein vorübergehendes Druckgefühl im Magen auftreten. Handelspräparat:

Metifex® (Ethacridinlactat)

2.8.3 Adsorbierende Mittel

Adsorbierende Mittel sind Substanzen, die aufgrund ihrer Polarität und ihrer großen Oberfläche andere Stoffe physikalisch binden können. Wichtigstes Arzneimittel dieser Gruppe ist die Aktivkohle (Carbo activatus), die vor allem bei Durchfällen, die durch Vergiftungen ausgelöst werden, gute Erfolge zeigt. Die Giftstoffe werden an die Kohle gebunden und mit dieser ausgeschieden. Kohle kann unbesorgt in hohen Dosen gegeben werden (Einzeldosis bis 10 g). Im Handel sind Kohle-Tabletten und Kohle-Granulat.

Weitere adsorbierende Substanzen sind Siliciumdioxid (Entero-Teknosal®) und Aluminiumsilikat (Kaolin, Kaoprompt-H®).

2.8.4 Adstringierende Mittel

Adstringierende Mittel fällen an den obersten Zellschichten Eiweiße aus, die eine Schutzschicht bilden. Gerbstoffe sind Inhaltsstoffe vieler Arzneidrogen, die in Teeform bei Durchfall eingesetzt werden können (Fructus Myrtilli, Folia Salviae, Rhizoma Tormentillae).

Handelspräparate, die die adstringierende Gerbsäure enthalten, sind Tannalbin® und, in Kombination mit Ethacridinlactat, Tannacomp®.

2.8.5 Antiperistaltika

Antiperistaltika hemmen die Darmperistaltik. Älteste Zubereitung zu diesem Zwecke ist Opiumtinktur, die aber nur schwersten Durchfällen vorbehalten ist. Das gleiche gilt für das ähnlich wirkende Diphenoxylat (*Reasec®).

Loperamid (*Imodium®) wirkt ebenfalls durch Hemmung der Darmmotorik antiperistaltisch. Nebenwirkungen sind neben Mundtrockenheit Kopfschmerzen, Schwindel und Verstopfung. Für die kurzfristige Selbstmedikation wurde der Wirkstoff für bestimmte Dosierungen und Packungsgrößen aus der Rezeptpflicht entlassen (Imodium akut®).

2.9 Mittel bei Colitis ulcerosa und Morbus Crohn

Zur Behandlung von Colitis ulcerosa und Morbus Crohn eignen sich das Sulfonamidderivat Sulfasalazin (*Azulfidine®). Dieses wird im Dickdarm von Colibakterien gespalten, wobei die eigentliche Wirksubstanz 5-Aminosalicylsäure (Mesalazin), freigesetzt wird. Mesalazin kann auch selbst in magensaftresistenten Tabletten oder Zäpfchen eingesetzt werden (*Claversal®, *Salofalk®). Im Wirkstoff Olsalazin (*Dipentum®) mit der Indikation Rezidivprophylaxe der Colitis ulcerosa sind zwei Moleküle Mesalazin über eine Azobrücke miteinander verknüpft.

2.10 Emetika

Emetika sind Arzneimittel, die Erbrechen herbeiführen. Sie werden eingesetzt bei akuten Vergiftungen, um das Gift aus dem Magen herauszubefördern, bevor es resorbiert wird. Emetika dürfen grundsätzlich nur bei vollem Bewußtsein angewendet werden, weil beim Bewußtlosen die Gefahr besteht, daß Erbrochenes über die Luftröhre in die Lunge gelangt (Aspiration). Erbrechen kann reflektorisch durch mechanische Reizung des Gaumens erzeugt werden. Eine weitere einfache Methode ist die Einnahme von einem Glas warmem Wasser mit 3 Teelöffeln Kochsalz. Es muß hierbei darauf geachtet werden, daß die Salzlösung wieder erbrochen wird, da sonst die Gefahr einer Hypernatriämie besteht. Andere Emetika sind Sirupus Ipecacuanhae (Inhaltsstoff Emetin) und eine subkutane Gabe von Apomorphin. Apomorphin erregt das Brechzentrum in der Medulla oblongata (verlängertes Rükkenmark).

2.11 Antiemetika

Antiemetika sind Mittel gegen Erbrechen. Sie werden häufig in sog. Reisetabletten angewendet. Unnatürliche Bewegungsabläufe, wie sie bei Auto-, Flug- oder Schiffsreisen auftreten, führen zu einer Reizung des Gleichgewichtsorgans im Innenohr und als Folge davon zur Erregung des Brechzentrums im verlängerten Rückenmark (Reisekrankheit). Die meisten Antiemetika kommen aus der Gruppe der Antihistaminika.

2.11.1 Antihistaminika

Antihistaminika haben eine gute antiemetische Wirkung. Die wichtigste Nebenwirkung ist die ausgeprägte sedierende Wirkung, die auch darin zum Ausdruck kommt, daß dieselben Arzneimittel heute in höherer Dosierung als Schlafmittel verwendet werden. Der Zusatz von 8-Chlortheophyllin verhindert die Sedation nicht und ist daher überflüssig. Die Mittel sollten 30 Minuten vor Reiseantritt genommen werden und wirken nur einige Stunden. Eine Ausnahme stellt das Meclozin dar, das 24 Stunden wirken soll.
Handelspräparate sind:
*Peremesin® (Meclozin)

Vomex A®	(Dimenhydrinat = Diphenhydramin + 8-Chlortheophyllin)
Reisegold®	(Diphenhydramin)
Rodavan®	(Chlorphenoxamin, 8-Chlortheophyllin)
Superpep®	(Dimenhydrinat)

2.11.2 Gastrokinetika

Neben seiner antiemetischen Wirkung beschleunigt Metoclopramid (*Paspertin®) die Magenentleerung. Das Präparat sollte nur Erwachsenen verordnet werden, da bei Kindern schmerzhafte Muskelzuckungen als Nebenwirkung auftreten können. Durch die Veränderung der Magenentleerung kann die Resorptionsgeschwindigkeit gleichzeitig applizierter Arzneimittel verändert sein. Die antiemetische Wirkung kommt durch Blockade zentraler Dopaminrezeptoren zustande. Andere Substanzen mit ähnlicher Wirkung bei gastrointestinalen Motilitätsstörungen sind Bromoprid (*Cascapride®), Domperidon (*Motilium®) und Cisaprid (*Alimix®, *Propulsin®).

2.11.3 Scopolamin

Das Parasympatholytikum Scopolamin (s. S. 74) wird in Form von transdermalen Systemen gegen Reisekrankheit eingesetzt. Diese Membranpflaster werden hinter dem Ohr appliziert (*Scopoderm® TTS).

2.11.4 Ondansetron

Ein Antiemetikum aus der neuen Gruppe der 5-HT_3-Rezeptorantagonisten ist das strukturell dem Serotonin ähnliche Ondansetron (*Zofran®). Es kann die durch Zytostatika oder Strahlentherapie verursachte Übelkeit mit Erbrechen verhindern oder bessern.

Weitere Wirkstoffe aus der Gruppe der HT_3-Rezeptorantagonisten sind Tropisetron (*Navoban®) und Granisetron (*Kevatril®). Das zugelassene Anwendungsgebiet lautet: »Prophylaxe und Therapie von Übelkeit, Brechreiz und Erbrechen bei Zytostatikatherapie.«

2.12 Enzymsubstitutionspräparate

Enzymsubstitutionspräparate werden eingesetzt, wenn die von der Bauchspeicheldrüse abgegebenen Verdauungsenzyme nicht ausreichen. Die Präparate enthalten Lipasen, Amylasen und Proteasen. Der Gesamtextrakt aus tierischen Bauchspeicheldrüsen wird als Pankreatin bezeichnet. Zusätzlich zu diesen Enzymen enthalten manche Präparate noch Gallensäuren und Intrinsic factor.
Die wichtigsten Präparate sind:

Pankreon®	(Pankreatin)
Panpur®	(Pankreatin, Ochsengalle)
Panzynorm forte N®	(Pankreatin, Pepsin, Ochsengalle, Intr. factor)

Manche Präparate enthalten darüber hinaus noch pflanzliche Enzyme wie z. B. die Protease Bromelin (Nutrizym N®) oder Papain (Ozym®).

2.13 Mittel gegen Blähungen

Blähungen (Meteorismus, Flatulenz) entstehen durch Einschluß von Gasen im Darm. Gas kann durch Schlucken von Luft während des Essens und Trinkens oder durch Gasbildung bei der bakteriellen Verdauung im Darm angesammelt werden. Neben den Blähungen entsteht Völlegefühl und Druckschmerz im Oberbauch.

2.13.1 Carminativa

Blähungstreibende Präparate enthalten Anis (Fructus Anisi), Kümmel (Fructus Carvi), Fenchel (Fructus Foeniculi), Pfefferminze (Folia Menthae piperitae) oder Kamille (Flores Chamomillae), wenn sie als Tee angeboten werden. Flüssigkeitsauszüge dieser Drogen sind enthalten in Carminat N® Tropfen und Carminativum Hetterich N®.

2.13.2 Dimethylpolysiloxan

Dimethylpolysiloxane (Dimeticon) werden häufig gegen Blähungen eingesetzt. Die Tabletten sollen gut zerkaut werden.
Handelspräparate sind:
Lefax®
Ceolat®
Sab simplex®

Außerdem wird Dimethylpolysiloxan noch häufig mit Enzymen kombiniert wie z. B. in:
Enzym-Lefax® (Dimethylpolysiloxan, Pankreatin)

2.14 Lebertherapeutika

Trotz intensiver Forschung auf dem Gebiet der Lebertherapeutika ist eine medikamentöse Behandlung von Lebererkrankungen nur in bescheidenem Umfang möglich. Die häufigste Lebererkrankung, die akute Hepatitis, heilt in der Regel auch ohne Arzneimittel aus, bei chronischer Hepatitis scheint die Gabe von Cortisonen hilfreich zu sein. Gegen die durch infiziertes Blut übertragbare Hepatitis B kann prophylaktisch geimpft werden (s. S. 229). Gegen die Fettleber sind einige sog. »lipotrope« Stoffe im Handel wie Methionin, Cholin und Lecithin, deren Wirkung aber zweifelhaft ist. Eine Indikation wie »Hepatopathien jeder Genese« ist jedenfalls nicht zu vertreten. Auch die Wirkung des Silymarin, dem Inhaltsstoffgemisch der Mariendistel (Handelspräparat Legalon®), ist umstritten. Lebertherapeutika mit hauptsächlich pflanzlichen Inhaltsstoffen wie Herba Chelidonii und Rhizoma Curcumae sind *Hepaticum Medice® und Hepatofalk®.

2.15 Galletherapeutika

Bei der Behandlung von Gallenleiden unterscheidet man Choleretika, die die

Galleproduktion in der Leber erhöhen, und Cholekinetika, die eine beschleunigte Entleerung der Gallenblase bewirken. Außerdem gibt es noch spezielle Mittel, die bei Gallenleiden eingesetzt werden.

2.15.1 Choleretika

Gallensäuren selbst besitzen eine starke, die Gallesekretion anregende Wirkung. Ein synthetisches Choleretikum ist Hymecromon (Cholpasmin®).

Choleretisch wirkende Arzneidrogen sind Folia Methae piperitae, Herba Chelidonii, Rhizoma Curcumae und Rhizoma Calami.

2.15.2 Cholekinetika

Als Cholekinetika werden die gleichen Drogen, die auch choleretisch wirken, eingesetzt. Handelspräparate mit solchen Drogeninhaltsstoffen sind:
Aristochol®
Cholagogum ®
Solu-Hepar-Tee®

2.15.3 Chenodesoxycholsäure

Chenodesoxycholsäure und ihr Derivat Ursodeoxycholsäure können Cholesterolgallensteine, die wegen Übersättigung im Gallensaft ausgefallen sind, wieder in Lösung bringen. Die Therapie ist allerdings nur bei Steinen mit hohem Cholesterolanteil erfolgreich, kalkreiche Cholesterolsteine und Pigmentsteine müssen operativ entfernt werden. Als Nebenwirkung tritt Durchfall auf. Die Präparate sollten nicht in der Schwangerschaft angewendet werden.
Handelspräparate:
*Chenofalk® (Chenodeoxycholsäure)
*Ursofalk® (Ursodeoxycholsäure)

2.16 Appetitanregende Mittel

Bei Untergewicht können zur Anregung des Appetits Serotoninantagonisten wie Pizotifen (*Mosegor®) eingesetzt werden. Diese werden sonst noch bei Allergien und gegen Migräne verwendet.

2.17 Appetitsenkende Mittel

Appetitzügler (Anorektika, Antiadiposita) stellen eine Gruppe der »Wohlstandsarzneimittel« dar. Sie werden heute viel zu oft und unkritisch eingesetzt. Da zusätzlich zu den erheblichen Nebenwirkungen die eigentliche heißhungerstillende Wirkung nur von kurzer Wirkung ist, sollten zum Abnehmen keine Appetitzügler eingesetzt werden. Mit Ernährungstips und dem Hinweis, daß ein dauerhafter Gewichtsverlust nur langsam und mit Geduld erreicht werden kann, ist dem Abnehmwilligen mehr gedient als mit einer Packung »Appetitzügler«. Nebenwirkungen der heute üblichen Appetitsenker, die chemisch alle Amphetamin-Derivate sind, sind Herzklopfen, Schlaflosigkeit, Angst, Unruhe, Psychosen und nicht zuletzt die Auslösung einer Sucht. In keinem Fall sollen diese Präparate länger als 3 bis 4 Wochen eingenommen werden.

Handelspräparate sind:

*Recatol N®	(DL-Norephedrin)
*Mirapront N®	(Norpseudoephedrin)
*Fugoa N®	(DL-Norephedrin)
*Tenuate®	(Amfepramon)
*Ponderax®	(Fenfluramin)
*Isomeride®	(Dexfenfluramin)

Aus den genannten Gründen wurden in der Bundesrepublik Norpseudoephedrinpräparate unter Rezeptpflicht gestellt. Für DL-Norephedrin ist dies ebenfalls geplant.

Als Alternative zu Appetitzüglern sollte in der Apotheke neben Ernährungsrichtlinien auf Eiweißpräparate verwiesen werden, die die tägliche Eiweißzufuhr während einer Fastenkur garantieren (z. B. BioNorm®), siehe auch Band 5.

Eindringlich gewarnt werden muß auch vor einer unkritischen rezepturmäßigen Anfertigung von Kapseln mit pharmakologisch unübersichtlichen und möglicherweise gesundheitlich bedenklichen Mischungen von Appetitzüglern, Schilddrüsenhormonen und Diuretika.

3

Arzneimittel mit Wirkung auf das Nervensystem

3.1 Anatomie und Physiologie

3.1.1 Gliederung und Funktion des Nervensystems

Die Funktionen des Nervensystems sind:

- Aufnahme von Reizen aus der Umwelt,
- Umwandlung dieser Reize in nervöse Erregungen, deren Weiterleitung und Verarbeitung,
- Koordination und Steuerung der Körperfunktionen,
- Durchführung von geistigen und psychischen Prozessen.

Man kann das Nervensystem gliedern

a) anatomisch in
- Zentralnervensystem (ZNS), bestehend aus Gehirn und Rückenmark,
- Peripheres Nervensystem (PNS), bestehend aus den peripheren Nervenfasern.

b) funktionell in
- Somatisches Nervensystem (bewußtes, dem Willen unterworfenes Nervensystem),
- Vegetatives Nervensystem (autonomes, vom Willen unabhängiges Nervensystem).

Die Leitungsbahnen vom ZNS in die Peripherie heißen allgemein efferent oder absteigend. Gehören sie zum somatischen Nervensystem, so heißen sie auch *motorische* Nervenfasern, führen sie zu Drüsen, nennt man sie auch *sekretorisch*.

Die Leitungsbahnen von der Peripherie ins ZNS heißen allgemein afferent oder aufsteigend.

Je nachdem, ob die Leitungsbahnen mit dem Gehirn oder dem Rückenmark in Verbindung stehen, unterscheidet man Hirnnerven und Rückenmarksnerven.

3.1.2 Das Neuron

3.1.2.1 Aufbau des Neurons

Funktionelle Einheit und Bauelement des Nervensystems ist die Nervenzelle, das Neuron. Es besteht aus dem Zellleib und Ausläufern (Nervenfasern), die Reize zuleiten (Dendriten, meist mehrere pro Neuron) oder Reize ableiten können (Neuriten, einer pro Neuron).

3.1.2.2 Feinstruktur der Nervenfaser

Bei den peripheren Nervenfasern können zwei verschiedene Typen unterschieden werden: markhaltige und marklose. Die markhaltigen Nervenfasern bestehen aus einem Achsenzylinder (Axon), der von einer Myelinscheide (Markscheide) und einer nach au-

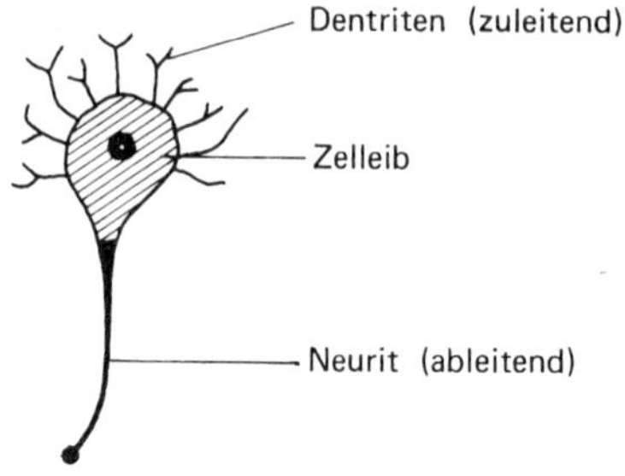

Abb. 3.1 Aufbau eines Neurons.

ßen begrenzenden Membran, der Schwannschen Scheide, umgeben ist. Diese ist in periodischen Abständen eingeschnürt (Ranviersche Schnürringe). Diese Schnürringe sind der Grund für eine beschleunigte Reizweiterleitung in markhaltigen Nerven. Den marklosen Nerven fehlt die Myelinscheide und dementsprechend auch die Einschnürung.

Durch Bindegewebe zusammengehalten bilden einige dieser Fasern ein Nervenfaserbündel. Mehrere Nervenfaserbündel vereinigen sich zu einem »Nerv«.

3.1.2.3 Erregungsleitung

Die Aufgabe einer Nervenfaser ist die Erregungsleitung. Sie erfolgt durch Veränderung der elektrischen Ladung an der Membran. Eine ungleiche Verteilung von Natrium-Ionen (außen mehr als innen) und Kalium-Ionen (innen mehr als außen) an der Membran der Nervenfaser ist der Grund für die Ausbildung eines elektrischen Potentials. Dieses wird bei der Reizung des Nerven verändert, da es zu einem Konzentrationsaustausch von Na^+ und K^+ kommt. Durch den Einstrom von Na^+

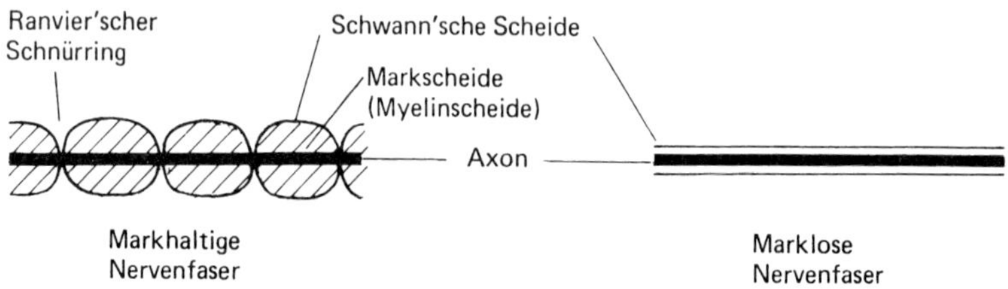

Abb. 3.2 Aufbau der markhaltigen und marklosen Nervenfaser.

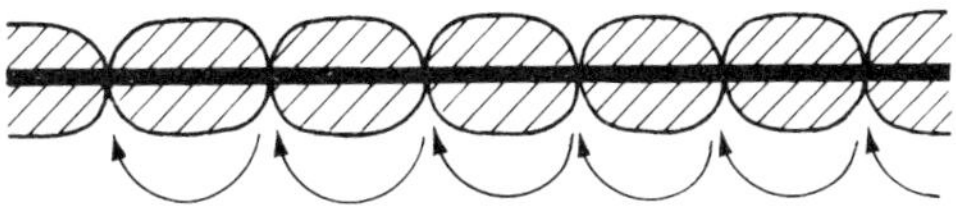

Abb. 3.3 Saltatorische Reizleitung bei markreichen Nervenfasern.

wird die Innenseite der Zellmembran kurzfristig positiv geladen (Depolarisation) und diese Ladungsverschiebung kann als Nervenimpuls entlang der Nervenfaser weitergeleitet werden.

Dabei ist die Leitungsgeschwindigkeit bei den markreichen Fasern erheblich schneller, weil dort die Weiterleitung der Depolarisierung von »Schnürring zu Schnürring« erfolgt. Diese Form der Reizung bezeichnet man als saltatorische (überspringende) Reizleitung.

Je nach ihren Leitungsgeschwindigkeiten können die Nervenfasern klassifiziert werden. Man unterscheidet A-, B- und C-Fasern, wobei die Leitung in den A-Fasern bis 100 m/s schnell sind, in den B-Fasern 7 m/s und in den C-Fasern 1 m/s. Ein typisches Beispiel für die unterschiedlich schnelle Reizweiterleitung in Fasern ist der Schmerz. Nach einem spitzen »hellen« Schmerz, der über A-Fasern geleitet wird, empfindet man anschließend einen dumpfen Schmerz, der über C-Fasern geleitet wird.

3.1.3 Die Synapse

Unter einer Synapse versteht man die Verbindungsstelle zweier Neurone oder eines Neurons mit seinem Erfolgsorgan. Die Verbindung zwischen motorischen Neuronen und Skelettmuskelfasern bezeichnet man als motori-

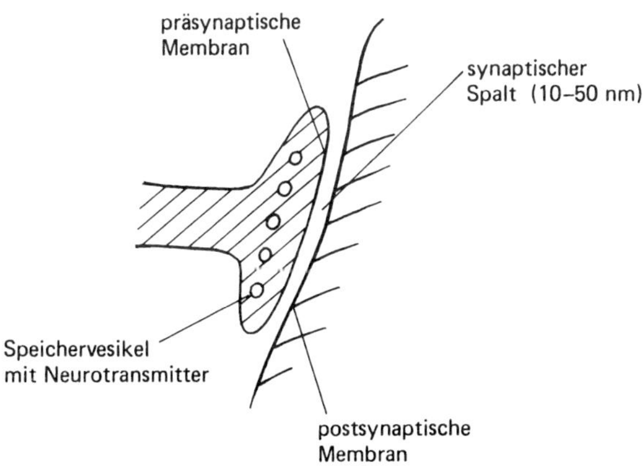

Abb. 3.4 Schematischer Aufbau einer Synapse.

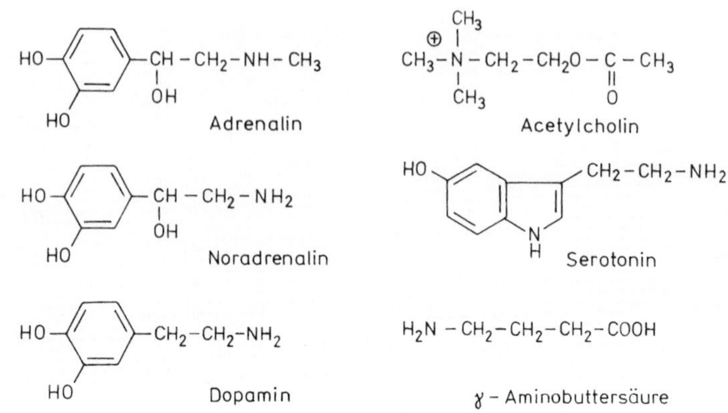

sche Endplatte (Abb. 3.4). Die Verbindung zweier Neurone kann axosomatisch (Neurit/Soma), axodendritisch (Neurit/Dendrit) oder axoaxonisch (Neurit/Neurit) sein.

Erreicht das Aktionspotential das Ende des Neuriten, das sogenannte Endkölbchen, wird dort die elektrische Information in chemische verwandelt, indem aus den Speichergranula der Endkölbchen bestimmte chemische Substanzen, sog. Neurotransmitter, freigesetzt werden, die durch den synaptischen Spalt diffundieren und mit Rezeptoren an der postsynaptischen Membran reagieren. Dort wird die chemische Information dann wieder in eine elektrische umgewandelt.

Da die Synapsen Reize nur in eine Richtung leiten können, kommt ihnen auch eine »Ventilfunktion« zu.

Als Neurotransmitter dienen in somatischen Nerven Acetylcholin, in vegetativen Nerven Acetylcholin und Noradrenalin, im ZNS Adrenalin, Noradrenalin, Acetylcholin, Dopamin, Serotonin, γ-Aminobuttersäure sowie zahlreiche Peptide.

Diese Neurotransmitter reagieren mit einem Rezeptor an der postsynaptischen Membran. Die Inaktivierung der Neurotransmitter erfolgt entweder enzymatisch (z. B. durch Cholinesterase) oder/und durch Rückdiffusion in die präsynaptischen Speichervesikel.

3.1.4 Anatomie des Zentralnervensystems

3.1.4.1 Anatomischer Aufbau des Gehirns

a) Großhirn (Cerebrum, Telencephalon)

Das Großhirn besteht aus zwei Hemisphären, die über den Balken (Corpus callosum) miteinander verbunden sind. An der Oberfläche des Großhirns befinden sich zahlreiche Furchen (Sulci) und Hirnwindungen (Gyri). Makroskopisch kann man unterscheiden zwischen grauer Substanz (Perikaryon und Dendriten) und weißer Substanz (Neuriten). Graue Substanz findet man vor allem in der 2 bis 5 mm dicken Großhirnrinde (Cortex), aber auch in tieferen Bezirken (Hirnkerne).

b) Zwischenhirn (Diencephalon)
Das Zwischenhirn besteht aus dem Thalamus und dem daruntergelegenen Hypothalamus mit der Hypophyse (Hirnanhangdrüse). Hier ist die Verbindungsstelle zwischen nervöser und hormoneller Körperfunktionsregulation. Hinter dem Thalamus liegt der Epithalamus mit der Epiphyse (Zirbeldrüse).

c) Mittelhirn (Mesencephalon)
Das Mittelhirn ist der kleinste Hirnabschnitt. Es enthält Umschaltstellen für Seh- und Hörbahnen.

d) Kleinhirn (Cerebellum)
Das Kleinhirn dient der Aufrechterhaltung des Skelettmuskeltonus, der Gleichgewichtsregulierung und der Koordination von Bewegungsabläufen.

e) Brücke (Pons)
Die Brücke ist eine weitere Umschaltstelle der Nerven.

f) Verlängertes Mark (Medulla oblongata)
Die Medulla oblongata verbindet Gehirn mit Rückenmark. Sie ist etwa 3 cm lang und enthält das Vasomotoren- und Atemzentrum.

g) Hirnhäute (Meningen), Hirnkammern (Ventrikel) und Liquor
Gehirn und Rückenmark sind nach außen durch eine knöcherne Hülle (Schä-

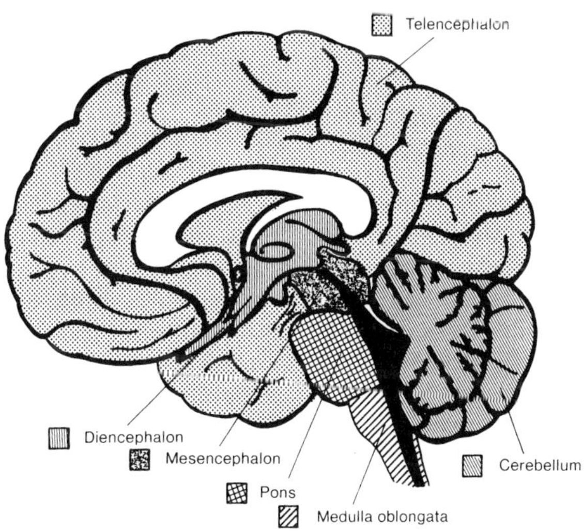

Abb. 3.5 Teile des Gehirns (nach Mutschler, Arzneimittelwirkungen, Wissenschaftl. Verlagsgesellschaft, Stuttgart).

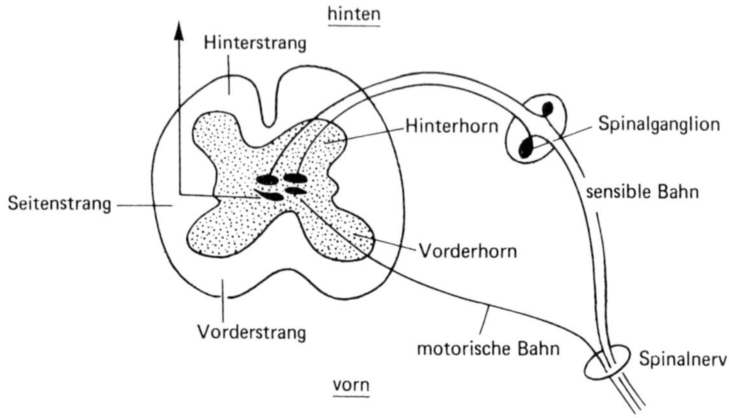

Abb. 3.6 Querschnitt durch das Rückenmark.

del und Wirbel) geschützt. Innerhalb dieser Knochenschale befinden sich die dreischichtigen Hirnhäute (Meningen).

Im Inneren des Gehirns sind Hohlräume, die als Hirnkammern (Ventrikel) bezeichnet werden. Sie stehen miteinander in Verbindung und sind mit einer Flüssigkeit, dem Liquor cerebrospinalis, gefüllt. Der Liquor wird aus dem Plasma gebildet und stellt einen Schutz gegen Erschütterungen dar. Der Liquorraum und die das Gehirn versorgenden Blutkapillaren sind durch eine einzellige Schicht voneinander getrennt. Dieser »Blut-Hirn-« bzw. »Blut-Liquor-Schranke« kommt eine besondere Bedeutung bezüglich der Versorgung des Gehirns mit Arzneistoffen zu.

3.1.4.2 Anatomischer Aufbau des Rückenmarkes

Das Rückenmark befindet sich im Wirbelkanal. Es ist etwa 40 bis 45 cm lang. Es wird anatomisch unterteilt in Halsmark, Brustmark, Lendenmark und Sakralmark.

Die sensiblen Bahnen aus der Peripherie treten in das Hinterhorn ein und können entweder unmittelbar auf eine efferente Bahn umgeschaltet werden (Reflexbogen) oder zur Verarbeitung an das Gehirn weiter geleitet werden. Der Austritt der efferenten Fasern erfolgt aus dem Vorderhorn. Nach dem Austritt aus dem Wirbelkanal vereinigen sich die afferenten sensiblen Fasern und die efferenten motorischen Fasern zu den sog. Spinalnerven. Die sensiblen Neurone haben sehr lange Dendriten, die von der Peripherie bis ans Rückenmark reichen. Der Zelleib befindet sich unmittelbar vor der Eintrittsstelle ins Rückenmark, so daß man an dieser Stelle eine Anhäufung von Zelleibern finden kann. Solche Anhäufungen heißen allgemein Ganglien. Sensible Ganglien enthalten im Gegensatz zu vegetativen Ganglien keine Synapsen (Abb. 3.7).

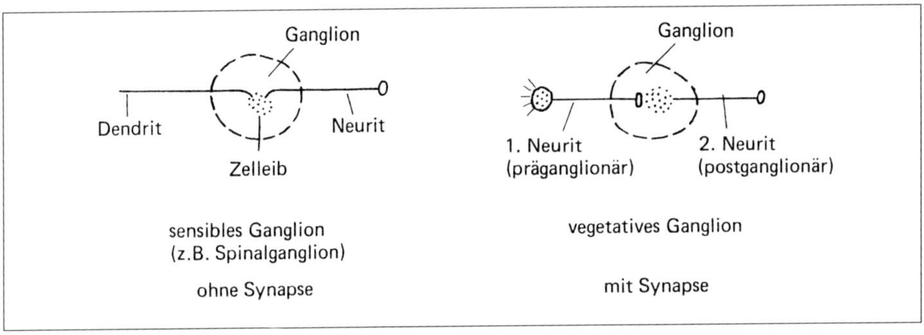

Abb. 3.7 Sensible und vegetative Ganglien.

3.1.5 Funktionelle Systeme des Gehirns

Um die komplizierten Aufgaben, die an das Nervensystem gestellt werden, zu bewerkstelligen, ist es notwendig, daß die Nervenzellen zusammenarbeiten und ihre Aktivität aufeinander abgestimmt ist.

3.1.5.1 Sensorisches System

Das sensorische System leitet Impulse aus der Peripherie zur Großhirnrinde. Man unterscheidet ein spezifisch sensorisches und ein unspezifisch sensorisches System. Im spezifisch sensorischen System wird der Impuls im Thalamus umgeschaltet und von da auf eine ganz bestimmte Stelle der Großhirnrinde projiziert, das sog. sensible Rindenfeld. Sensorische Wahrnehmungen von verschiedenen Körperteilen werden dort auf unterschiedliche Projektionsfelder gesendet, deren Größe sich nach der Feinheit des sensiblen Auflösungsvermögens richtet. So haben z. B. die Zunge, die Lippen und die Fingerspitzen sehr große Projektionsfelder. Die Seh- und Hörfelder dienen der bewußten Wahrnehmung.

Das unspezifisch sensorische System dient nicht der bewußten Wahrnehmung, sondern der Aufrechterhaltung der Vigilanz (Bewußtseinshelligkeit). Es registriert das »Untergrundrauschen« und ist z. B. für das Erwachen aus dem Schlaf bei einem Geräusch verantwortlich. Die unspezifisch sensorischen Impulse werden nicht an spezifische Stellen, sondern ganz diffus auf die Hirnrinde projiziert.

3.1.5.2 Motorisches System

Das motorische System dient zur Steuerung und Koordination von Bewegungsabläufen. Auch hier finden wir wieder zwei Teile, das sog. pyramidale System und das extrapyramidale System. Das pyramidale System ist für bewußte Bewegungsabläufe verantwortlich. Analog zum sensorischen System existieren motorische Projektionsfelder in der Großhirnrinde, die vor allem für die Körperorgane, die Feinmotorik ausführen (Gesicht, Hände), groß sind und z. B. für den Rumpf relativ klein. Die meisten pyramidalen Bahnen kreuzen in der Medulla oblongata auf die andere Körperseite, so daß z. B. ein Schlaganfall in der rechten

Hirnhälfte zu einem Ausfall der motorischen Fähigkeiten der linken Körperseite führt.

Das extrapyramidale System dient zur Steuerung eintrainierter Bewegungsabläufe wie Gehen, Schreiben, Radfahren, Tanzen. So wird der Vorgang des Schreibenlernens, besonders des Schönschreibens, vom pyramidalen System gesteuert, wenn jedoch die Bewegung eingeübt ist, läuft die Steuerung über das extrapyramidale System.

3.1.5.3 Limbisches System

Das limbische System umgibt wie ein Saum (Limbus) die Verbindungsstelle der beiden Großhirnhemisphären, das Corpus callosum. Es ist verantwortlich für Gefühle, Gedächtnis und emotionale Reaktionen. Über seine genaue Funktionsweise ist noch sehr wenig bekannt.

3.1.6 Anatomie und Physiologie des vegetativen Nervensystems

Das vegetative Nervensystem dient der Aufrechterhaltung des inneren Gleichgewichtes im Organismus und steuert die dem Bewußtsein und Willen nicht unterworfenen Funktionen wie z. B. Atmung, Kreislauf (Herztätigkeit, Gefäße), Magen-Darm-Peristaltik, Tonus der glatten Muskulatur (Gallenblase, Harnblase) oder Sekretion verschiedener Drüsen (Schweiß, Speichel, Bronchialschleim, Magen- und Darmsaft).

Das vegetative Nervensystem besteht funktionell aus zwei Teilen, dem Sympathikus und dem Parasympathikus. Beide haben sowohl einen zentralen als auch einen peripheren Teil. Die Funktionen des Sympathikus kann man ganz allgemein mit dem Schlagwort »ergotrop« (Leistung bringend) charakterisieren, die des Parasympathikus mit »trophotrop« (der Erholung dienend).

Sympathikus und Parasympathikus stehen immer in einem physiologischen Gleichgewicht (Eutonus). Störung dieses Gleichgewichtes bezeichnet man als vegetative Dystonie.

3.1.6.1 Vegetative Zentren

Vegetative Zentren befinden sich in der Medulla oblongata (Kreislaufzentrum, Atemzentrum, Schluck-, Saug- und Hustenzentrum), im Hypothalamus (Integration von vegetativem und somatischem Nervensystem mit dem Hormonsystem) und im limbischen System (psychovegetative Kopplungen wie z. B. Magensaftsekretion und Blutdruckanstieg bei Ärger).

3.1.6.2 Vegetative Nerven

Die vegetativen Nerven des Parasympathikus und des Sympathikus unterscheiden sich in einigen typischen Eigenschaften.

a) Ursprung der vegetativen Nerven
Die vegetativen Nerven des Parasympathikus und des Sympathikus treten an unterschiedlichen Stellen aus dem Zentralnervensystem aus. Die Nerven des Parasympathikus stammen entweder aus dem Gehirn (z. B. der Vagusnerv) oder dem Sakralmark, während die Sympathikusfasern im Brust- und Lendenmark austreten.

b) Lage der vegetativen Ganglien
Ganglien sind Anhäufungen von Nervenzelleibern. Vegetative Ganglien unterscheiden sich von den bereits besprochenen sensiblen Ganglien dadurch, daß sie Synapsen besitzen (Abb. 3.7).

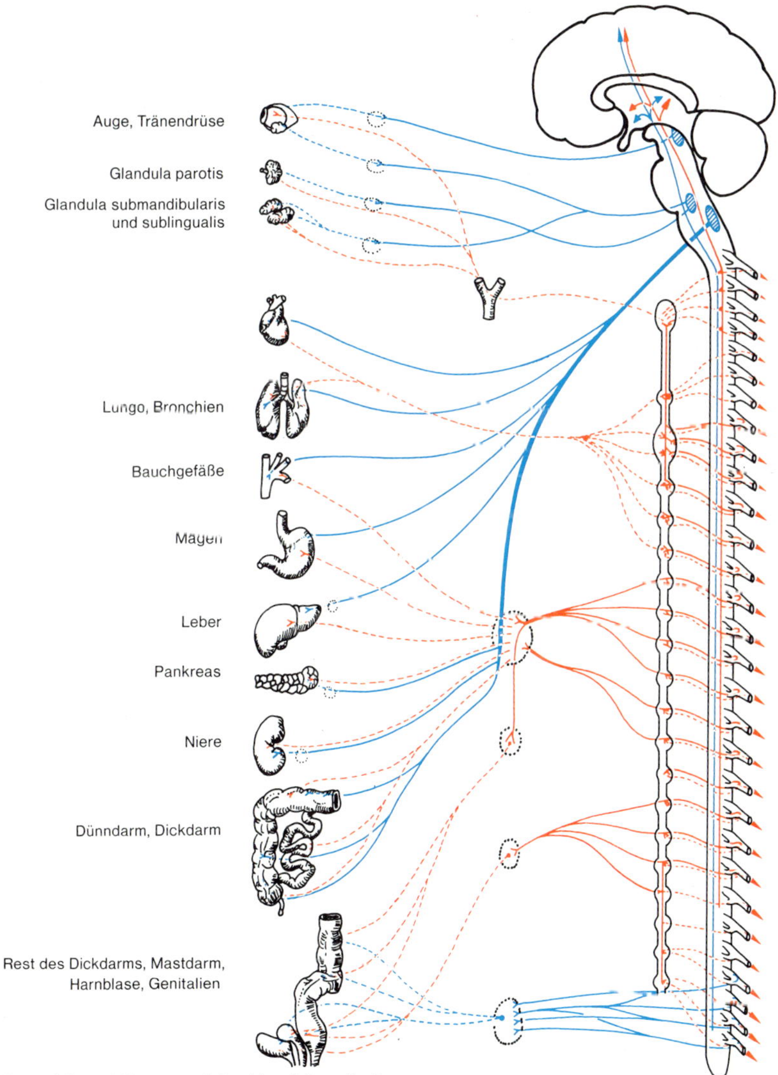

Sympathikus rot, Parasympathikus blau. Präganglionäre Bahnen sind voll ausgezogen, postganglionäre gestrichelt.

Abb. 3.8 Schematische Darstellung des sympathischen und des parasympathischen Systems (nach *Waldeyer*) (aus Mutschler, Arzneimittelwirkungen, Wissenschaftl. Verlagsgesellschaft, Stuttgart).

Die meisten sympathischen Ganglien liegen im sog. sympathischen Grenzstrang parallel zum Rückenmark (Abb. 3.8). Dort erfolgt die Umschaltung von der präganglionären (= vor dem Ganglion liegenden) Faser auf die postganglionäre (= hinter dem Ganglion liegende) Faser, die dann unmittelbar zum innervierten Erfolgsorgan führt. Die parasympathischen Ganglien liegen dagegen direkt vor oder im Erfolgsorgan. Die präganglionären Fasern sind sehr lang, die postganglionären dagegen sehr kurz.

c) Neurotransmitter
Sympathikus und Parasympathikus unterscheiden sich auch in ihren Neurotransmittern. Nach dem Austritt aus dem Zentralnervensystem folgen jeweils zwei Umschaltstellen, im Ganglion und am Erfolgsorgan. In den vegetativen Ganglien ist der Neurotransmitter immer Acetylcholin. An den Erfolgsorganen dient im Parasympathikus ebenfalls Acetylcholin als Neurotransmitter, während im Sympathikus das Noradrenalin diese Aufgabe übernimmt. Der Parasympathikus wird daher auch als cholinerg (mit Acetylcholin arbeitend), der Sympathikus als adrenerg (mit Noradrenalin arbeitend) bezeichnet.

Ein weiterer sympathischer Neutransmitter ist das Adrenalin, das in Streßsituationen aus dem Nebennierenmark freigesetzt wird. Da die Wirkung hier aber nicht lokal auf eine Synapse beschränkt bleibt, kann man das Adrenalin eher als ein Hormon bezeichnen.

3.2 Arzneimittel mit Wirkung auf den Parasympathikus

Arzneimittel, die auf das vegetative Nervensystem einwirken, haben zwei mögliche Angriffspunkte. Es sind dies die Orte, an denen Neurotransmitter freigesetzt werden, d. h. im Ganglion oder am Erfolgsorgan. Im Ganglion ist der Neurotransmitter für Sympathikus und Parasympathikus das Acetylcholin. Ein Arzneimittel, das stimulierend oder hemmend auf die Übertragung im Ganglion wirkt, hat also keine spezifische Wirkung auf Sympathikus oder Parasympathikus. Als Arzneimittel sind daher die Substanzen wichtig, die auf die Reizübertragung am Erfolgsorgan einwirken und so spezifisch Sympathikus und Parasympathikus beeinflussen können. Substanzen, die genauso wirken wie Sympathikus oder Parasympathikus, werden mit der Endung -mimetika bezeichnet (Sympathomimetika, Parasympathomimetika); Substanzen, die diesen beiden Systemen entgegenwirken, nennt man -lytika (Sympatholytika, Parasympatholytika).

	Parasympathikus	Sympathikus
Neurotransmitter im Ganglion	**Acetylcholin**	**Acetylcholin**
Neurotransmitter am Erfolgsorgan	**Acetylcholin**	**Noradrenalin**

Acetylcholin wirkt an drei Stellen im peripheren Nervensystem als Neurotransmitter:

1. in allen vegetativen Ganglien,
2. an der motorischen Endplatte (Synapse motorischer Nerv – quergestreifter Muskel) im somatischen Nervensystem,
3. in den postganglionären Synapsen des Parasympathikus.

Es liegen hierbei zwei verschiedene Acetylcholin-Rezeptortypen vor, die wegen ihrer unterschiedlichen Ansprechbarkeit gegenüber den beiden Testsubstanzen Nicotin und Muscarin als Nicotin-Rezeptoren und Muscarin-Rezeptoren bezeichnet werden. Die Acetylcholin-Rezeptoren an der motorischen Endplatte sind Nicotin-Rezeptoren, da sie von Nicotin, nicht aber von Muscarin erregt werden. Die Acetylcholin-Rezeptoren in den parasympathischen Synapsen heißen Muscarin-Rezeptoren, da sie von Muscarin, nicht aber von Nicotin erregt werden. In den vegetativen Ganglien existieren sowohl Nicotin- als auch Muscarin-Rezeptoren. Die Muscarin-Rezeptoren in den Ganglien werden auch als M_1-Rezeptoren, die in den parasympathischen Synapsen als M_2-Rezeptoren bezeichnet.

Es gibt drei verschiedene Gruppen von Arzneimitteln, die auf den Parasympathikus einwirken:

1. Direkte Parasympathomimetika
   Direkte Parasympathomimetika erregen wie Acetylcholin den parasympathischen Rezeptor an der postsynaptischen Membran.
2. Indirekte Parasympathomimetika
   Das Enzym Cholinesterase inaktiviert Acetylcholin durch Spaltung in Cholin und Essigsäure. Indirekte Parasympathomimetika hemmen diesen Abbau, so daß Acetylcholin länger wirken kann.
3. Parasympatholytika
   Parasympatholytika blockieren den parasympathischen Rezeptor an der postsynaptischen Membran und verhindern damit, daß freigesetztes Acetylcholin seine Neurotransmitterfunktion wahrnehmen kann. Die Reizübertragung wird verhindert, die Substanz wirkt also dem parasympathischen Reiz entgegen.

3.2.1 Direkte Parasympathomimetika

Direkte Parasympathomimetika lagern sich an den Acetylcholin-Rezeptor in der postsynaptischen Membran an und wirken wie Acetylcholin.

Wirkungen des Acetylcholin sind:

- Herabsetzung der Herzschlagkraft (negativ inotrope Wirkung) und Schlagfrequenz des Herzens (negativ chronotrope Wirkung)
- Weitstellung der Blutgefäße (Vasodilatation),
- Zunahme der Speichel-, Schweiß-, Bronchial- und Magensaftsekretion,
- Tonussteigerung der glatten Muskulatur des Magen-Darm-Traktes, der ableitenden Harnwege und der Bronchien,
- Pupillenverengung (Miosis).

3.2.1.1 Acetylcholin

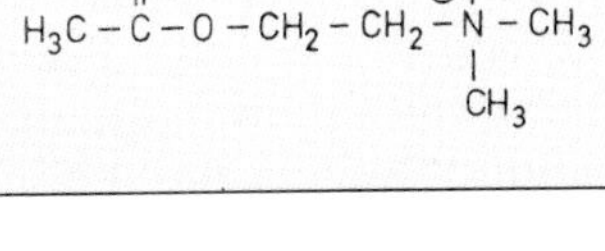

Acetylcholin ist der physiologische Neurotransmitter und wird selbst nicht als Arzneimittel eingesetzt, da die Substanz zu schnell durch Cholinesterase abgebaut wird.

3.2.1.2 Carbachol

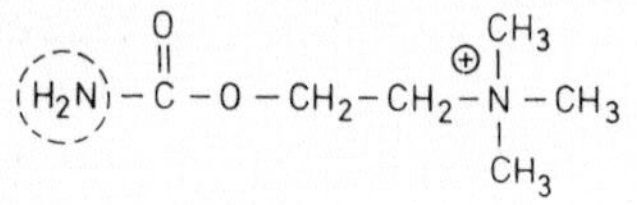

Carbachol (*Doryl®) unterscheidet sich vom Acetylcholin chemisch nur durch den Austausch der Methylgruppe gegen eine Aminogruppe. Diese Modifizierung reicht aber aus, um den Abbau des Carbachols so zu verzögern, daß es als Arzneimittel eingesetzt werden kann. Indikationen sind Darm- und Blasenatonie nach Operationen, bei denen es subkutan gegeben wird. Nebenwirkungen sind Schweißausbrüche, erhöhter Speichelfluß, Erbrechen und Diarrhoe. Wegen der gleichzeitig bewirkten Bronchokonstriktion darf es nicht bei Asthmapatienten angewendet werden.

3.2.1.3 Pilocarpin

Pilocarpin ist ein Alkaloid aus Folia Jaborandi. Seine Wirkung am Herzen ist stark ausgeprägt, so daß es nicht systemisch angewendet werden kann. Pilocarpin wird eingesetzt zur lokalen Behandlung des Glaukoms (grüner Star) am Auge (s. S. 110). Als Nebenwirkung wird gleichzeitig der Ziliarmuskel des Auges kontrahiert, was Sehstörungen und Kurzsichtigkeit bewirkt. Pilocarpin wird in Form von Augentropfen oder als therapeutisches System eingesetzt.

3.2.2 Indirekte Parasympathomimetika

Indirekte Sympathomimetika blockieren das Enzym Cholinesterase, das den Abbau des Acetylcholins katalysiert. Die Konzentration an Acetylcholin wird dadurch erhöht und der parasympathische Reiz indirekt verstärkt. Die Wirkung auf den Parasympathikus ist die gleiche wie bei den direkten Parasympathomimetika, aber nicht mehr so spezifisch, weil der Abbau von Acetylcholin überall gehemmt wird, und daher auch die Acetylcholinkonzentration an der motorischen Endplatte erhöht ist.

Als indirekte Parasympathomimetika werden Carbaminsäure-Ester verwendet, die die Cholinesterase nur für kurze Zeit blockieren. Phosphorsäure-Ester haben die gleiche Wirkung, die Enzymblockade ist hier aber nahezu irreversibel. Diese Verbindungen werden als Insektizide eingesetzt.

3.2.2.1 Carbaminsäure-Ester

a) Physostigmin

Physostigmin ist ein Alkaloid aus der Kalabarbohne (Physostigma venenosum). Ein anderer Name für Physostigmin ist Eserin. Es wird lokal am Auge als Miotikum eingesetzt.

b) Neostigmin

Neostigmin (*Prostigmin®) wird bei Blasen- und Darmatonie und beim Glaukom angewandt. Das Verhältnis zwischen erwünschter Wirkung (z. B. Darmerregung) und unerwünschter Wirkung (z. B. Hemmung der Herztätigkeit) ist günstiger als beim Physostigmin. Außerdem treten nach Gabe von Neostigmin keine zentralen Nebenwirkungen wie bei Physostigmin auf, da es als quartäre Ammoniumverbindung die Blut-Hirn-Schranke nicht überwinden kann. Weiterhin wird es eingesetzt als Antidot bei Curare-Überdosierungen (s. S. 106) und Myasthenia gravis, einer Krankheit, bei der die Acetylcholin-Synthese an der motorischen Endplatte gestört ist (präsynaptischer Block) oder die Endplatte zu empfindlich gegenüber Acetylcholin ist (postsynaptischer Block). In beiden Fällen bewirkt die indirekte Erhöhung der Acetylcholinkonzentration eine Linderung der Symptome (Muskelschwäche).

c) Pyridostigmin
Pyridostigmin (*Mestinon®) unterscheidet sich nur pharmakokinetisch vom Neostigmin. Die Wirkung setzt etwas später ein und hält länger an.

3.2.2.2 Phosphorsäure-Ester

Phosphorsäure-Ester inaktivieren die Cholinesterase irreversibel, falls keine Antidote (Cholinesterase-Reaktivatoren) eingesetzt werden. Sie werden heute in erster Linie als Insektizide verwendet. Wichtige Verbindungen aus dieser Gruppe sind Parathion (E 605®), Paraoxon (*E 600®, Mintacol) und Dichlorvos. Sie sind Kontaktinsektizide, da sie durch die Haut resorbiert werden.

Symptome einer Vergiftung mit Phosphorsäure-Ester sind:

- parasympathomimetische Wirkungen (enge Pupillen, Diarrhoe, Erbrechen, Schweißausbruch, Speichelfluß, Bronchokonstriktion, Bradykardie),
- Wirkungen an der motorischen Endplatte (Krämpfe, Muskelsteife, Tremor),
- zentrale Wirkungen (Atemlähmung, Bewußtseinsstörungen).

Die Soforttherapie besteht in Atropin-Injektionen, spezifische Antidote einer E 605®-Vergiftung sind Pralidoxim (PAM) und Obidoxim (Toxogonin®). Letzteres muß lt. Apothekenbetriebsordnung in Apotheken ständig vorrätig gehalten werden.

3.2.3 Parasympatholytika

Parasympatholytika (Anticholinergika) blockieren den parasympathischen Rezeptor, weisen aber keine instrinsic activity auf. Sie können durch Acetylcholin wieder vom Rezeptor verdrängt werden (kompetitiver Antagonismus). Die Wirkungen sind für alle Parasympatholytika gleich:

1. Erhöhung der Herzschlagfrequenz (positiv chronotrope Wirkung),
2. Abnahme von Speichel-, Magensaft-, Bronchial- und Schweißsekretion,
3. Erschlaffung der glatten Muskulatur des Magen-Darm-Traktes, der ableitenden Harnwege und der Bronchialmuskulatur,
4. Weitstellung der Pupillen durch Lähmung des Sphinktermuskels der Pupille,
5. Sehstörungen durch Lähmung des Ziliarmuskels.

Eine Reihe von Alkaloiden wirkt parasympatholytisch. Um die Nebenwirkungen so gering wie möglich zu halten, werden häufig nicht die genuinen Alkaloide, sondern ihre Derivate oder synthetisch hergestellte ähnliche Verbindungen eingesetzt.

3.2.3.1 Atropin

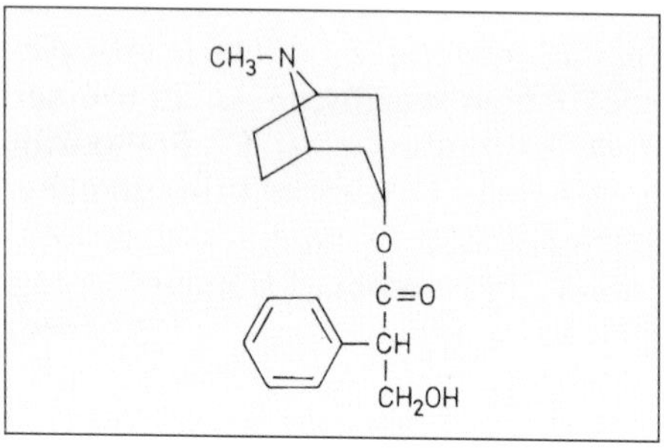

Atropin liegt in der Tollkirsche (Atropa belladonna) als linksdrehendes Hyoscyamin vor. Beim Extrahieren und Aufarbeiten erhält man ein Gemisch (Racemat) aus links- und rechtsdrehendem Hyoscyamin, das als Atropin bezeichnet wird.

Indikationen für Atropin sind:

- Spasmen im Magen-Darm-Trakt und in den ableitenden Harnwegen,
- als Mydriatikum zur diagnostischen Pupillenerweiterung,
- E 605®-Vergiftungen,
- Unterdrückung parasympathischer Nebenwirkungen von Morphin oder in der Narkose,
- Myasthenia gravis zusammen mit Neostigmin, um dessen parasympathomimetische Nebenwirkungen zu dämpfen.

Nebenwirkungen sind Rötung der Haut und Temperaturanstieg (Gefahr der Verwechslung mit einer Infektionskrankheit), Trockenheit im Mund, Tachykardie und zentrale Erregung. Atropinvergiftungen treten heute seltener durch den Genuß von Tollkirschen auf, sondern eher durch Arzneimittelverwechslungen (Atropinaugentropfen werden z. B. mit Nasentropfen verwechselt). Bei Vergiftungen sind Parasympathomimetika indiziert, z. B. Carbachol oder Pyridostigmin. Gegen die zentralen Erregungen gibt man Barbiturate oder Diazepam (*Valium®). Kontraindikationen des Atropins sind Glaukom sowie akutes Harnverhalten und Prostataadenom. Hierbei ist die Prostata vergrößert und übt einen starken Druck auf die Harnröhre aus. Atropin erschlafft nun die glatte Muskulatur der Harnröhre, so daß die Harnröhre vollkommen zusammengedrückt werden kann und es zu Harnverhalten kommt.

3.2.3.2 Scopolamin

Scopolamin wirkt ähnlich wie Atropin. Die mydriatische und sekretionshemmende Wirkung ist etwas stärker, die spasmolytische und die herzfrequenzsteigernde Wirkung etwas schwächer ausgeprägt als beim Atropin. Der wichtigste Unterschied zum Atropin ist, daß Scopolamin nicht zentral erregend wirkt, sondern zentrale Dämpfung bewirkt. Deshalb wird Scopolamin heute manchmal noch bei Reisekrankheiten eingesetzt (*Scopoderm® TTS, s. S. 56).

3.2.3.3 N-Butylscopolamin

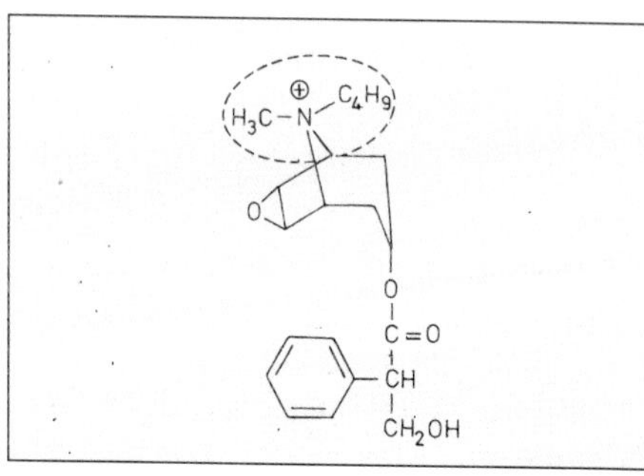

N-Butylscopolamin (Buscopan®) wirkt wie Atropin und Scopolamin parasympatholytisch, unterscheidet sich aber von diesen durch das Fehlen einer zentralen Wirkung, weil N-Butylscopolamin als quartäre Ammoniumverbindung die Blut-Hirn-Schranke nicht überwinden kann. Damit ist der Nachteil verbunden, daß N-Butylscopolamin nur schlecht oral resorbiert wird. Es wird eingesetzt bei Gallen- und Nierenkoliken und bei allen Arten von Krämpfen im Bauchraum (z. B. Menstruationsbeschwerden). Ein Kombinationspräparat mit N-Butylscopolamin ist Buscopan plus® (mit dem Analgetikum Paracetamol).

3.2.3.4 Tropicamid

Tropicamid ist eine synthetisch gewonnene Substanz, die große chemische Ähnlichkeit zu den Tropaalkoloiden aufweist. Tropicamid (*Mydriaticum® Roche) wird zur diagnostischen Pupillenerweiterung eingesetzt und ist hierzu besser geeignet als Atropin, weil es nur sehr kurze Zeit (1–2 Stunden) wirkt, während bei Atropin die Pupillenerweiterung über mehrere Tage anhalten kann.

3.2.3.5 Methanthelinbromid

Methanthelinbromid (*Vagantin®) ist wie N-Butylscopolamin eine quartäre Ammoniumverbindung und zeigt daher keine zentrale Wirkung. Es wird als Spasmolytikum eingesetzt. Weitere Einsatzgebiete sind Magengeschwüre (Hemmung der Magenmotilität) und Reizblase.

3.2.4 Neurotrop-muskulotrop und muskulotrop wirkende Spasmolytika

Die bisher besprochenen Spasmolytika gehörten alle zu der Gruppe der Parasympatholytika. Sie wirken krampflösend durch Dämpfung der parasympathischen Reize, also über das Nervensystem. Diesen Wirkungsmechanismus bezeichnet man als »neurotrop«. Die glatte Muskulatur kann aber nun auch unabhängig vom vegetativen Nervensystem direkt erschlafft werden. Eine solche Wirkungsform wird als »muskulotrop« bezeichnet, ein rein muskulotropes Spasmolytikum ist z. B. das Opiumalkaloid Papaverin. Darüber hinaus gibt es Arzneimittel, die eine Mittelstellung einnehmen und sowohl neurotrop als auch muskulotrop wirken.

Die muskulotrope Wirkung kann an allen glatten Muskeln eintreten, die neurotrope dagegen nur an parasympathisch innervierten Muskeln. Die Muskelerschlaffung tritt vor allem bei einer vorhandenen Tonuserhöhung ein.

3.2.4.1 Papaverin

Papaverin ist ein Opiumalkaloid, das nicht analgetisch wirkt. Es ist ein rein muskulotrop wirkendes Spasmolytikum, das bei Spasmen des Gastrointestinaltraktes, der Gallen- und Harnwege, des Uterus und der Bronchien eingesetzt wird. Nebenwirkungen sind Herzrhythmusstörungen, Kopfschmerz, Magen-Darm-Beschwerden, Blutdruckabfall und Leberschäden. Wegen dieser Nebenwirkungen und der demgegenüber nur geringen

Hauptwirkung ist der Einsatz von Papaverin heute umstritten und stark zurückgegangen.

3.2.4.2 Hexahydroadifenin (Drofenin)

Hexahydroadifenin ist ein neurotrop-muskulotropes Spasmolytikum. Es ist Bestandteil zahlreicher Kombinationspräparate:
*Spasmo-Cibalgin S® (Propyphenazon, Hexahydroadifenin)
*Spasmo-Cibalgin® compositum S® (zusätzlich Codeinphosphat)

3.2.4.3 Tiropramid

Auch Tiropramid (*Alfospas®), dessen Struktur zu den bereits genannten Wirkstoffen keine Ähnlichkeit aufweist, zählt zu den muskulotropen Spasmolytika. Zugelassen ist es zur Behandlung akuter, krampfartiger Schmerzen wie Gallenkoliken, Nieren- und Harnleiterkoliken.

3.3 Arzneimittel mit Wirkung auf den Sympathikus

Analog zum Parasympathikus gibt es auch beim Sympathikus die beiden Möglichkeiten, daß Arzneimittel dem Sympathikus gleichgerichtet wirken (Sympathomimetika) oder entgegenwirken (Sympatholytika). Beides ist direkt oder indirekt möglich.

1. Direkte Sympathomimetika erregen wie Noradrenalin die adrenergen postsynaptischen Rezeptoren.
2. Indirekte Sympathomimetika erhöhen indirekt die Konzentration von Noradrenalin, indem sie entweder Noradrenalin aus seinen Speichern freisetzen oder nach der Freisetzung die Wiederaufnahme in die Nervenzelle hemmen.
3. Direkte Sympatholytika blockieren die adrenergen Rezeptoren für Noradrenalin.
4. Indirekte Sympatholytika verringern die Konzentration von Noradrenalin indem sie dafür sorgen, daß die Noradrenalinspeicher nach ihrer Entleerung entweder nicht oder mit »falschen« Substanzen aufgefüllt werden.

Im Gegensatz zum Parasympathikus sind die Rezeptoren des Sympathikus nicht einheitlich. Man kennt drei verschiedene Rezeptortypen, die auf die verschiedenen Körperorgane verteilt sind und mit den Namen α-, β_1- und β_2-Rezeptoren bezeichnet werden. Die Wirkung nach Stimulation dieser drei Rezeptortypen kann grob wie folgt charakterisiert werden.

- *α-Rezeptoren.* Verengung der Blutgefäße der Haut, Schleimhaut und der Baucheingeweide, als Folge davon Blutdrucksteigerung, Pupillenverengung.

- *β_1-Rezeptoren.* Wirkung am Herzen
  a) positiv inotrop (erhöhte Schlagkraft),
  b) positiv chronotrop (erhöhte Schlagfrequenz),
  c) positiv bathmotrop (erleichterte Reizbildung,
  d) positiv dromotrop (erleichterte Reizleitung),
  Erschlaffung der Darmmuskulatur, Stoffwechselsteigerung (Lipolyse, Glykogenolyse).

- β_2-*Rezeptoren.* Erschlaffung der Bronchialmuskulatur, des Uterus und der Gefäße der Skelettmuskulatur.

3.3.1 Direkte Sympathomimetika

Direkte Sympathomimetika erregen wie Noradrenalin den sympathischen Rezeptor. Je nach der Art der Rezeptoren, die stimuliert werden, unterscheidet man α-Sympathomimetika und β-Sympathomimetika. Die derzeit gebräuchlichen Arzneimittel aus dieser Gruppe sind entweder Catecholamin-Derivate oder 2-Imidazoline.

3.3.1.1 Catecholamin-Derivate

In dieser Gruppe finden wir sowohl α- als auch β-Sympathomimetika. Es besteht eine Struktur-Wirkungs-Beziehung zwischen dem Substituenten am Stickstoff des Catecholamins und der Rezeptoraffinität. Je größer und lipophiler der N-Substituent ist, desto größer ist die Affinität zu β-Rezeptoren und desto geringer zu den α-Rezeptoren.

Drei Beispiele:

Formel	Name	Stimulierte Rezeptoren
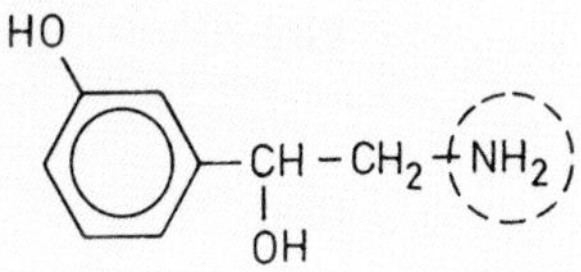	Norfenefrin	α
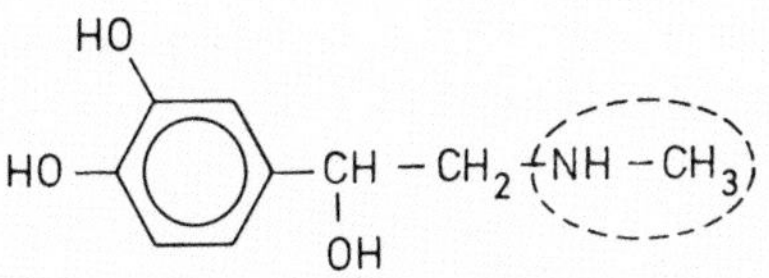	Adrenalin	α, β
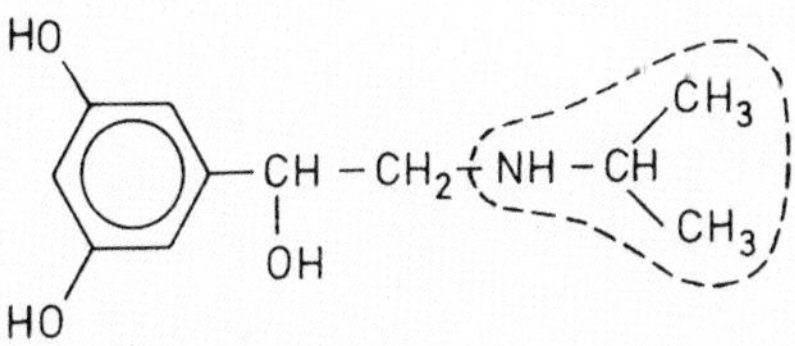	Orciprenalin	β

a) Adrenalin

Adrenalin (Epinephrin, *Suprarenin®) ist ein Hormon der Nebenniere. Es wirkt auf α- und β-Rezeptoren und kontrahiert die Gefäße von Haut, Schleimhaut und der Baucheingeweide, während es gleichzeitig die Gefäße des Herzens und der Skelettmuskulatur erweitert. Seine physiologische Aufgabe ist also die Umverteilung des Blutes zugunsten der Organe, die im Leistungsfall viel Sauerstoff brauchen. Am Herzen übt es die genannten β-Wirkungen aus und kann so Extrasystolen und Kammerflimmern sowie durch Erhöhung des Sauerstoffverbrauches des Herzens einen Angina-pectoris-Anfall auslösen. Adrenalin hat keine direkte zentrale Wirkung, führt aber indirekt auf Grund der Herzwirkung zu zentralen Symptomen (z. B. Angst).

Indikationen für Adrenalin sind Herzstillstand (Gabe einer intrakardialen Adrenalininjektion) sowie lokale Blutungen.

b) Noradrenalin

Noradrenalin (Norepinephrin, *Arterenol®) unterscheidet sich in seiner Wirkung von Adrenalin durch eine größere α-Rezeptorenaffinität. Indikationen für Noradrenalin sind lokale Blutungen, die durch die Vasokonstriktion gestillt werden. Verbreitet, besonders in der Zahnheilkunde, ist die kombinierte Anwendung von Noradrenalin mit Lokalanästhetika. Durch die Gefäßkontraktion kann das Lokalanästhetikum nicht so schnell vom Blut abtransportiert werden und somit länger wirken. Bei Lokalanästhesie an Fingern, Nase, Zehen und Penis darf kein Noradrenalin zugesetzt werden, da die Gefahr einer Gangrän (Absterben des Gewebes wegen Mangeldurchblutung) besteht. Kontraindikationen sind Hypertonie, Hyperthyreose und Koronarsklerose.

c) Catecholamin-Derivate mit vorwiegend α-sympathomimetischer Wirkung

Die folgenden Catecholamin-Derivate wirken vorwiegend auf α-Rezeptoren:

Norfenefrin	(Novadral®)
Phenylephrin	(Visadron®)
Etilefrin	(Effortil®)
Oxedrin	(Sympatol®)

Sie wirken alle gefäßkontrahierend und werden daher zur Blutdrucksteigerung und Schleimhautabschwellung eingesetzt.

Norfenefrin wirkt am besten parenteral. Wenn es oral gegeben wird, sollte ein Retard-Präparat verwendet werden. Ebenso wie Etilefrin und Synephrin wird Norfenefrin zur Behandlung der Hypotonie eingesetzt. Die orale Wirkung von Synephrin ist hierbei umstritten, da es in der Leber sehr rasch abgebaut wird.

Phenylephrin wird in Form von Augen- und Nasentropfen zur Schleimhautabschwellung gebraucht. Als Rhinopront®-Kapseln wird es oral in Kombination mit dem Antihistaminikum Carbinoxamin gegen Schnupfen angewendet.

d) Catecholamin-Derivate mit vorwiegend β-sympathomimetischer Wirkung

Die folgenden Catecholamin-Derivate wirken vorwiegend auf β-Rezeptoren:

Orciprenalin	(*Alupent®)
Terbutalin	(*Bricanyl®)

Salbutamol (*Sultanol®)
Fenoterol (*Berotec®, *Partusisten®)
Isoxsuprin (*Duvadilan®)
Pirbuterol (*Zeisin®)
Tulobuterol (*Atenos®, *Brelomax®)
Bambuterol (*Bambec®)

Isoprenalin wirkt sowohl auf die β_1- wie auf die β_2-Rezeptoren sympathomimetisch. Die β_1Wirkung wird ausgenutzt bei Störungen der Erregungsüberleitung am Herzen, die β_2-Wirkung bei der Anwendung als Broncholytikum bei Asthma. Nebenwirkungen sind Tachykardie und die Gefahr des Auslösens eines Angina-pectoris-Anfalls.

Beim Orciprenalin ist das Wirkungsspektrum schon mehr zur Seite des β_2-Sympathomimetikums hin verschoben, so daß es als Asthmamittel dem Isoprenalin vorzuziehen ist. Nahezu reine β_2-Wirkung haben Fenoterol, Pirbuterol, Salbutamol und Terbutalin, die in Form von Dosieraerosolen gegen Asthma eingesetzt werden. Die broncholytische Wirkung tritt nach dem Einatmen rasch nach 1 bis 5 Minuten ein. Die Dosis darf vom Patienten dabei nicht eigenmächtig erhöht werden, da dann kardiale Nebenwirkungen (Tachykardie, Angina pectoris, Herzklopfen) auftreten können. Wegen der uteruserschlaffenden Wirkung wird Fenoterol auch als Tokolytikum, unter dem Namen *Partusisten®, gegen vorzeitige Wehentätigkeit eingesetzt.

Die Indikation für Isoxsuprin sind Durchblutungsstörungen.

3.3.1.2 2-Imidazoline

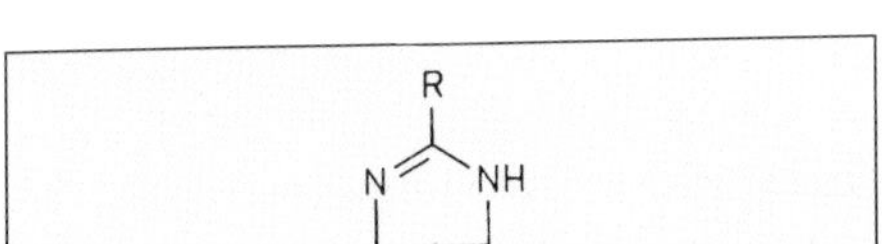

2-Imidazoline sind reine α-Sympathomimetika und werden lokal zur Schleimhautabschwellung eingesetzt. Bei Resorption kann der Blutdruck ansteigen; vor allem bei Säuglingen und Kleinkindern müssen die Konzentrationen beachtet werden, da Atemstörungen und komatöse Zustände auftreten können. Die Anwendung dieser Substanzen als Nasenspray fördert die Resorptionswahrscheinlichkeit, da die Substanz in Form kleiner Tröpfchen auf der Schleimhaut fein verteilt wird. Bei Dauergebrauch kommt es zur Atrophie (Gewebsniedergang) der Schleimhaut und zu Epithelschäden (»Nasentropfen-Rhinitis«).

Bei der Anwendung von Nasentropfen und -sprays sollte nie vergessen werden, daß es sich um eine rein symptomatische Maßnahme handelt. Schnupfen ist meist viral bedingt, wobei die Virus-Infektion außerdem noch von einer bakteriellen Infektion überlagert sein kann.

Handelspräparate aus dieser Gruppe sind:

Tyzine®	(Tetryzolin)
Privin®	(Naphazolin)
Otriven®	(Xylometazolin)
Nasivin®, Wick-Schnupfenspray®	(Oxymetazolin)
Rhinospray®	(Tramazolin)

3.3.2 Indirekte Sympathomimetika

Indirekte Sympathomimetika erhöhen die Konzentration von Noradrenalin, indem sie den Neurotransmitter aus seinen Speichervesikeln freisetzen und die Wiederaufnahme von Noradrenalin in das präsynaptische Neuron hemmen. Bei wiederholter Gabe dieser Substanzen nimmt die Wirkungsintensität rasch ab, da nicht mehr genügend Noradrenalin in den Vesikeln vorhanden ist. Dieses Phänomen heißt Tachyphylaxie und kann mit einer Toilettenspülung verglichen werden: Betätigt man diese das erste Mal, wird die gesamte Wassermenge des Vorratsbehälters »freigesetzt«. Wiederholt man diesen Vorgang unmittelbar nach Beendigung der Spülung, fließt nur wenig Wasser, da der Vorratsbehälter erst wieder aufgefüllt werden muß.

Die Wirkungen der indirekten Sympathomimetika, die arzneilich ausgenutzt werden, sind

- Bronchodilatation
- Lokale Vaskonstriktion
- Blutdrucksteigerung

Die indirekten Sympathomimetika zeigen im Unterschied zu Adrenalin und Noradrenalin eine ausgeprägte zentrale Wirkung. Wegen der fehlenden OH-Gruppen am Benzolring sind die Verbindungen lipophiler und können die Blut-Hirn-Schranke durchdringen.

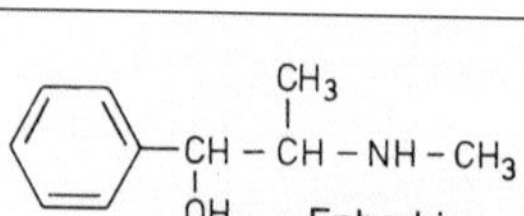

Ephedrin

Ephedrin besitzt zwei asymmetrische Kohlenstoff-Atome, d. h. es existieren insgesamt 4 Stereoisomere (2 Enantiomerenpaare Ephedrin und Pseudoephedrin mit je einer (–)- und (+)-Form). Ephedrin und Pseudoephedrin bezeichnet man als diastereomer.

Indikationen für Ephedrin sind Hypotonie, Bronchitis, Asthma bronchiale und Schleimhautschwellungen, bei denen es als lokaler Vasokonstriktor eingesetzt werden kann. Es ist Bestandteil vieler Kombinationspräparate gegen Grippe (Perdiphen®, Wick Medi-Nait®).

Die wichtigste Nebenwirkung ist die zentrale Erregung, die auch mißbräuchlich zu Dopingzwecken ausgenutzt wird. Eine weitere Nebenwirkung ist die Appetitminderung.

3.3.3 Direkte Sympatholytika

Direkte Sympatholytika blockieren die sympathischen Rezeptoren für Noradrenalin und heben so dessen Wirkung auf. Je nach der Art der blockierten Rezeptoren unterscheidet man α- und β-Sympatholytika.

3.3.3.1 Direkte α-Sympatholytika

α-Sympatholytika blockieren die α-Rezeptoren. Sie führen so zu einer Blutdrucksenkung durch Gefäßerweiterung.

a) Mutterkornalkaloide

Das Mutterkorn (Secale cornutum) ist das Dauermyzel von Claviceps purpurea, einem Getreidepilz, der früher zu Massenvergiftungen geführt hat, wenn er mit dem Korn vermahlen wurde. Die natürlichen Mutterkornalkaloide, z. B. das Ergotamin, haben neben der α-sympatholytischen Wirkung noch eine direkte kontrahierende Wirkung auf die glatte Muskulatur der Gefäße und des Uterus. Die Vasokonstriktion ist genau entgegengesetzt zur sympatholytischen Wirkung und überwiegt. Die hydrierten Mutterkornalkaloide, die aus Ergotamin durch Reduktion gewonnen werden, zeigen eine schwächere direkte Wirkung auf die glatte Muskulatur, so daß hier die sympatholytischen Effekte überwiegen.

Das wichtigste natürlich vorkommende Mutterkornalkaloid ist das Ergotamin. Wie alle Mutterkornalkaloide ist es chemisch ein Derivat der Lysergsäure. Wegen der gefäßkontrahierenden Wirkung, die nicht sympatholytisch, sondern durch direkten Angriff an der Gefäßmuskulatur zustande kommt, wird Ergotamin gegen Migräne eingesetzt, denn der Migränekopfschmerz entsteht durch Weitstellung bestimmter Blutgefäße im Gehirn. Nebenwirkungen sind Durchblutungsstörungen in anderen Organen (kalte Füße, kalte Hände, Parästhesien). Die Dosis sollte 12 mg pro Woche nicht überschreiten. Andere Nebenwirkungen sind Kopfschmerzen, Übelkeit, Erbrechen und Gliederschmerzen. Vor allem die Kopfschmerzen können dazu führen, daß die Patienten erneut eine Tablette einnehmen. Daher sollte bei der Abgabe der Präparate in der Apotheke darauf hingewiesen werden, daß die vom Arzt genannte Dosierung nicht eigenmächtig erhöht werden darf. Ergotamin-haltige Handelspräparate sind *Ergo-Sanol®, *Ergo-Kranit®, *Avamigran N®, *Cafergot N® und *Migrexa®.

Hydrierte Mutterkornalkaloide sind z. B. Dihydroergocristin, Dihydroergocornin und Dihydroergokryptin. Bei ihnen sind die sympatholytischen Eigenschaften so ausgeprägt, daß diese Stoffe als milde Antihypertonika eingesetzt werden (*Hydergin®, DCCK®, *Ergoplus®). Bei Dihydroergotamin bleibt dagegen die gefäßkontrahierende Wirkung noch erhalten, es bewirkt eine Verengung der Venen. Darum kann es bei der Behandlung der orthostatischen Dysregulation (Blutdruckabfall beim Aufstehen) eingesetzt werden. Handelspräparate sind *Dihydergot® und *DETMS® (**D**ihydro-**E**rgo-**T**amin**M**ethan**S**ulfonat).

b) Synthetische α-Sympatholytika

Neben den Mutterkornalkaloiden gibt es noch eine Reihe von synthetischen α-Sympatholytika.

Tolazin (Priscol®) wird zur Behandlung peripherer Durchblutungsstörungen eingesetzt. Nebenwirkungen sind eine reflektorische Tachykardie sowie eine Anregung der Magensaftsekretion mit Erbrechen, Diarrhoe und Magen-Darm-Ulzera. Die Blockade der α-Rezeptoren ist reversibel. Priscol®-Augentropfen werden bei Entzündungen der Cornea eingesetzt.

3.3.3.2 Direkte β-Sympatholytika (Betablocker)

Direkte β-Sympatholytika wirken durch Blockade der β-Rezeptoren und werden deshalb kurz Betablocker genannt. Während die ersten Präparate dieser Gruppe meist noch β_1- und β_2-Rezeptoren gleichermaßen blockierten, wirken die neueren Präparate heute mehr selektiv (wenn auch nicht ausschließlich) auf die β_1-Rezeptoren (»kardioselektiv«). Die Wirkung am Herzen ist durch Herabsetzung der Schlagkraft und Schlagfrequenz und damit verbundener Senkung des Sauerstoffverbrauchs des Herzens gekennzeichnet. Darüber hinaus existiert auch eine unspezifische, nicht über das negative Nervensystem vermittelte, kardiodepressive Wirkung, die die Herzreizleitung herabsetzt. Der Mechanismus der gleichzeitig eintretenden Blutdrucksenkung ist noch nicht eindeutig geklärt.

Indikationen für β-Blocker sind Angina pectoris, Sinustachykardie, Hypertonie und ventrikuläre Arrhythmie. Die Wirkung setzt erst einige Tage nach der ersten Einnahme ein.

Nebenwirkungen sind Müdigkeit, Kopfschmerzen, Störungen der peripheren Durchblutung (kalte Hände und Füße) und selten zentrale Symptome wie Halluzinationen. Bei insulinpflichtigen Diabetikern kann es durch die Hemmung des Glykogenabbaus zum hypoglykämischen Schock kommen. Bei Patienten mit Herzinsuffizienz dürfen β-Blocker nur in Kombination mit Herzglykosiden gegeben werden. Die nicht ganz ausgeschaltete β_2-Wirkung kann einen Asthmaanfall auslösen. β-Blocker sollten nie abrupt abgesetzt werden, da dann die Gefahr eines Herzinfarktes besteht.

Die meisten Wirkstoffnamen der Betablocker enden auf -olol.

Handelspräparate sind

*Dociton®	(Propranolol)
*Visken®	(Pindolol)
*Tenormin®	(Atenolol)
*Beloc, *Lopresor®	(Metoprolol)
*Prent®, *Neptal®	(Acebutolol)
*Solgol®	(Nadolol)
*Betadenol®	(Bupranolol)
*Sotalex®	(Sotalol)
*Trasicor®	(Oxprenolol)
*Wandonorm®	(Bopindolol)
*Brevibloc®	(Esmolol)
*Prenalex®	(Tertatolol)
*Concor®	(Bisoprolol)

3.3.4 Indirekte Sympatholytika

Indirekte Sympatholytika verringern die Konzentration von Noradrenalin und wirken so dem Sympathikus entgegen. Sie werden alle zur Blutdrucksenkung eingesetzt.

3.3.4.1 α-Methyldopa

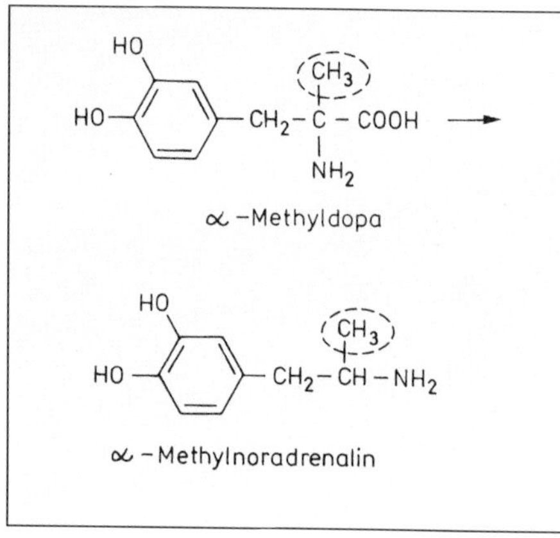

Im normalen Catecholamin-Stoffwechsel des Organismus ist das Dopa die physiologische Vorstufe des Noradrenalin. Wird nun α-Methyldopa als Arzneimittel zugeführt, können die entsprechenden Enzyme diesen Unterschied nicht erkennen, bilden aus α-Methyldopa das α-Methylnoradrenalin und füllen mit diesem »falschen Neurotransmitter« die Speichervesikel. Bei einem Nervenimpuls wird nun statt Noradrenalin dessen Methylderivat freigesetzt, das eine sehr viel geringere intrinsic activity besitzt. Die Impulsübertragung wird also indirekt blokkiert. Darüber hinaus besitzt α-Methyldopa auch noch einen zentralen Wirkungsmechanismus, der dem des Antihypertonikums Clonidin (s. S. 158) entspricht und wahrscheinlich die

Hauptwirkung ausmacht. Handelspräparate sind *Presinol® und *Sembrina®.

3.3.4.2 Reserpin

Reserpin wirkt ebenfalls indirekt sympatholytisch. Es hemmt die Speicherfähigkeit der Vesikel, die nach einer gewissen Zeit an Noradrenalin verarmen und bei einem Impuls keine Transmitter mehr freizusetzen haben. Reserpin muß zu Anfang der Therapie einschleichend dosiert werden, da zunächst die Speichervesikel noch voll sind und erst langsam entleert werden müssen. Reserpin ist in vielen Kombinationspräparaten (s. S. 159) enthalten, und wird heute aber nur noch selten verwendet.

3.4 Analgetika

Analgetika sind Arzneimittel, die Schmerz dämpfen. Der physiologische Sinn des Schmerzes ist der eines Alarmsignals. Er sagt dem Schmerzleidenden, daß irgend etwas in seinem Körper nicht in Ordnung ist. Allerdings kann dieses Alarmsignal auch ausbleiben (z. B. im Frühstadium des Krebses) oder unnötig andauern. Ursache von Schmerzen können thermische, chemische, mechanische oder elektrische Reize sein. Sie erregen die Schmerzrezeptoren (Nociceptoren). Daraufhin werden schmerzauslösende Substanzen freigesetzt (Bradykinin, Histamin, Acetylcholin, Serotonin). Andere Substanzen wie z. B. die Prostaglandine wirken modifizierend auf die Schmerzempfindung, indem sie die Schmerzrezeptoren sensibilisieren. Vom Schmerzrezeptor wird die Schmerzempfindung über das Rückenmark zum Gehirn geleitet, wo sie als Schmerz bewußt wahrgenommen wird. Die aufsteigenden Schmerzsignale werden bereits im Rückenmark durch Freisetzung körpereigener Analgetika, der sogenannten Endorphine, geblockt. Auch bei der Schmerzverarbeitung im Gehirn spielen die Endorphine eine wichtige Rolle. Der Schmerz kann je nach Situation verstärkt empfunden (z. B. beim Zahnarzt) oder auch »wegempfunden« werden (z. B. beim Sport).

Zusammengefaßt muß festgestellt werden, daß Schmerz keine Krankheit, sondern ein Symptom ist, nach dessen Ursache es zu forschen gilt. Analgetika stellen somit keine kausale, sondern nur eine symptomatische Therapie dar.

3.4.1 Starke Analgetika

Starke Analgetika sind Arzneimittel, die in der Lage sind, starke Schmerzen zu dämpfen. Der bedeutendste Arzneistoff dieser Gruppe, das Morphin, ist ein Alkaloid des Opiums. Opium ist der getrocknete Milchsaft des Schlafmohns (Papaver somniferum).

Die starken Analgetika werden häufig auch als Opiate bezeichnet. Opiate sind Arzneimittel, die die gleiche Wirkung haben wie Morphin. Opiumalkaloide mit andersartiger Wirkung (z. B. Papaverin) sind keine Opiate.

3.4.1.1 Morphin

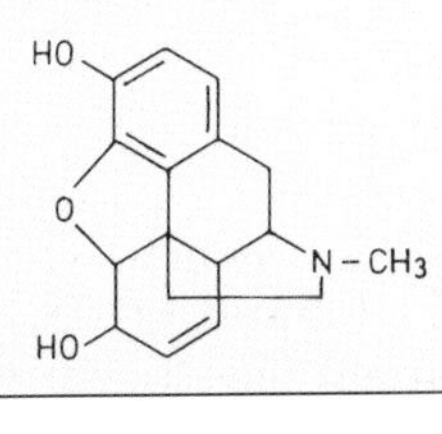

Opium wird heute in der Therapie starker Schmerzen nicht mehr verwendet, während sein wichtigster Inhaltsstoff, das Morphin, immer noch große Bedeutung besitzt.

Morphin wirkt:

- analgetisch (verringert Schmerzen),
- sedierend (reduziert die geistige Aktivität),
- euphorisierend (erzeugt Wohlbefinden, beseitigt Unlustgefühle und Angst),
- antitussiv (dämpft das Hustenzentrum),
- atemdepressiv (dämpft das Atemzentrum),
- parasympathomimetisch (erzeugt Bradykardie, reduziert die Darmmotilität),
- emetisch (löst Erbrechen aus),
- peripher an der glatten Muskulatur tonussteigernd (kontrahiert die ringförmigen Sphinktermuskeln und führt zu spastischer Obstipation und Blasenüberfüllung).

Morphin lagert sich an bestimmten Opiatrezeptoren im Zentralnervensystem an. Diese Rezeptoren sind normalerweise für körpereigene Peptide (Endorphine) bestimmt, die vom Organismus zur Schmerzunterdrückung ausgeschüttet werden. Zur Analgesie ist nicht das gesamte Endorphinmolekül notwendig, auch bestimmte Bruchstücke (Enkephaline) zeigen diese Wirkung. Es wird derzeit erprobt, ob diese Enkephaline auch als Arzneimittel eingesetzt werden können.

In Fertigarzneimitteln wird Morphin als Hydrochlorid zur parenteralen Anwendung (v*Morphin Merck) sowie als Sulfat in Retardtabletten (v*MST Mundipharma) angeboten. Die durchschnittliche Dosis für die Injektion liegt bei etwa 10 mg alle 4 Stunden, kann aber individuell variiert werden.

Die Verschreibung und Abgabe von Morphin muß nach den Richtlinien der Betäubungsmittel-Verschreibungs-Verordnung auf besonderen Formblättern (Sonderrezepte) unter Beachtung der gesetzlichen Formalitäten geschehen.

Die wichtigsten Nebenwirkungen des Morphins sind:

- Atemdepressionen. Die Hemmung des Atemzentrums kann zu Atemdepression und Atemstillstand führen. Die tödliche Dosis liegt für einen Erwachsenen bei ca. 100 mg parenteral. Für einen Säugling können bereits 2 bis 3 Tropfen Opiumtinktur (Morphingehalt 1%) tödlich sein.
- Übelkeit, Erbrechen,
- Verstopfung, Harnretention,
- Euphorie und Suchtgefahr. Jedes Arzneimittel, das Euphorie erzeugt, hat ein Suchtpotential. Dies gilt auch für Morphin und seine Derivate, von denen heute das Heroin, der Diessigsäure-Ester des Morphins, die am meisten mißbrauchte Substanz ist. Bei wiederholter Anwendung von Morphin oder Heroin kommt es schnell zu psychischer und physischer Abhängigkeit; die Dosis muß kontinuierlich gesteigert werden, so daß Morphinsüchtige bis zu 1 g/Tag benötigen.

Als Zeichen der körperlichen Abhängigkeit setzen bei Nichteinnahme der Droge Entzugssymptome ein: Der Süchtige verspürt großen »Morphinhunger«, wird unruhig, bekommt eine Gänsehaut (cold turkey), und es kann zum Kreislaufkollaps kommen. Diese ausgeprägten körperlichen Reaktionen müssen bei einer Entziehungskur (Cleaning) von Arzt therapeutisch überwacht werden. Die ohnehin geringe Erfolgschance für eine solche Entziehungskur ist nur dann gegeben, wenn der ärztlich geleitete Entzug von einer ebenfalls kompetent überwachten psychischen Entwöhnung begleitet wird. Aber auch in diesem Fall ist die Rückfallquote sehr groß. Wegen der sinkenden Heroinpreise auf dem Schwarzmarkt steigt die Verbreitung von Heroin. Zur Linderung der Beschwerden des akuten Opiatentzugsyndroms eignet sich das Alpha-2-Sympathomimetikum Clonidin (*Paracefan®).

Morphin- oder Opiatantagonisten
Morphinantagonisten blockieren die Opiatrezeptoren für Morphin, ohne selbst intrinsic activity zu besitzen. Sie können so also die Wirkung von Morphin aufheben.

Zugelassene Opiatantagonisten sind Naloxon (*Narcanti®) und Naltrexon (*Nemexin®).

3.4.1.2 Morphinderivate

Folgende Präparate sind Morphinderivate und werden als Analgetika eingesetzt:

v*Dilaudid® (Hydromorphon)
v*Temgesic® (Buprenorphin)

Diese Präparate haben keine Vor- oder Nachteile gegenüber Morphin. Für die Abgabe in der Apotheke ist zu beachten, daß auch sie alle dem BtM-Gesetz unterliegen. Bei Überdosierungen mit Buprenorphin kommt es zur Atemdepression, die nicht mit Morphinantagonisten behandelbar ist.

3.4.1.3 Pethidin

Pethidin (v*Dolantin®) ist ein synthetisch hergestelltes Opiat, das die gleichen Wirkungseigenschaften und auch die gleiche Suchtgefahr wie Morphin aufweist.

3.4.1.4 Methadonderivate

Levomethadon (v*L-Polamidon®) ist ein synthetisches Opiat. Es kann oral angewandt werden. Da die Suchtgefahr bei Levomethadon etwas geringer ist als bei Heroin, wird versucht, mit dieser Substanz die Entzugserscheinungen von Heroinabhängigen in der Entzugsbehandlung zu kompensieren. In Deutschland sind Methadon und Levomethadon die einzigen für die Verschreibung zur Substitution zugelassenen Opiate. Der verordnende Arzt hat gemäß § 2a der BtM-Verschreibungsverordnung dabei strenge Auflagen zu beachten.

3.4.1.5 Pentazocin

Pentazocin (v*Fortral®) soll eine geringere Suchtgefahr als die bisher beschriebenen Opiate besitzen. Da aber Fortral® auch in der Drogenszene gehandelt wird, ist es ebenfalls dem BtM-Gesetz unterstellt.

3.4.1.6 Tilidin

Als Tilidin (v*Valoron N®) vor einigen Jahren als starkes Analgetikum eingeführt wurde, hoffte man, ein Schmerzmittel ohne Suchtpotential gefunden zu haben. Die aber nach einiger Zeit doch beobachtete mißbräuchliche Verwendung führte dann dazu, daß es nachträglich dem BtM-Gesetz unterstellt wurde.

Gleichzeitig mit dieser Maßnahme wurde vom Hersteller als Nachfolgepräparat *Valoron N®, eine Kombination von Tilidin und Naloxon, auf den Markt gebracht. *Valoron N® kann weiterhin auf normalen Rezepten verordnet werden. In therapeutischen Dosen wird der Antagonist Naloxon zu 98% bei der ersten Leberpassage metabolisiert (First-pass-effect) und bleibt unwirksam, während Tilidin die gewünschte analgetische Wirkung entfalten kann. In höheren Dosen, wie sie von Süchtigen in der Regel verwendet werden, wird die Inaktivierungskapazität der Leber überschritten, so daß Naloxon nun seine opiat-antagonistische Wirkung zeigt und den Mißbrauch verhindert. Durch geschickte Dosierungstricks scheint aber dieses Prinzip von den Süchtigen umgangen zu werden.

3.4.1.7 Weitere starke Analgetika, die nicht BtM sind:

Flupirtin	(*Katadolon®)
Meptazinol	(*Meptid®)
Nalbuphin	(*Nubain®)
Nefopam	(*Ajan®)
Tramadolol	(*Tramal®)

3.4.2 Schwache Analgetika

Schwache Analgetika werden eingesetzt zur Behandlung schwacher Schmerzen (Kopf- und Zahnschmerzen). Die meisten Arzneistoffe dieser Gruppe wirken über eine Hemmung der Prostaglandinsynthese. Neben der analgetischen Wirkung wirken sie entzündungshemmend (antiphlogistisch), fiebersenkend (antipyretisch) und antirheumatisch. Schwache Analgetika können in der Regel nicht zur Sucht führen und sind daher in der Apotheke rezeptfrei erhältlich. Trotzdem sollte der Gebrauch jeglicher Analgetika auf ein Minimum beschränkt bleiben und nach den Ursachen der Schmerzen gesucht werden, um diese dann kausal zu behandeln.

3.4.2.1 Salicylsäure-Derivate

Salicylsäure wird wegen ihrer starken magenschleimhautreizenden Wirkung kaum noch als Analgetikum eingesetzt. Eine Ausnahme ist das Kombinationspräparat Doppel Spalt®, das Salicylsäure in Form von Phenazonsalicylat enthält.

Salicylsäure wird lokal zur Hornhautablösung (Keratolyse) z. B. bei Hühneraugen verwendet.

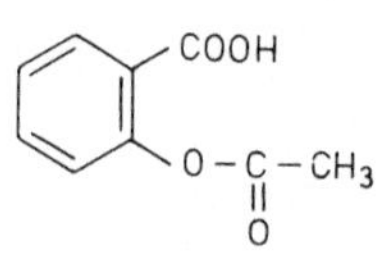

Acetylsalicylsäure

Das wichtigste Salicylsäure-Derivat ist die Acetylsalicylsäure (Aspirin®, Alka-Seltzer®), die weniger magenschleimhautreizend ist als Salicylsäure, aber dennoch nicht auf nüchternen Magen eingenommen werden sollte. Acetylsalicylsäure hemmt die Prostaglandinsynthese und wirkt analgetisch, antipyretisch, antiphlogistisch und antirheumatisch. Neben der Magenschleimhautreizung sind Ohrensausen bei Überdosierung, Erbrechen, Übelkeit und Allergien weitere Nebenwirkungen. Auch die Blutgerinnung wird gestört, weil die erste Stufe der Gerinnung, die Zusammenlagerung der Blutplättchen, blockiert ist (Thrombozytenaggregationshemmung). Im Präparat Colfarit® wird diese Nebenwirkung zur Hauptwirkung gemacht, um Thrombosen vorzubeugen. Acetylsalicylsäure sollte nicht von Patienten mit empfindlicher Magenschleimhaut eingenommen werden. Sie ist ebenso kontraindiziert in den letzten drei Monaten der Schwangerschaft, da sie die Wehentätigkeit beeinflussen kann. Die Anwendung von Acetylsalicylsäure bei Kindern mit Virusinfektionen (Windpocken, Grippe) sollte vermieden werden, da neuere Berichte einen Zusammenhang mit seltenen, aber schweren Nebenwirkungen (Reye-Syndrom mit starkem Erbrechen und neurologischen Symptomen, die tödlich ausgehen können) möglich scheinen lassen. Allgemein kann man sagen, daß Acetylsalicylsäure ein lange bekanntes und bewährtes Arzneimittel ist, das eine sichere analgetische Wirkung zeigt.

Ein weiteres Salicylsäure-Derivat ist Salicylamid (Bestandteil von Romigal®). Salicylamid zeigt einen ausgeprägten First-pass-effect und wird bei der ersten Leberpassage in niedrigen Dosen fast vollständig metabolisiert. Die in den angebotenen Kombinationspräparaten enthaltenen Salicylamid-Mengen sind relativ gering und daher als nicht sehr effektvoll anzusehen. Weitere Salicylsäure-Derivate sind Salacetamid (in EuMed®, Octadon N®) und Ethenzamid (in Octadon N®, Temagin®), die in der Wirkungsstärke etwa so wie Acetylsalicylsäure einzustufen sind.

3.4.2.2 p-Aminophenol-Derivate

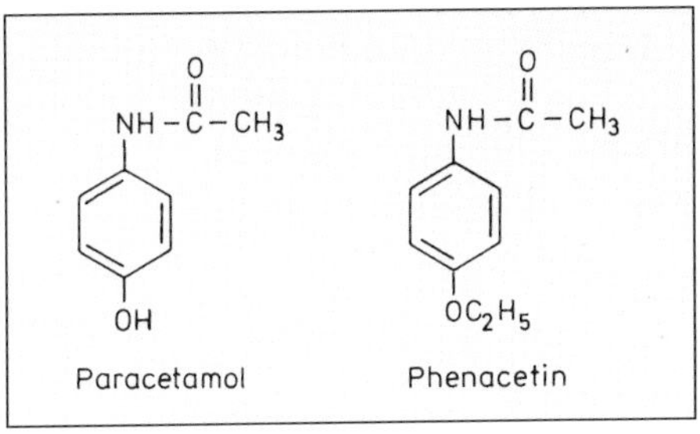

p-Aminophenol-Derivate haben eine gute analgetische und antipyretische Wirkung, wirken aber nicht antiphlogistisch oder antirheumatisch. Die beiden wichtigsten Arzneimittel dieser Gruppe sind das Phenacetin und sein Hauptmetabolit, das Paracetamol.

Da Phenacetin im Organismus zu Paracetamol metabolisiert wird und außerdem vor allem bei Säuglingen und Kleinkindern nach Phenacetingabe die Gefahr der Methämoglobinbildung besteht, ist *Paracetamol* dem Phenacetin vorzuziehen. Bei chronischem Gebrauch kommt es bei beiden Stoffen zu Nierenschäden. Ein großer Teil der Patienten, die heute auf eine Hämodialyse (künstliche Niere) angewiesen sind, haben ihren Nierenschaden durch einen Schmerzmittelabusus bekommen. In vielen Präparaten ist Phenacetin durch Paracetamol ersetzt worden (»N-Präparate«). Die Bezeichnung von Paracetamol als »nierenschonend« ist falsch und gefährlich. Bei kurzfristiger Einnahme von Paracetamol sind normalerweise keine Nebenwirkungen zu befürchten. Der übliche therapeutische Gebrauch von Paracetamol ist nicht mit genotoxischen oder kanzerogenen Risiken verbunden. Akute Überdosierung führt zu sehr ernsten Leberschäden, die tödlich enden können.

Handelspräparate mit Paracetamol sind ben-u-ron® und Enelfa®.

3.4.2.3 Pyrazolon-Derivate

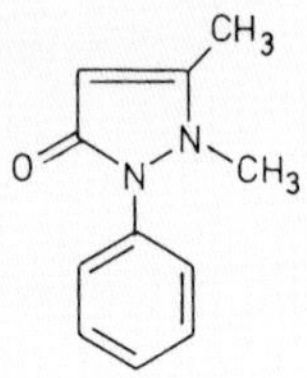

Phenazon

Pyrazolone haben eine etwas stärkere analgetische Wirkung als Salicylsäure-Derivate und p-Aminophenole. Phenazon ist zusammen mit Coffein Bestandteil von Migränin®. In Kombination mit Paracetamol und Coffein liegt es in Spalt® vor. Propyphenazon kam als Ersatz für Aminophenazon auf den Markt, als dieses wegen der Gefahr der Bildung krebserzeugender Nitrosamine aus dem Handel genommen wurde. Aus Propyphenazon können keine Nitrosamine entstehen. Es ist Bestandteil von Saridon neu®, Temagin®, Quadronal® und Vivimed®.

Eine Ausnahme unter den schwachen Analgetika stellt das Metamizol (*Novalgin®) dar. Wegen seiner ausgezeichneten Wasserlöslichkeit kann es injiziert werden und wird in hochkonzentrierten Tropfen (50%) angeboten. Nebenwirkungen der Pyrozolone sind Allergie mit Schockgefahr und das Auftreten einer Agranulozytose. Die Bildung von Granulozyten, einer Untergruppe der weißen Blutkörperchen, ist gestört. Diese Nebenwirkungen treten im Verhältnis zur weiten Verbreitung der Pyrazolone sehr selten auf, sind dann aber lebensgefährlich und führten zur Verschreibungspflicht des Metamizol.

3.4.2.4 Kombinationspräparate

In den Apotheken wird eine nicht mehr zu überschauende Zahl von analgetischen Kombinationspräparaten angeboten, in denen mit dem Versprechen einer Wirkungsverstärkung mehrere Substanzen kombiniert sind. Dies trifft in der Regel nicht zu. Auch der Zusatz von Coffein hat keinen signifikanten Einfluß auf das Ausmaß der analgetischen Wirkung. Die in den meisten Präparaten enthaltene Coffeinmenge von 50 mg entspricht etwa der einer Tasse Kaffee.

Allgemein sollten den Kombinationspräparaten reine Acetylsalicylsäure- oder Paracetamol-Präparate vorgezogen werden. Prontopyrin® enthält das schwerlösliche Aluminiumsalz der Acetylsalicylsäure, wodurch der Wirkungseintritt verzögert wird. Kombinationspräparate mit Acetylsalicylsäure und Paracetamol sind Thomapyrin® und Neuralgin®.

Im Gegensatz zu Coffein verstärkt Codein die Wirkung der Analgetika, allerdings unterliegen diese Präparate der Verschreibungspflicht.

Analgetika mit Codein sind *Gelonida® NA, *Treupel® comp., *Contraneural®, *Lonarid®, Dolviran® N, *Nedolon® P und *Talvosilen®. Alle diese Arzneimittel können bei mißbräuchlicher Daueranwendung zur Abhängigkeit führen und dürfen auf keinen Fall ohne ärztliche Verordnung abgegeben werden.

3.4.3 Antirheumatika

Viele der schwachen Analgetika werden auch zur Behandlung von Rheumaschmerzen eingesetzt.

Unter den Oberbegriff »rheumatischer Formenkreis« fällt eine Vielzahl von Erkrankungen. Man unterscheidet solche mit und ohne Gelenkveränderungen, entzündliche Formen wie akutes rheumatisches Fieber oder chronische Polyarthritis sowie degenerative Formen wie Arthrosen oder Spondylosen (massive Schädigung der Gelenke bzw. der Wirbelkörper und Bandscheiben). Unter »Weichteilrheumatismus« faßt man Erscheinungen wie Schleimbeutelentzündungen (Bursitis), Sehnenscheidenentzündungen (Tendovaginitis) und Muskelrheumatism zusammen.

3.4.3.1 Therapie des akuten rheumatischen Fiebers

Zur Behandlung des akuten rheumatischen Fiebers werden Salicylsäure-Derivate und Pyrazolone verwendet. Außerdem setzt man Corticosteroide und, da die Ursache eine Streptokokkeninfektion ist, als kausale Therapie Penicillin ein.

3.4.3.2 Therapie chronisch rheumatischer Erkrankungen

a) Salicylsäure-Derivate
Hier wird vor allem Acetylsalicylsäure in hohen Dosen (5–10 g/Tag) eingesetzt.

b) Pyrazolone
Neben den unter 3.4.2.3 genannten Pyrazolonen finden als Antirheumatika auch noch weitere Derivate Anwendung. Phenylbutazon (*Butazolidin®) hat eine starke Plasmaeiweißbindung und wird langsam eliminiert. Es kann daher kumulieren. Nebenwirkungen sind Magen-Darm-Störungen (Schmerzen, Gastritis, Ulzera), Nierenschäden und, wie bei allen Pyrazolonen, die Gefahr der Agranulozytose. Wegen der starken Plasmaproteinbindung kann es Interaktionen mit zahlreichen anderen Arzneimitteln bewirken (Antikoagulantien, Antidiabetika), die von Phenylbutazon aus ihrer Eiweißbindung verdrängt werden. Oxyphenbutazon (*Phlogont®) wirkt ähnlich wie Phenylbutazon.

c) Anthranilsäure-Derivate
Die Anthranilsäure-Derivate Mefenaminsäure (*Parkemed®) und Nifluminsäure (*Actol®) sind in ihrer antirheumatischen Wirkung etwa wie Acetylsalicylsäure einzustufen.

d) Arylessigsäure-Derivate
Arylessigsäure-Derivate sind gut wirksame Antirheumatika. Sie ziehen allerdings auch häufig Magen-Darm-Beschwerden nach sich.
Handelspräparate sind:

*Amuno®	(Indometacin)
*Brufen®	(Ibuprofen)
*Proxen®	(Naproxen)
*Voltaren®	(Diclofenac)
*Froben®	(Flurbiprofen)
*Surgam®	(Tiaprofensäure)
*Target®	(Felbinac)

Ibuprofen ist in der Bundesrepublik Deutschland in bestimmten Packungsgrößen bzw. Dosierungen nicht mehr verschreibungspflichtig. Wie in den USA ist es inzwischen auch in

Deutschland so verbreitet wie Acetylsalicylsäure und Paracetamol. Es konnte gezeigt werden, daß Ibuprofen besser magenverträglich ist als Acetylsalicylsäure und eine stärkere analgetische Wirkung hat.

e) Chloroquin
Chloroquin (*Resochin®) ist ursprünglich ein Malariamittel, das aber auch bei Polyarthritis zur Dauermedikation gebraucht wird. Die Wirkung setzt erst nach 1- bis 3monatiger Einnahme ein. Nebenwirkungen sind Graufärbung und Ausfall der Haare sowie Hornhauttrübungen und Sehstörungen.

f) Goldpräparate
Aurothioglucose und Aurothiopolypeptide (*Aureotan®) sind goldhaltige Präparate, die zur Früh- und Basisbehandlung der chronischen Polyarthritis eingesetzt werden. Bei Überdosierung besteht die Gefahr einer Schwermetallvergiftung.

g) Penicillamin
Penicillamin (*Trolovol®, *Metalcaptase®) ist kein Antibiotikum, wie der Name vermuten läßt. Es soll Gelenkveränderungen entgegenwirken. Wegen zahlreicher Nebenwirkungen ist sein Einsatz jedoch selten.

h) Oxicame
Analgetisch und antiphlogistisch wirken auch Piroxicam (*Felden®) und Tenoxicam (*Liman®, *Tilcotil®) aus der Gruppe der Oxicame. Die Hemmung der Prostaglandinsynthese ist weniger stark als durch Indometacin.

i) D-Glucosamin
Das in der Therapie leichter bis mittelschwerer degenerativer Gelenk- und Wirbelsäulenerkrankungen zur Funktionsverbesserung und Schmerzlinderung oral zum Einsatz kommende D-Glucosamin (Handelsname: Dona® 200 S) wurde aus der Verschreibungspflicht entlassen und steht für die Selbstmedikation zur Verfügung. Seine Wirksamkeit ist umstritten.

j) Einreibemittel
An verschreibungsfreien Antirheumatika werden neben der Acetylsalicylsäure nur lokal anzuwendende Einreibemittel angeboten. Sie führen durch eine lokale Hyperämisierung zu einer subjektiven Besserung, stellen aber keine Alternative zu den oralen Antirheumatika dar.

In diesen Einreibemitteln werden häufig ätherische Öle, Ester der Nikotinsäure, der Nonylsäure (Nonivamid) und der Salicylsäure eingesetzt.

Viele Antirheumatika zur topischen Anwendung enthalten auch Wirkstoffe aus der Gruppe der NSAR (= nichtsteroidale Antirheumatika), von denen zahlreiche für den Einsatz in der Selbstmedikation verfügbar sind:
- Etofenamat (Algesalona®, Rheumon®, Traumon®)
- Flufenaminsäure (Dignodolin®, Rheuma-Lindofluid®)
- Felbinac (Dolinac®, Target®)
- Ibuprofen (Dolgit®, Ibutop®, Trauma-Dolgit®)
- Piroxicam (Felden-top®, PirorheumaA®)
- Indometacin (Elmetacin®, Sigadoc®, *Amuno®)

Handelspräparate sind u. a. Rubriment®, Finalgon®, Dolorgiet®, sowie ABC-Pflaster®, das Extrakte aus **A**rnika, **B**elladonna und **C**apsicum enthält.

Ein weiterer, in Konzentrationen bis zu 15% rezeptfrei erhältlicher Wirkstoff für die kutane Behandlung rheumatischer Beschwerden und stumpfer Traumen ist das antiphlogistisch, analgetisch und antiödematös wirksame Dimethylsulfoxid (DMSO). Beispiele für Handelsnamen sind Rheumabene® Gel und Dolobene® Gel.

k) Interferon
Für die Behandlung der chronischen Polyarthritis, die auf nichtsteroidale Antirheumatika ungenügend anspricht, wurde 1989 das technisch produzierte Interferon gamma (*Polyferon®) in den Markt eingeführt. Wie alle Interferone wirkt auch Interferon gamma antiviral, antiproliferativ und immunomodulierend. Es beeinflußt die Aktivität von Makrophagen, Granulozyten, B-Lymphozyten, Suppressor-T-Zellen und natürlichen Killerzellen, ferner die Produktion von Prostaglandinen und Leukotrienen, die Knochenresorption und die Kollagensynthese.

3.4.4 Gichtmittel

Bei Gicht ist der Harnsäurestoffwechsel gestört. Es werden überhöhte Harnsäurewerte im Blut gefunden (Hyperurikämie). Die Harnsäure kann in den Gelenken auskristallisieren und bewirkt so den äußerst schmerzhaften Gichtanfall. Betroffen sind vor allem Männer des höheren Lebensalters.

3.4.4.1 Therapie des akuten Gichtanfalls

Im akuten Gichtanfall wird neben den Antirheumatika Phenylbutazon und Indometacin auch Colchicin, ein Alkaloid aus der Herbstzeitlose, eingesetzt. Nebenwirkung ist ein ziemlich starker Durchfall. Ein Handelspräparat ist *Colchicum-Dispert®.

3.4.4.2 Dauertherapie der Gicht

Ziele der Dauertherapie der Gicht sind:

- Senkung des Purinstoffwechsels durch Diät
- Erhöhung der Harnsäureausscheidung,
- Senkung der Harnsäurebildung.

a) Mittel, die die Harnsäureausscheidung erhöhen (Urikosurika)
Probenecid hemmt in der Niere die tubuläre Rückresorption der Harnsäure, so daß mehr Harnsäure ausgeschieden wird. Zur Vermeidung eines akuten Gichtanfalls sollte Probenecid mit viel Flüssigkeit eingenommen werden.

Ein weiteres Präparat das die Harnsäureausscheidung erhöht, ist Benzbromaron (*Uricovac®).

b) Mittel, die die Bildung von Harnsäure verhindern (Urikostatika)
Allopurinol (*Zyloric®) hemmt die Xanthinoxydase, das Enzym, das im Organismus Purine in Harnsäure umwandelt. Die gut löslichen Vorstufen der Harnsäure, Hypoxanthin und Xanthin, werden vermehrt ausgeschieden.

3.5 Lokalanästhetika

Unter einer Lokalanästhesie versteht man eine örtlich begrenzte, reversible Ausschaltung der Schmerzempfindung. Angriffspunkte für die Lokalanästhetika sind die afferenten Nerven und die sensiblen Rezeptoren. Sie erschweren den Natrium-Einstrom in die Nervenzellen und unterbrechen somit die afferente Reizleitung. Schmerz und andere sensible Wahrnehmungen können nicht mehr an das Zentralnervensystem weitergeleitet werden.

Bei der Lokalanästhesie kann man je nach Art der Anwendung drei Formen unterscheiden:

- *Oberflächenanästhesie.* Das Oberflächenanästhetikum wird auf die Haut (Schleimhaut, Wundfläche) gebracht und diffundiert von dort zu den sensiblen Rezeptoren und den letzten Verästelungen der sensiblen Nerven. Bei der Anwendung auf unverletzter Haut sind sie wenig wirksam, da sie die Hornschichten der Haut nicht durchdringen können.
- *Leitungsanästhesie.* Bei der Leitungsanästhesie werden bestimmte Nerven gezielt umspritzt. Die Erregungsleitung in diesen Nerven wird dadurch unterbrochen. Ein Beispiel für eine Leitungsanästhesie ist die Spinalanästhesie (Rückenmarksanästhesie).
- *Infiltrationsanästhesie.* Bei der Infiltrationsanästhesie wird das Lokalanästhetikum ins Gewebe injiziert und diffundiert dann zu den sensiblen Rezeptoren und den afferenten Nerven.

Lokalanästhetika werden häufig mit Vasokonstriktoren (Adrenalin, Noradrenalin) kombiniert, um die Verweildauer des Lokalanästhetikums am Applikationsort zu erhöhen. Die Namen der Lokalanästhetika enden normalerweise auf -cain.

3.5.1 p-Aminobenzosäure-Ester

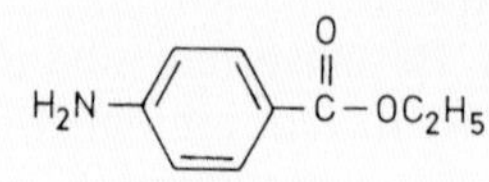

Benzocain

Benzocain (Anästhesin®) ist p-Aminobenzoesäureethylester. Es ist als Oberflächenanästhetikum Bestandteil von Halsschmerztabletten, Hämorrhoidalzäpfchen, Salben und Pudern. Bei Anwendung auf großen Flächen wird Benzocain resorbiert und kann zur Methämoglobinbildung führen. Ein weiteres Oberflächenästhetikum aus dieser Gruppe ist das Tetracain. Es wird z. B. vom Zahnarzt als Spray zur Anästhesie der Einstichstelle für die Infiltrationsanästhesie (*Gingicain M®) verwendet.

Procain (Novocain®) ist ein Infiltrations- und Leitungsanästhetikum, das häufig mit Adrenalinzusatz angewendet wird.

Nebenwirkungen sind Störungen der Herzreizleitung, zentrale Erregungen und Allergien.

3.5.2 Anilide

Die Anilide werden in der Regel zur Infiltrations- und Leitungsanästhesie gebraucht. Die Wirkungsdauer ist länger als bei den p-Aminobenzosäure-Estern. Lokalanästhetika aus dieser Gruppe sind

Xylocain®	(Lidocain)
Scandicain®	(Mepivacain)
*Carbostesin®	(Bupivacain)

3.5.3 Polidocanol

Polidocanol (Thesit®) ist ein weiteres Oberflächenanästhetikum.

3.6 Narkotika

Bei der Narkose werden durch Lähmung des Zentralnervensystems
- Schmerzempfindung,
- Bewußtsein
- Abwehrreflexe,
- Muskelspannung

reversibel ausgeschaltet. Damit eine Substanz als Narkotikum eingesetzt werden kann, müssen die einzelnen Regionen des Zentralnervensystems in einer bestimmten Reihenfolge ausgeschaltet werden. Um eine Analgesie zu erreichen, müssen als erstes die Funktionen des Großhirns lahmgelegt werden. Die vegetativen Zentren, die die Vitalfunktionen aufrecht erhalten, dürfen davon noch nicht beeinflußt werden.

Je nach Applikationsart unterscheidet man Inhalations- und Injektionsnarkotika. Unter der Steuerbarkeit einer Narkose versteht man die Möglichkeit, die Narkosetiefe jederzeit steigern oder verringern zu können. Allgemein sind Inhalationsnarkotika besser steuerbar als Injektionsnarkotika.

Ein ideales Narkotikum sollte die folgenden drei Wirkungen vereinen:
- völlige Analgesie,
- Bewußtseinsausschaltung des Patienten,
- Muskelerschlaffung.

Um alle drei Forderungen zu erfüllen, werden meist mehrere Substanzen miteinander kombiniert. Außerdem wird vor jeder Narkose eine Prämedikation durchgeführt, die den Patienten auf die Narkose vorbereitet. Zur Prämedikation gehören:

- Tranquilizer zur Dämpfung der psychischen Erregung,
- Analgetika,
- Antihistaminika gegen Brechreiz und Schockgefahr,
- Parasympatholytika (Atropin), zur Dämpfung parasympathischer Reflexe.

Durch alle diese Maßnahmen ist das Narkoserisiko heute auf ein Minimum reduziert.

3.6.1 Inhalationsnarkotika

Inhalationsnarkotika sind Gase oder Flüssigkeiten mit niedrigem Siedepunkt. Ihre Steuerbarkeit ist um so besser, je schneller das Narkotikum an- und abflutet.

3.6.1.1 Diethylether

$$C_2H_5-O-C_2H_5$$

Diethylether war das klassische Narkotikum, bis es durch neuere, nebenwirkungsärmere Stoffe ersetzt wurde.

Ether hat eine große Narkosebreite und eine gute muskelrelaxierende Wirkung: seine auffälligste Nebenwirkung ist das postnarkotische Erbrechen.

3.6.1.2 Chloroform

$$CHCl_3$$

Chloroform ist ein weiteres klassisches Narkotikum, das aber wegen seiner geringen Narkosebreite nicht mehr eingesetzt wird.

3.6.1.3 Halothan

$CF_3-CClBrH$

Halothan ist heute eines der beliebtesten Inhalationsnarkotika. Es ist eine Flüssigkeit, die bei etwa 50°C siedet. Vorteilhaft ist sein schnelles An- und Abfluten, wodurch die Narkose für die Patienten sehr angenehm wird. Das Wiedererwachen erfolgt rasch und in der Regel ohne Komplikationen, Halothan bildet kein explosives Gemisch mit Sauerstoff und reizt auch die Schleimhäute nicht. Nachteilig ist die relativ geringe Narkosebreite sowie die Leberschädigung.

Halothan wird häufig in Kombination mit Lachgas eingesetzt.

3.6.1.4 Lachgas (Distickstoffmonoxid)

N_2O

Distickstoffmonoxid ist ein Gas mit schwach süßlichem Geruch, das gute analgetische Eigenschaften hat. Nachteilig ist jedoch, daß selbst mit hohen Konzentrationen keine tiefe Narkose erzielt werden kann. Dazu ist Lachgas nur in Kombination, meist mit Halothan, brauchbar. Als Nebenwirkung können heftige Halluzinationen erlebt werden. Lachgas ist nahezu untoxisch, solange auf ausreichende Sauerstoffzufuhr geachtet wird.

3.6.2 Injektionsnarkotika

Injektionsnarkotika haben den Vorteil, daß ihre Wirkung sofort eintritt und sie damit die psychische Belastung des Patienten gering halten. Nachteile sind die geringe Steuerbarkeit und das damit verbundene erhöhte Narkoserisiko.

3.6.2.1 Thiobarbiturate

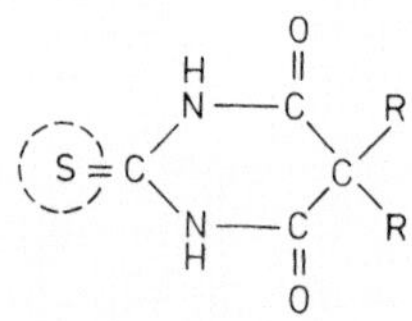

In den Thiobarbituraten ist ein Sauerstoffatom des Barbituratmoleküls durch ein Schwefelatom ersetzt. Die Verbindungen sind ebenfalls als Trokkenampullen im Handel. Die narkotische Breite ist etwas geringer als die der N-methylierten Barbiturate.

Thiobarbiturate werden im Körperfett gespeichert, so daß bei einer erneuten Gabe die Narkosedauer verlängert ist.

Handelspräparat:

*Trapanal® (Thiopental)

3.6.2.2 Fentanylderivate

Fentanyl (v*Fentanyl Janssen) ist ein starkes Analgetikum, das zur Anästhesie eingesetzt wird. Wegen der starken Atemdepression muß künstlich beatmet werden. Andere Verbindungen aus dieser Gruppe sind Alfentanil (v*Rapifen®) und Sufentanil.

3.6.2.3 Ketamin

Ketamin (*Ketanest®) ist ein Injektionsnarkotikum mit ausgezeichneten analgetischen Eigenschaften, die auch noch nach dem Erwachen anhalten. Nebenwirkung ist ein starker Blutdruckanstieg zu Beginn der Narkose, so daß dieses Narkotikum nicht bei Hochdruckpatienten eingesetzt werden darf. Vor allem von Kindern und alten Menschen werden in der Aufwachphase aufregende Erlebnisse geträumt. Ketamin ist besonders bei sehr schmerzhaften Eingriffen geeignet.

3.6.2.4 Propofol

Ein wegen seiner kurzen Wirkdauer relativ gut steuerbares Injektionsnarkotikum ist Propofol (*Disoprivan®). Die Wirkung tritt rasch ein, der Patient erwacht auch nach länger dauernder Narkose rasch zum klaren Bewußtsein.

3.6.3 Neuroleptanalgesie

Die Neuroleptanalgesie ist ein sehr schonendes Narkoseverfahren, bei dem ein starkes Analgetikum und ein Neuroleptikum (s. S. 100) kombiniert werden. Herz und vegetatives Nervensystem werden kaum beeinflußt. Während der Neuroleptanalgesie muß künstlich beatmet werden.

Handelspräparat ist v*Thalamonal®, eine Kombination des Neuroleptikums Droperidol und des starken Analgetikums Fentanyl, das aber nur als Praxis- oder Klinikbedarf bezogen werden kann.

3.7 Schlafmittel (Hypnotika)

Schlaf ist ein lebensnotwendiger aktiver Prozeß, der Sauerstoffbedarf des Gehirns ist während des Schlafes genau so groß wie beim Wachsein. Man kann zwei Schlafarten unterscheiden, die sich regelmäßig abwechseln.

1. Normaler »orthodoxer« Schlaf
Er nimmt etwa 70 bis 80% des Gesamtschlafs ein. Man unterscheidet dabei vier Stadien der Schlaftiefe. Der tiefste Schlaf ist der in den ersten Stunden nach dem Einschlafen.
2. Tiefer »paradoxer« Schlaf
Der paradoxe Schlaf löst den normalen Schlaf alle 60 bis 90 Minuten für etwa 20 Minuten ab. Der Ausdruck »paradox« entstand durch die Beobachtung, daß im Elektroenzephalogramm (EEG) nahezu ein Wachzustand zu erkennen ist, der Schläfer aber sehr schwer aufzuwecken ist. Im Elektrookulogramm (EOG) können während der paradoxen Phasen schnelle Augenbewegungen beobachtet werden (**R**apid **E**ye **M**ovements), weshalb der paradoxe Schlaf auch REM-Phase genannt wird. In diesen REM-Phasen wird geträumt. Wird der Schläfer in dieser Phase aufgeweckt, kann er sich an den Inhalt des Traumes erinnern. Die Unterdrückung der REM-Phasen führt zu psychischen Störungen wie Angst, Gereiztheit, Konzentrationsschwäche und Halluzinationen.

Der Schlafbedarf nimmt mit steigendem Alter ab, ebenso der prozentuale Anteil an REM-Phasen. Manche Arzneimittel (Barbiturate) und Alkohol unterdrücken die REM-Phasen und verhindern so einen erholsamen Schlaf.

Schlafmittel (Hypnotika) sollten grundsätzlich nur genommen werden, wenn eine kausale Therapie der Schlafstörung nicht möglich ist. Gründe für Schlafstörungen sind Streß, zu spätes Abendessen, Reizüberflutungen sowie Beschwerden durch Krankheiten.

Je nach Wirkungseintritt und -dauer unterscheidet man Einschlaf- und Durchschlafmittel. Einschlafmittel wirken nur kurz, bei den länger wirkenden Durchschlafmitteln besteht die Gefahr des »Hang-over« am folgenden Morgen.

3.7.1 Alkohole und Aldehyde

3.7.1.1 Chloralhydrat

Chloralhydrat kann als Ein- und Durchschlafmittel verwendet werden. Im *Chloraldurat rot® wird der Wirkstoff schnell freigesetzt, es wirkt als Einschlafmittel. Im *Chloraldurat blau® dauert die Wirkung wegen der verzögerten Freigabe länger an. Chloralhydrat wird auch rektal (*Chloralhydrat Rectiole®) bei Erregungs- und Krampfzuständen von Kindern eingesetzt. Es wird im Körper erst in seine eigentlich hypnotisch aktive Form Trichlorethanol reduziert. Nebenwirkungen sind vor allem Schleimhautreizungen, weswegen Chloralhydrat in magensaftresistenten Kapseln appliziert werden sollte. Außerdem können Leber- und Nierenschäden auftreten.

3.7.1.2 Paraldehyd

Paraldehyd ist ein mildes Schlaf- und Beruhigungsmittel, das aber wegen seines unangenehmen Geschmacks und des üblen Geruchs der Ausatmungsluft kaum noch eingesetzt wird.

3.7.2 Piperidindione

Piperidindione sind Einschlafmittel, die chemisch den Barbituraten nahestehen. Zu dieser Gruppe gehört auch das Thalidomid (*Contergan®), das Ende der fünfziger Jahre zu einer der größten Arzneimitteltragödien geführt hat. Thalidomid galt lange Zeit als ungefährlich, da auch bei massiver Überdosierung keine Vergiftungssymptome auftraten. Es führt aber zu dosisunabhängigen fetalen Mißbildungen, von denen allein in der Bundesrepublik etwa 4000 Menschen betroffen sind. Nachdem der Zusammenhang von Thalidomid-Einnahme und fetalen Mißbildungen sichergestellt war, wurden alle entsprechenden Präparate aus dem Handel gezogen. In neueren klinischen Studien zeigte Thalidomid gute Ergebnisse in der Behandlung von Abstoßungsreaktionen nach Transplantationen sowie in der Therapie der Tropenkrankheit Lepra.

3.7.3 Barbitursäure-Derivate

Barbitursäure selbst hat keine hypnotische Wirkung, weil sie die Blut-Hirn-Schranke nicht überwinden kann.

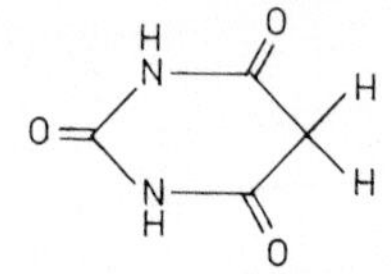

Barbitursäure

Viele ihrer Derivate wurden als Schlafmittel eingesetzt, wobei die Wirkungsdauer (ultrakurz, kurz, mittellang, lang) von der Art der Substituenten abhängt. Eine wichtige Nebenwirkung der Barbiturate ist die Indikation von Leberenzymen, die dazu führt, daß andere gleichzeitig gegebene Arzneimittel schneller als normal abgebaut werden. Die Enzyminduktion ist auch für die Barbituratgewöhnung verantwortlich, die bei Daueranwendung zur Dosissteigerung führt, da der Abbau in der Leber immer schneller abläuft. Die Wirkung von Alkohol und Neuroleptika wird durch Barbiturate verstärkt.

Nachdem die Nutzen/Risiko-Bewertung der Barbiturate als Schlafmittel negativ ausfiel, sind diese Substanzen heute nur noch für das Anwendungsgebiet Epilepsie sowie zur Narkosevorbereitung in der Anästhesie zugelassen.

Handelsnamen:

Phenobarbital	(*Luminal®, *Phenaemal®)
Thiopental	(*Trapanal®)

3.7.4 1,4-Benzodiazepine

Benzodiazepine werden in erster Linie als Tranquilizer (s. S. 98) eingesetzt. Einige ihrer Derivate dienen aber auch als Hypnotika. Sie besitzen einige Vorteile gegenüber den anderen Schlafmitteln. Zunächst ist die schlaferzeugende Dosis mit 5–10 mg sehr viel geringer als bei Barbituraten. Benzodiazepine sind die einzigen Hypnotika, die die REM-Phasen nicht unterdrücken und auch noch nach längerer Anwendung (mehr als zwei Wochen) hypnotisch wirken. Außerdem besitzen sie eine große therapeutische Breite und bewirken keine Enzyminduktion. Nachteilig ist ihre relativ lange Halbwertszeit mit der Gefahr des »hang-over« und der Kumulation.

Bei längerer Einnahme besteht das Risiko der Entwicklung einer Abhängigkeit.

Handelspräparate sind

*Dormicum®	(Midazolam)
*Halcion®	(Triazolam)
*Noctamid®	(Lormetazepam)
*Tranxilium® N	(Nordazepam)
*Sonin®	(Loprazolam)

3.7.5 Antihistaminika

Antihistaminika können wegen ihrer sedativen Wirkung auch als Schlafmittel eingesetzt werden. Die verbreitetste Substanz aus dieser Gruppe ist Diphenhydramin. Handelspräparate sind Dolestan®, Betadorm A®, Halbmond® und S 8®. Diphenhydramin wird schnell resorbiert, die Wirkung tritt nach 15 bis 30 Minuten ein und hält für etwa vier bis sechs Stunden an. Nebenwirkungen sind Schwindel, Koordinationsstörungen (kein Autofahren!), Übelkeit und Erbrechen. Mit Alkohol kommt es zu einer gegenseitigen Wirkungsverstärkung.

Ein anderes Antihistaminikum, das als Schlafmittel angeboten wird, ist Doxylamin (Hoggar N®, Sedaplus®).

3.7.6 Clomethiazol

Clomethiazol (*Distraneurin®) ist ein Hypnotikum, das häufig bei Alkoholikern im Delirium tremens zur Ruhigstellung eingesetzt wird. Es ist kein spezifisches Alkoholentzugsmittel wie Disulfiram (*Antabus®).

Ein speziell für die Alkoholentwöhnung und die Rückfallprophylaxe zugelassener Wirkstoff ist Acamprosat (*Campral®). Eine erfolgreiche Entzugstherapie beruht allerdings auf einem umfassenden Therapiekonzept unter stationärer Betreuung.

3.7.7 L-Tryptophan

Die hochdosierte Gabe (500 mg) der essentiellen Aminosäure L-Tryptophan hat eine milde hypnotische und antidepressive Wirkung.

Mehrere Fälle des sogenannten Eosinophilie-Myalgie-Syndroms führten zur Anordnung des Ruhens der Zulassung. Die Ursache für das Auftreten dieser schweren Nebenwirkung konnte einer Verunreinigung aus der biotechnischen Herstellung der Aminosäure zugeordnet werden. Nachdem dieser Qualitätsmangel beherrschbar ist, stehen die Produkte wieder zur Verfügung.

3.7.8 Zopiclon

Zur neuen Wirkstoffklasse der Cyclopyrrolone gehört Zopiclon (*Ximovan®). Es greift wie die Benzodiazepine am Gamma-Aminobuttersäure-(GABA)-System an, bindet jedoch an einer anderen Stelle. Aufgrund der Halbwertszeit ist es als Ein- und Durchschlafmittel einzuordnen. Die Gefahr der Entwicklung von Toleranz und Abhängigkeit soll nach den bisherigen Untersuchungen eher gering sein.

3.7.9 Zolpidem

Das Imidazolpyridinderivat Zolpidem (*Bikalm®, *Stilnox®) vermittelt seine Wirkung durch Bindung an den Omega-1-Rezeptor, welcher Teil des Benzodiazepinrezeptors ist. Zolpidem verkürzt die Einschlafzeit und verlängert die Schlafdauer ohne wesentliche Veränderung des physiologischen Schlafmusters. Im Vergleich zu den klassischen Benzodiazepinen scheint das Nebenwirkungsprofil günstiger zu sein.

3.8 Psychopharmaka

Arzneimittel, die auf die Psyche einwirken, haben in den letzten Jahren an Bedeutung stark zugenommen. Es hat lange gedauert, bis man erkannt und akzeptiert hat, daß psychische Krankheiten auch »richtige« Krankheiten sind und genauso einer Therapie bedürfen wie physische Leiden. Die Entwicklung neuer Psychopharmaka ist nicht ganz einfach, da sich Ergebnisse aus Tierversuchen nur unter großem Vorbehalt auf den Menschen übertragen lassen. Innerhalb der Gruppe der Psychopharmaka können wir Tranquilizer, Neuroleptika, Antidepressiva und Psychostimulantien unterscheiden.

3.8.1 Tranquillantien

Tranquillantien (Tranquilizer, Ataraktika)

- wirken beruhigend (Sedierung),
- beseitigen Angst und Spannung (Anxiolyse),
- rufen Ausgeglichenheit hervor,
- wirken antikonvulsiv (gegen Epilepsie) und
- muskelrelaxierend.

Weiterhin sollen sie Leistungsverhalten und Denkvermögen nicht einschränken und nicht hypnotisch wirken.

Tranquillantien werden eingesetzt bei Neurosen. Dies sind Störungen der Konfliktverarbeitung, die zur Ausbildung unbewußter Komplexe führen. Typische Neurosen sind z. B. Angstneurosen, Zwangsneurosen oder Sexualneurosen.

Weiterhin werden Tranquillantien bei jeder Art von Angst und Spannungszuständen verordnet. Hier muß man feststellen, daß dies heute viel zu unkritisch geschieht und sich die Probleme, die die psychische Erregung ausgelöst haben, nicht mit der Einnahme eines Beruhigungsmittels lösen lassen. Tranquillantien gehören zu den am meisten verordneten Arzneimitteln. Eine weitere Indikation für Tranquillantien sind psychosomatische Störungen, so sind sie z. B. bei leicht erregbaren Patienten indiziert, die bereits einen Herzinfarkt hinter sich haben, um einem erneuten Infarkt vorzubeugen.

Der genaue Wirkungsmechanismus der Tranquillantien ist noch unklar. Man weiß, daß ihr Angriffspunkt im limbischen System liegt und vermutet weiterhin, daß analog den Endorphinen endogene Tranquilizer existieren, deren Isolation aber bisher noch nicht gelungen ist. Im Gegensatz zu den Schlafmitteln wirken die Tranquillantien jedenfalls nicht generell dämpfend auf das Zentralnervensystem, sondern spezifisch auf das limbische System.

3.8.1.1 Benzodiazepine

Benzodiazepine stellen die wichtigste und größte Gruppe der Tranquillantien dar. Diazepam (Valium®) ist eines der meistgebrauchten Arzneimittel auf der

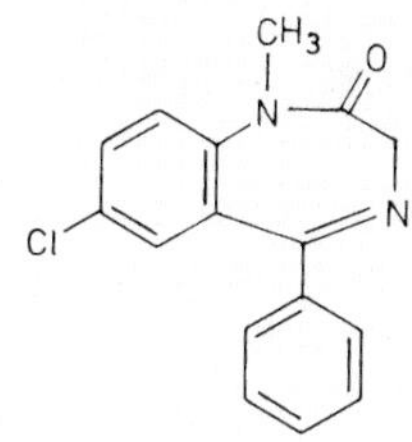

Diazepam

ganzen Welt. Die wichtigsten Präparate aus dieser Gruppe sind:

*Valium®	(Diazepam)
*Librium®	(Chlordiazepoxid)
*Adumbran®,	
*Praxiten®	(Oxazepam)
*Demetrin®	(Prazepam)
*Lexotanil®	(Bromazepam)
*Tavor®	(Lorazepam)
*Frisium®	(Clobazam)
*Tranxilium®	(Dikaliumchlorazepat)
*Talis®	(Metaclazepam)
*Tranxilium® N	(Nordazepam)

Indikationen sind Angst und Spannungszustände, Neurosen, Epilepsie sowie Spasmen der Skelettmuskulatur. Die wichtigste Nebenwirkung ist die relativ lange biologische Halbwertszeit (Diazepam 20 bis 50 Stunden), was bei Dauergebrauch zur Kumulation führt.

Auf der anderen Seite ist die therapeutische Breite sehr groß, so daß unbeabsichtigte Überdosierungen sehr selten sind. Das Reaktionsvermögen kann beeinträchtigt sein. Müdigkeit und Benommenheit sind weitere unerwünschte Begleiterscheinungen. Mit Alkohol wird die Wirkung stark potenziert.

Benzodiazepine können zur echten Abhängigkeit mit Entzugssyndrom führen: 3 bis 5 Tage nach dem Absetzen treten Unruhe, Kopfschmerzen, Übelkeit und Delirium auf. Bei alten Menschen können nach Einnahme auf Benzodiazepinen paradoxe Reaktionen (Halluzinationen, Überregbarkeit, erhöhte Ängstlichkeit) auftreten.

Ein Antagonist der Benzodiazepine ist Flumazenil (*Anexate®). Diese Substanz kommt vor allem in der Anästhesiologie zum Einsatz, wenn eine durch Benzodiazepine eingeleitete und aufrechterhaltene Narkose innerhalb von Sekunden beendet werden soll.

3.8.1.2 Valepotriate

Valepotriate sind die Inhaltsstoffe des Baldrians (**Val**eriana-**Epo**xi-**Tri**ester). Sie sind die einzigen rezeptfreien Tranquilizer, zeigen aber eine recht gute und sichere Wirkung. Valepotriate führen nicht zur Beeinträchtigung der Konzentrationsfähigkeit. Es treten keine Wechselwirkungen mit Alkohol auf. Handelspräparate sind Valdispert® (Baldrianextrakt) und Valmane® (Valepotriate).

3.8.2 Neuroleptika

Neuroleptika sind Arzneimittel, die zur Behandlung von Psychosen eingesetzt werden. Dieses sind Gemüts- und Geisteskrankheiten. Man kann sie unterteilen in exogene und endogene Psychosen.

a) Exogene Psychosen
Exogene Psychosen sind bedingt durch nachweisliche körperliche Störungen (Tumore, Enzephalitis, Arteriosklerose).

b) Endogene Psychosen
Die Ursachen für endogene Psychosen sind unbekannt. Man unterteilt sie in Schizophrenien und manisch-depressive Psychosen.

Schizophrenie ist eine sehr verbreitete psychische Krankheit. Die Erkrankungsrate der Bevölkerung wird auf etwa 1% geschätzt. Man unterscheidet eine »Plus-Symptomatik« mit gesteigerter Erregung und Halluzination und eine »Minus-Symptomatik« mit Introvertiertheit, Abkehr von der Umwelt, Schaffung einer Eigenwelt. Das Bewußtsein ist während des Auftretens der Krankheit meist ganz klar, so daß es zu einer verzweifelten Auseinandersetzung des Erkrankten mit dem Einbruch der Psychose in sein Leben kommt.

Bei manisch-depressiven Psychosen wechseln die zwei Phasen der Manie und der Depression. Bei der Manie ist die Stimmung gehoben, die Patienten verspüren Rede- und Betätigungsdrang, manchmal mit Steigerung der psychomotorischen Aktivität bis zur Tobsucht. Während der depressiven Phasen herrschen Niedergeschlagenheit, Angst und Selbstmordgedanken vor. Von der manisch-depressiven Form sind Frauen häufiger betroffen als Männer.

Die wichtigste Wirkung der Neuroleptika ist ihre antipsychotische Wirkung, die eine Distanzierung des Patienten von seiner bewußt erlebten Psychose bewirkt. Nach ihrer Wirkungsstärke kann man die Neuroleptika einteilen:

3.8.2.1 Milde Neuroleptika

Milde Neuroleptika wirken schwach antipsychotisch und stark sedierend. Die sind indiziert bei psychomotorischer Agitiertheit und Erregung.

Neuroleptika aus dieser Gruppe sind:
*Protactyl® (Promazin)
*Melleril® (Thioridazin)
*Truxal® (Chlorprothixen)

3.8.2.2 Mittelstarke Neuroleptika

Sie wirken mittelstark neuroleptisch und mittelstark sedierend. Indikationen sind Halluzinationen, Paranoidie (Wahnvorstellungen), Präparate:
*Psyquil® (Triflupromazin)
*Taxilan® (Perazin)
*Nipolept® (Zotepin)

3.8.2.3 Starke Neuroleptika

Starke Neuroleptika haben eine starke antipsychotische und nur geringe sedierende Wirkung. Indikationen sind Schizophrenien.
*Decentan® (Perphenazin)
*Lyogen®,
*Dapotum®,
*Omca® (Fluphenazin)
*Haldol® (Haloperidol)
*Orap® (Pimozid)
*Tesoprel® (Bromperidol)

3.8.2.4 Langzeitneuroleptika

Da die Einnahme von Neuroleptika eine Dauermedikation ist, wurde die Entwicklung von Langzeitpräparaten intensiv betrieben. Die bereits genannten Substanzen Perphanazin und Fluphenazin können als intramuskuläre Depotinjektionen gegeben werden, ebenso Fluspirilen (*Imap®).

In ihren Nebenwirkungen gleichen sich alle Neuroleptika. Parallel zur neuroleptischen Potenz, d. h. zur antipsychotischen Wirkungsstärke, verläuft die Gefahr extrapyramidaler Nebenwirkungen. Es kommt zu Parkinson-Syndromen wie Tremor der Hände und des Kopfes und typischen Zungenbewegungen (die Zunge wird gespitzt durch die nach vorne gestülpten Lippen vorgeschoben). Biperiden (*Akineton®) mildert diese Nebenwirkungen, die oft sehr quälend für den Patienten sind und von ihm bewußt wahrgenommen werden. Weitere Nebenwirkungen sind vegetativer Art wie Mund trockenheit, Akkomodationsstörungen, Obstipation und Miktionsstörungen (Störungen beim Wasserlassen). Auch endokrine Nebenwirkungen kommen vor wie Gynäkomastie, Galaktorrhoe und Potenzverlust. Leberschäden und Blutdrucksenkung sind möglich.

Die selektiven Antagonisten an Dopamin-D2-Rezeptoren Sulpirid (*Dogmatil®) und das strukturell verwandte Remoxiprid (*Roxiam®) stellen Mischformen zwischen Neuroleptika und Antidepressiva dar. Sie wirken antriebssteigernd und stimmungsaufhellend, aber nicht sedierend. Indikationen sind endogene Depressionen, antriebsarme Schizophrenien sowie

Schwindel. Nebenwirkungen sind Amenorrhoe, Galaktorrhoe sowie verstärkte sexuelle Stimulation. Extrapyramidale Nebenwirkungen treten erst nach hohen Dosen auf.

Sulpirid ist kontraindiziert bei Prolaktin-abhängigen Tumoren sowie allen Brustkrebs-Arten.

3.8.3 Antidepressiva

Antidepressiva werden zur Behandlung von Depressionen eingesetzt. Man unterscheidet Thymoleptika (vorwiegend stimmungsaufhellende Antidepressiva) und Thymeretika (vorwiegend antriebssteigernde Antidepressiva). Letztere werden kaum noch eingesetzt. Alle Thymoleptika wirken depressionslösend und stimmungsaufhellend, manchen kommt gleichzeitig noch eine antriebssteigernde Wirkung zu wie z. B. Desipramin (*Pertofran®) und Imipramin (*Tofranil®). Bei ihnen ist zu beachten, daß zu Beginn der Therapie die antriebssteigernde Wirkung zuerst eingesetzt und bei gleichzeitiger bestehender Depression die Selbstmordgefahr sehr groß wird. Die Patienten sollten daher beaufsichtigt werden und zu Beginn der Therapie gleichzeitig mit Neuroleptika oder Tranquillantien behandelt werden. Andere Thymoleptika wirken auch sedierend wie Amitryptilin (*Saroten®), Dosulepin (*idom®) oder Doxepin (*Aponal®). Bei ihnen ist die Reaktionsfähigkeit stark eingeschränkt. Zwischen diesen beiden Gruppen steht das Thymoleptikum Maprotilin (*Ludiomil®).

Nebenwirkungen sind neben der genannten Suizidgefahr und der Sedierung Tachykardie, trockener Mund und Akkomodationsstörungen, also vegetative Begleiterscheinungen. Die Kombination von Alkohol und Hypnotika bewirkt eine Verstärkung. Bei Überdosierung kommt es zu Atemdepression, Koma und kardialen Symptomen, Physostigmin wird als Antidot verwendet. Die Wirkung der Antidepressiva tritt erst nach etwa 2- bis 4wöchiger Einnahme ein.

Eine völlig andere Therapie manisch-depressiver Krankheitsbilder ist die Gabe von Lithiumsalzen. Lithium wirkt vor allem in der manischen Phase, hat aber auch eine prophylaktische Wirkung auf die depressive Phase. Die therapeutische Breite ist relativ gering, bei zu hoher Dosierung kommt es zu Tremor, Übelkeit und Koma. Bei Natriummangel (salzarme Kost) wird verstärkt Lithium in der Niere rückresorbiert und der Lithiumspiegel steigt. Bei der gleichzeitigen Gabe von Diuretika ist ebenfalls auf diese Interaktion zu achten. In der Schwangerschaft und Stillzeit sollte wegen der Gefahr von Mißbildungen an Herz und Gefäßen kein Lithium gegeben werden.

*Hypnorex®	(Lithiumcarbonat)
*Lithium Duriles®	(Lithiumsulfat)
*Quilonum®	(Lithiumacetat)

Hemmstoffe des Enzyms Monoaminooxidase A (MAO) bremsen die Metabolisierung der Neurotransmitter Noradrenalin und Serotonin. In der Folge verbessern sich Stimmung und Antrieb bei depressiven Patienten. Das strukturell mit dem Sulpirid (*Dogmatil®) verwandte Moclobemid (*Aurorix®) wirkt nicht sedierend und kaum cholinerg.

Ein weiterer therapeutischer Ansatz in der medikamentösen Behandlung von Depressionen basiert auf der Erhöhung der Serotoninkonzentration im synaptischen Spalt durch Blockade der Wiederaufnahme ins Axoplasma. Zu diesen sogenannten Reuptake-Hemmern zählen Fluoxetin (*Fluctin®) und Paroxetin (*Seroxat®, *Tagonis®).

3.8.4 Psychostimulantien

Psychostimulantien wirken zentral erregend. Die Phenylaminopropane sind die potenteste Arzneimittelgruppe. Sie setzen Noradrenalin frei, sollen Müdigkeit überwinden und die Leistungs- und Konzentrationsfähigkeit erhöhen. Außerdem erhöhen sie den Blutdruck. Wegen ihrer euphorisierenden Wirkung besteht Suchtgefahr. Die Anwendung von Psychostimulantien ist nur in besonderen Ausnahmesituationen kurzfristig sinnvoll. Sie werden mehr mißbraucht als gebraucht. Ein Präparat aus der Gruppe der Phenylaminopropane ist

*AN 1® (Amphetaminil).

Auch Coffein hat eine psychostimulierende Wirkung, die aber sehr viel schwächer als die der Phenylaminopropane ist. Eine Verbindung, die aus Methamphetamin und Coffein besteht, ist das Fenetyllin (*Captagon®).

Weitere Präparate, die die Leistungsfähigkeit des Gehirns verbessern sollen, aber ganz anders wirken, sind

*Stutgeron®	(Cinnarizin)
*Normabrain®,	
*Nootrop®	(Piracetam)
Encephabol®	(Pyritinol)
Helfergin®	(Meclofenoxat)
*Cavinton®	(Vinpocetin)

Ihre Wirksamkeit ist umstritten.

3.9 Antiparkinsonmittel

Die Parkinson-Krankheit hat ihren Namen nach einem englischen Arzt erhalten, der als erster die Krankheitszeichen exakt beschrieben hat. Es ist eine Krankheit des Alters und beruht auf einem gestörten Gleichgewicht der Neurotransmitter Dopamin und Acetylcholin im Gehirn: Im Verhältnis zu Dopamin ist zuviel Acetylcholin vorhanden. Symptome sind Rigor (Steifheit der Bewegungen durch zu hohen Muskeltonus) und Tremor (Zittern, das während einer willkürlichen Bewegung an Intensität abnimmt) sowie Akinese (Bewegungslosigkeit) und Verlangsamung seelischer Abläufe (Bradyphrenie). An psychovegetativen Symptomen treten Schwitzen, Schlafstörungen, Depressionen und starke Talgsekretion (»Salbengesicht«) auf.

Zur Therapie gibt es zwei prinzipielle Ansätze:

- Aktivierung des dopaminergen Systems,
- Dämpfung des cholinergen Systems.

3.9.1 Anticholinergika

Anticholinergika wirken dem überschüssigen Acetylcholin entgegen. Sie sind vor allem wirksam gegen Rigor, nicht aber gegen Akinese.

3.9.1.1 Tropan-Alkaloide

Parasympatholytika wie Atropin können zwar prinzipiell als Anticholinergika eingesetzt werden, zeigen aber ausgeprägte typische Nebenwirkungen. Benzatropin (*Cogentinol®) hat darüber hinaus eine starke zentral sedierende Wirkung und wird einmal täglich vor dem Schlafengehen eingenommen. Glaukom, Tachykardie und Prostatahypertrophie sind Kontraindikationen.

3.9.1.2 Aminopropanol-Derivate

Aminopropanol-Derivate haben weniger ausgeprägte parasympatholytische Nebenwirkungen als die Tropan-Alkaloide. Sie passieren die Blut-Schranke leicht und wirken zentral anticholinerg. Nebenwirkungen sind Mundtrokkenheit, Sehstörungen und Miktionsbeschwerden sowie Beeinträchtigung der Reaktionsfähigkeit. Die Kombination mit Alkohol sollte vermieden werden. Handelspräparate:

*Akineton® (Biperiden)
*Artane® (Trihexyphenidyl)
*Movergan® (Selegilin)

3.9.1.3 Thioxanthen-Derivate

Metixen (Tremarit®) wirkt vor allem gut gegen Tremor, führt aber zur Toleranzentwicklung. Es wirkt ebenfalls zentral anticholinerg. Nebenwirkungen sind Mundtrockenheit und Sehstörungen.

3.9.2 Dopamin-Stoffwechsel beeinflussende Antiparkinsonmittel

Dopamin selbst kann nicht zur Behebung des relativen Dopamin-Mangels gegeben werden, da es die Blut-Hirn-Schranke nicht überwinden kann. Dazu ist jedoch seine biologische Vorstufe, die Aminosäure L-Dopa, in der Lage:

L-Dopa (Levodopa) muß in relativ hohen Dosen (3–4 g täglich) gegeben werden, um gute therapeutische Effekte zu erzielen, da der größte Teil bereits vor der Durchdringung der Blut-Hirn-Schranke zu Dopamin decarboxyliert wird. Dadurch verringert sich die zentrale Wirksamkeit, während die peripheren Nebenwirkungen verstärkt werden. Eine sinnvolle Arzneimittelkombination ist daher die gleichzeitige Gabe von Dopa mit einem peripheren Decarboxylase-Hemmstoff wie dem Benserazid (in *Madopar®) oder Carbidopa (in *Nacom®). Bei gleichen intrazerebralen Dopaminspiegeln kann die tägliche Dosis auf unter 1 g gesenkt werden und die Nebenwirkungen werden erheblich geringer.

Der Wirkungseintritt einer Dopa-Therapie erfolgt erst nach 2 bis 3 Wochen, manchmal erst nach Monaten. Die Wirkung kann auch überraschend aufhören, so daß der Patient, der über lange Zeit beschwerdefrei war, plötzlich wieder eine Akinese bekommt (»On/Off-Effekt«). In diesen Fällen muß auf andere Antiparkinsonmittel umgestellt werden. Motorische (Muskelzuckungen) und vegetative Nebenwirkungen (Übelkeit, Erbrechen) sind häufig. Dopa kann gelegentlich Psychosen auslösen.

Eine andere dopaminerge Verbindung ist das Amantadin (*PK-Merz®), das gut bei Bradyphrenie und Akinesie wirkt. Nebenwirkungen sind Hypotonie, örtliches Auftreten von Ödemen (Gesicht, Finger, Unterschenkel) und Magen-Darm-Beschwerden.

Auch das Lysergsäure-Derivat Bromocriptin (*Pravidel®) sowie das aus

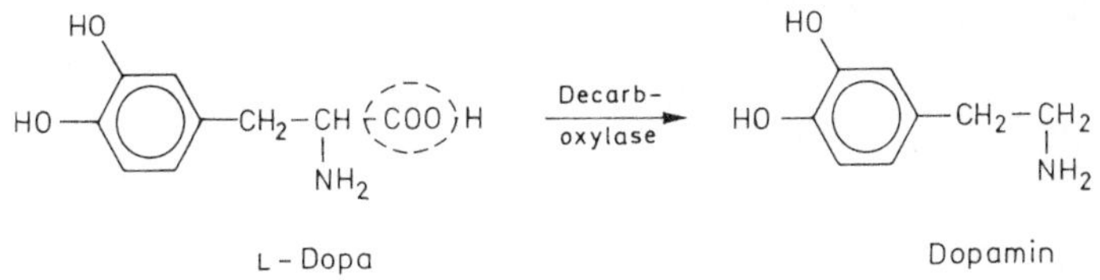

der Migränebehandlung bekannte Lisurid (*Dopergin®) wirkten dopaminerg und zeigen in Kombination mit L-Dopa sehr gute Wirksamkeit.

3.10 Muskelrelaxantien

Muskelrelaxantien sind Arzneimittel, die den Muskeltonus herabsetzen oder den quergestreiften Muskel völlig lähmen. Je nach Angriffspunkt unterscheidet man zentrale und periphere Muskelrelaxantien.

3.10.1 Zentrale Muskelrelaxantien

Zentrale Muskelrelaxantien greifen im Hirnstamm und Rückenmark an. Die Skelettmuskulatur und die Muskulatur der Bauchdecken entspannen sich, die Atemmuskulatur wird nicht beeinflußt. In höheren Dosen wirken diese Arzneimittel zentral sedierend.

Indikationen für zentrale Muskelrelaxantien sind spastische Zustände der Skelettmuskulatur, Muskelkater, Muskelverspannungen, Hexenschuß oder Muskelschmerzen bei Erkältungen.

Viele Tranquilizer (Diazepam, Meprobamat) wirken zentral muskelrelaxierend. Andere Verbindungen sind:

3.10.1.1 Baclofen

Baclofen (*Lioresal) ist ein Derivat der γ-Aminobuttersäure, einem inhibitorisch wirkenden Neurotransmitter des ZNS. Es wird eingesetzt bei chronisch spastischen Zuständen. Nebenwirkungen sind Sedation, Beeinträchtigung der Fahrtüchtigkeit, Übelkeit, Erbrechen und Psychosen. Es darf nicht in den ersten drei Monaten der Schwangerschaft gegeben werden.

3.10.1.2 Chlormezanon

Chlormezanon (*Muskel-Trancopal®) löst Spasmen der Skelettmuskulatur. Als Nebenwirkungen wurden schwere Hautreaktionen beobachtet, insbesondere nach kombinierter Anwendung von Chlormenazon mit Analgetika aus der Gruppe der NSAR (= nichtsteroidale Antirheumatika). In hohen Dosen kann Übelkeit auftreten.

3.10.1.3 *Limptar®

*Limptar®, eine Kombination aus Chinin und Theophyllin-Ethylendiamin, wird zur Vermeidung nächtlicher

Wadenkrämpfe angeboten. Vor dem Schlafengehen wird eine Tablette genommen.

3.10.2 Periphere Muskelrelaxantien

Angriffspunkt der peripheren Muskelrelaxantien ist die Umschaltstelle, an der der Nervenreiz vom motorischen Nerven auf den gestreiften Muskel übertragen wird. Diese Umschaltstelle heißt motorische Endplatte. Neurotransmitter ist Acetylcholin, das an der Muskelzellmembran eine Depolarisation bewirkt. Eine Beeinflussung der Muskelerregung kann mit Arzneimitteln auf zwei Wegen erzielt werden:

»Stabilisierende« Muskelrelaxantien lagern sich an den Acetylcholin-Rezeptor des Muskels und blockieren ihn, ohne selbst Intrinsic activity zu besitzen. Acetylcholin kann daher nicht wirken.

»Depolarisierende« Muskelrelaxantien lagern sich ebenfalls an diesen Rezeptor, besitzen aber intrinsic activity, so daß eine Depolarisation eintritt. Die depolarisierenden Muskelrelaxantien verbleiben dann am Rezeptor und halten die Membran für längere Zeit depolarisiert. Da eine Muskelkontraktion aber nur bei Eintritt einer Depolarisierung, nicht aber bei deren Bestehen stattfindet, ist der Rezeptor für Acetylcholin blockiert und der Muskel kann nicht kontrahiert werden.

Periphere Muskelrelaxantien setzen die motorische Aktivität der Skelettmuskulatur herab. Sie werden bei großen Operationen eingesetzt, um die Reflexe auszuschalten. Da die Atemmuskulatur auch gelähmt ist, muß grundsätzlich künstlich beatmet werden. Weitere Anwendungen von Muskelrelaxantien sind Strychnin-Vergiftungen sowie Tetanus und Tollwut. Bei Überdosierung werden zur Erhöhung der Acetylcholin-Konzentration Cholinesterase-Hemmer gegeben (z. B. Prostigmin).

3.10.2.1 Stabilisierende Muskelrelaxantien

d-Tubocurarin wurde früher von den Indianern als Pfeilgift (Curare) benutzt. Es war für diesen Zweck sehr geeignet, da es nur nach parentaler Anwendung wirkt, nicht aber nach oraler Aufnahme (z. B. beim Verspeisen der zuvor vergifteten Jagdbeute). Wichtigste Nebenwirkung ist eine Histamin-Freisetzung mit Blutdruckabfall und seine Steigerung der Bronchialsekretion.

Andere stabilisierende Muskelrelaxantien sind

Alcuronium (*Alloferin®)
Atracurium (*Tracrium®)

3.10.2.2 Depolarisierende Muskelrelaxantien

Depolarisierende Muskelrelaxantien halten den Muskel in depolarisiertem, nicht erregbarem Zustand. Wichtigstes Arzneimittel dieser Gruppe ist das Suxamethonium (*Lysthenon®). Es wirkt nur sehr kurz und wird von der Cholinesterase zu Succinat und Cholin abgebaut. Cholinesterasehemmer wie Neostigmin wirken bei Überdosierungen nicht als Antidot, sondern verstärken die Wirkung noch weiter.

Als Nebenwirkung wird am Tage nach der Anwendung von Suxamethonium ein Muskelkater empfunden.

3.11 Antiepileptika

Epilepsie ist der Oberbegriff für verschiedene anfallartige Krankheiten. Sie beruhen alle auf einer Erniedrigung der Krampfschwelle im motorischen System.

Man unterscheidet die Epilepsia major (Grand mal) und die Epilepsia minor (Petit mal). Beim Grand mal tritt zunächst ein Vorstadium (Aura) auf, das durch Unruhe, Angst und Halluzinationen gekennzeichnet ist. Ihm folgt der eigentliche Anfall (1–2 Minuten) mit Schrei, Schaum vor dem Mund und der Gefahr des Zungenbisses, manchmal auch mit Urin- und Stuhlabgang. Dem Anfall folgt ein tiefer, kurzer Schlaf. Treten die Anfälle in kurzen Abständen auf, spricht man vom Status epilepticus. Beim Petit mal sind die Krampferscheinungen nicht so deutlich ausgeprägt (ruckartige Bewegungen, charakteristisches Überkreuzen der Arme, Schmatzen). Das Bewußtsein ist stark eingeschränkt (Absence). Ursachen können Hirntumor, Folgen einer Enzephalitis oder frühkindliche Hirnschäden sein. Im Elektroenzephalogramm (EEG) treten ganz typische Signale auf (spikes & waves).

Da Antiepileptika zur Dauertherapie eingesetzt werden, müssen sie eine gute Verträglichkeit und eine große therapeutische Breite besitzen. Sie sollen die Krampfschwelle erhöhen, aber die normale motorische Erregbarkeit nicht beeinflussen.

3.11.1 Barbiturate

Die Barbiturate Phenobarbital (*Luminal) und Primidon (*Mylepsinum®) werden zur Behandlung des Grand mal eingesetzt. Nebenwirkung ist ihr hypnotischer Effekt.

3.11.2 Hydantoine

Auch Hydantoine werden beim Grand mal verwendet. Die wichtigste Verbindung dieser Gruppe ist das Phenytoin (*Phenhydan®, *Epanutin®), das aber ebenfalls zentralnervöse Nebenwirkungen wie Dösigkeit, Sehstörungen, Kopfschmerzen und Depressionen aufweist. Wegen der hohen Plasmaproteinbindung sind Interaktionen mit vielen anderen Arzneimitteln möglich.

Phenytoin ist ein Beispiel für einen Arzneistoff, bei dem die Pharmakokinetik eine wichtige Rolle spielt. Wegen einer möglichen Sättigung des Metabolismus kann es bei einer Dosiserhöhung von Phenytoin zu einem überproportional starken Anstieg des Blutspiegels kommen, so daß toxische Nebenwirkungen auftreten. Da diese Sättigungsgrenze von Patient zu Patient unterschiedlich ist, sollte die Dosis mittels Bestimmung der Phenytoin-Konzentration im Blutplasma individuell optimiert werden (Drug level monitoring).

3.11.3 Carbamazepin

Carbamazepin (*Tegretal®) wird neben seiner Anwendung als Antiepileptikum auch gegen Trigeminusneuralgie verwendet. Nebenwirkungen sind Appetitlosigkeit, Übelkeit und Schwindelgefühl. Weiterhin führt Carbamazepin zu einer Enzyminduktion (s. S. 23).

3.11.4 Succinimide

Auch die Succinimide werden gegen Petit mal verwendet. Handelspräparate sind *Petnidan® (Ethosuximid) und *Petinutin® (Mesuximid).

3.11.5 Weitere Antiepileptika

Valproinsäure (*Ergenyl, *Leptilan®) erhöht die Konzentration von γ-Aminobuttersäure im Gehirn. Sie kann sowohl bei Grand mal als auch bei Petit mal eingesetzt werden.

Auch *Vigabatrin* (*Sabril®) erhöht die Konzentration von Gamma-Aminobuttersäure (GABA) im Gehirn. Durch seine GABA-ähnliche chemische Struktur blockiert es ein GABA-abbauendes Enzym, die GABA-Aminotransferase. Zugelassen ist es zur Kombinationsbehandlung epileptischer Anfälle, die mit bisheriger konventioneller Therapie nicht ausreichend behandelbar sind.

Gabapentin (*Neurontin®) ist ein enger Strukturverwandter der GABA, der genaue antikonvulsive Wirkmechanismus ist noch unklar. Die Verträglichkeit gilt als gut, die kurze Halbwertszeit erfordert eine dreimal tägliche Einnahme.

Zur Zusatzbehandlung bei Epileptikern, die unter einer Standardtherapie nicht anfallsfrei werden oder unerwünschte Wirkungen aufweisen, wurde 1993 *Lamotrigin* (*Lamictal®) zugelassen. Die Substanz vermag die exzessive Freisetzung der Neurotransmitter Glutamat und Aspartat zu hemmen.

Clonazepam (*Rivotril®) ist ein Benzodiazepin, das vor allem zur Unterbrechung des Status epilepticus geeignet ist. Die Nebenwirkungen entsprechen denen der Tranquilizer.

3.12 Entwöhnungsmittel

Das starke Suchtgift Nikotin gilt als Ursache dafür, daß viele Versuche, das gesundheitsschädliche Rauchen aufzugeben, scheitern. Ein therapeutischer Ansatz zur Tabakentwöhnung besteht in der kontrollierten, ausschleichenden Gabe von Nikotin in Form von Kaugummis (in bestimmten Dosierungen rezeptfrei erhältlich) und Wirkstoffpflastern (Transdermale Therapeutische Systeme, TTS). Die Behandlung sollte, um die Erfolgsquote zu erhöhen, unter ärztlicher Betreuung oder im Rahmen eines Entwöhnungsprogramms erfolgen.

Handelsnamen:
Nicorette® Kaugummi
Nicorette® Membranpflaster, Nicotinell® TTS, Nikofrenon® Pflaster

Alkoholentwöhnungsmittel siehe Seiten 97/98.

Mittel zur Entwöhnung Rauschgiftsüchtiger, insbesondere *Substitutionstherapie* mit Methadon und Levomethadon zur Entwöhnung von Opiaten, siehe Seite 85.

4

Arzneimittel mit Wirkung auf das Auge

4.1 Anatomie und Physiologie des Auges

Das Auge wird anatomisch gegliedert in Augapfel, Sehnerv, Tränenorgane und Schutzorgane (Lider, Wimpern, Augenbrauen). Das Innere des Augapfels setzt sich aus drei lichtdurchlässigen Medien, dem Kammerwasser, der Linse und dem Glaskörper zusammen (Abb. 4.1). Das Kammerwasser befindet sich in den beiden Augenkammern und sorgt für die Aufrechterhaltung des Augeninnendruckes (10–20 mmHg). Die Linse ist bikonvex gekrümmt, der Krümmungsgrad wird vom Ziliarmuskel reguliert. Der Glaskörper besteht aus einer elastischen Gallerte. Obwohl er den größten Teil des Augapfels einnimmt, hat er nur wenig Einfluß auf den Sehvorgang. Das Innere des Augapfels ist von einer dreischichtigen Wand umgeben.

- Die äußere Augenhaut besteht aus der derben, undurchsichtigen Sklera (Lederhaut) und der durchsichtigen Cornea (Hornhaut). An der Grenze der Sklera zur Cornea befinden sich die sogenannten Schlemm'schen Kanäle, die den Abfluß des Kammerwassers ins Venensystem ermöglichen.

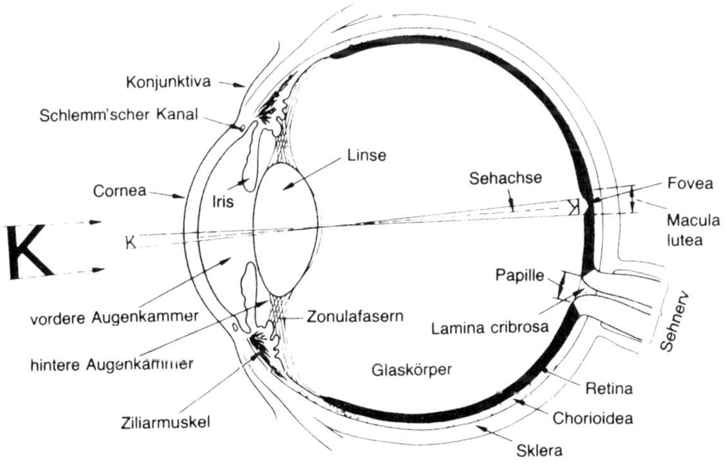

Abb. 4.1 Horizontalschnitt durch das rechte Auge in schematischer Darstellung, nach Grüsser (aus Thews, Mutschler, Vaupel, Anatomie, Physiologie und Pathophysiologie des Menschen. Wissenschaftliche Verlagsgesellschaft, Stuttgart).

- Die mittlere Schicht enthält die Iris (Regenbogenhaut), den Ziliarkörper und die Chorioidea (Aderhaut). Im Zentrum der Iris liegt das Sehloch, die Pupille. Die Iris enthält zwei glatte Muskeln zur reflektorischen Weitenänderung der Pupille bei unterschiedlichen Lichtverhältnissen. Eine Weitstellung der Pupille nennt man Mydriasis, eine Engstellung Miosis. Der Ziliarkörper enthält den Ziliarmuskel, mit dem das Auge den Krümmungsradius der Linse verändern und somit das Bild scharf einstellen kann. Die Chorioidea dient in erster Linie der Nährstoffzuführung.
- Die innere Schicht enthält die Retina (Netzhaut) mit ihren lichtempfindlichen Rezeptoren (Stäbchen und Zapfen). Die Stäbchen enthalten das Photopigment Rhodopsin, das aus einem Eiweißteil (Opsin) und dem Vitamin-A-Aldehyd Retinal besteht. Die Zapfen enthalten verschiedene andere Photopigmente. Von den Photorezeptoren aus wird der Lichtreiz über den Sehnerven ans Zentralnervensystem weitergeleitet. An der Austrittsstelle des Sehnerven aus der Retina (Papille) fehlen die Photorezeptoren, man spricht vom blinden Fleck. In der Mitte der Retina liegt der gelbe Fleck mit einer kleinen Grube, an der das Licht direkten Zutritt zu den Photorezeptoren hat und an der die Weitergabe des Lichtimpulses optimal ist.

Die Tränen- und Schutzorgane dienen der Erhaltung der Funktionsfähigkeit des Auges. Die Innenwand der Augenlider wird von der Konjunktiva (Augenbindehaut) ausgekleidet, die bis auf die Vorderfläche des Augapfels reicht. Sie schützt das Auge vor dem Eindringen von Fremdstoffen. Die Tränenflüssigkeit ist blutisohydrisch (gleicher pH-Wert) und blutisotonisch (gleicher osmotischer Druck) und dient der Reinigung, Befeuchtung und Ernährung der Hornhaut. Die Tränenflüssigkeit verdunstet oder fließt über die ableitenden Tränenwege in den hinteren Nasenraum ab.

4.2 Erkrankungen des Auges und deren Behandlung

4.2.1 Glaukom

Unter einem Glaukom (grüner Star) versteht man eine Erhöhung des Augeninnendruckes, bei dem das Kammerwasser nicht über die Schlemm'schen Kanäle abfließen kann. Zur Therapie werden Parasympathomimetika (s. S. 70) wie Pilocarpin oder Neostigmin eingesetzt, die durch Kontraktion des Muskels in der Iris den Anfluß des Kammerwassers erleichtern. Pilocarpin wird in wäßriger (*Borocarpin®, *Isopto-Pilocarpin®) oder öliger Lösung (*Pilocarpol®) angeboten. Ölige Augentropfen führen zu Sehstörungen und sind zur Anwendung in der Nacht bestimmt. Die Wirkungsdauer ist verlängert. Therapeutisch genutzt wird auch ein Pilocarpin-Depotpräparat, bei dem eine kleine Kunststoffmembran, ähnlich einer Kontaktlinse, unter das Augenlid eingesetzt wird, die den Wirkstoff über mehrere Tage gleichmäßig abgibt. Außer den Parasympathomimetika werden auch noch Clonidin (*Isoglaucon®, s. S. 158 sowie der Betablocker Timolol (*Chibro-Timoptol®) bei Glaukom eingesetzt. Bei beiden ist der genaue Wirkungsmechanismus noch unklar. Schließlich kann auch noch der Carboanhydrasehemmer Acetazolamid (*Diamox®, s. S. 166) verwendet werden, der die Kammerwasserproduktion herabsetzt. Beim Vorliegen eines Glaukoms ist weiterhin immer auf mögliche Kontraindikationen für andere, gleichzeitig applizierte Arzneimittel (z. B. Parasympatholytika, Sympathomimetika, Antiparkinsonmittel) zu achten.

4.2.2 Katarakt

Katarakt (grauer Star) ist eine Trübung der Linse, die meist im Alter auftritt und bisher medikamentös kaum erfolgreich behandelt werden kann.

Mittel der Wahl ist die operative Entfernung der getrübten Linse und Ersatz durch Haftschalen oder Kunststofflinsen. Im frühen Stadium eingesetzt, kann eine Behandlung der Augen mit den nicht verschreibungspflichtigen Wirkstoffen Inosin (Antikataraktikum® N) und Pirenoxin (Clarvisor®) möglicherweise das Fortschreiten einer Linsentrübung verzögern.

4.2.3 Blepharospasmus

Zur Behandlung des Lidkrampfes (= Blepharospasmus) eignet sich eine Zubereitung aus dem Toxin von *Clostridium botulinum*, einem der stärksten bekannten Gifte. Die Anwendung der Injektionslösung (Handelsname: *Botox®) ist Augenkliniken mit entsprechender Erfahrung vorbehalten.

4.2.4 Hornhautentzündungen

Eine Hornhautentzündung (Keratitis) ist entweder bakteriell oder durch eine Virus-Infektion (z. B. Herpes) bedingt. Im ersten Falle erfolgt die Behandlung mit Antibiotika, z. B. mit Chlortetracyclin (*Aureomycin-Augensalbe®). Beim Hornhaut-Herpes werden Virustatika (s. S. 230) eingesetzt wie Aciclovir (*Zovirax®) und Tromantadin (*Viru-Merz®).

4.2.5 Bindehautentzündungen

Eine Bindehautentzündung (Konjunktivitis) führt zu Rötung und Schwellung der Augen sowie häufig auch zu Juckreiz und Brennen. Man kann infektiöse und nicht infektiöse Formen unterscheiden.

- Infektiöse Konjunktivitis
  Bei der bakteriell verursachten Konjunktivitis kommt es zu verstärkter Schleimhautsekretion und zum Eitern. Die Behandlung erfolgt mit Antibiotika in Form von Augentropfen und Augensalben. Eingesetzt werden Aminoglykoside wie Kanamycin (*Kanamytrex®), Gentamycin (*Refobacin®) und Neomycin (*Nebacetin®), weiterhin Polypeptid-Antibiotika (Bacitracin, Gramicidin), Chloramphenicol, Tetracycline sowie Sulfonamide. Bei der viral verursachten Konjunktivitis werden Virustatika (s. S. 229) gegeben.

• Nicht infektiöse Konjunktivitis
Eine Bindehautentzündung kann häufig auch durch mechanische Ursachen (Luftzug, Staub), Überanstrengung, Allergien oder bei Erkältungen auftreten. Zur Therapie werden in erster Linie Sympathomimetika (s. S. 76) eingesetzt wie Phenylephrin (Visadron®), Naphazolin (Privin®), Tetryzolin (Yxin®) oder Tramazolin (Biciron®). Diese Präparate kontrahieren die Gefäße und führen so zur Schleimhautabschwellung. In schweren Fällen können auch Corticosteroide verwendet werden wie Prednisolon (*Ultracortenol®), Dexamethason (*Spersadex®) und Medryson (*Ophtocortin®). Auch adstringierend wirkende Augentropfen, die häufig Zinksalze enthalten finden Verwendung. Bei allergisch bedingter Konjunktivitis (z. B. bei Heuschnupfen) können zusätzlich zur systemischen Antihistaminika-Therapie (s. S. 197) auch lokal antihistaminikahaltige Augentropfen eingesetzt werden. Diese sind meist mit einem Sympathomimetikum kombiniert wie Antistin Privin® oder Ophtalmin®.

4.2.6 Gerstenkorn

Beim Gerstenkorn (Hordeolum) liegt eine bakteriell verursachte Entzündung der Talgdrüsen des Augenlides vor, die zu schmerzhafter Schwellung und Eiterung führt. Die Behandlung erfolgt mit antibiotischen Augensalben.

5

Arzneimittel mit Wirkung auf die Atmung

5.1 Anatomie und Physiologie des Respirationstrakts

5.1.1 Lunge und Atemwege

Die Lunge besteht aus zwei Lungenflügeln, von denen der rechte Flügel in drei und der linke in zwei Lungenlappen unterteilt ist. In der Lunge wird der Sauerstoff aus der Einatmungsluft ins Blut aufgenommen und das Kohlendioxid vom Blut in die Ausatmungsluft abgegeben. Dieser Stoffaustausch findet in den Alveolen (Lungenbläschen) statt. Die Luft gelangt dabei über die Trachea (Luftröhre) und die beiden Stammbronchien in die Lungenflügel. Die beiden großen Bronchien verzweigen sich in der Lunge zu kleineren Bronchien und noch kleineren Bronchiolen, die dann in die Alveolen münden. Die Innenwand der Luftröhre und der Bronchien ist mit einem Flimmerhaarepithel ausgekleidet. Diese Flimmerhaare können kleine Partikel, die in die Bronchien gelangt sind, wieder aus den Luftwegen herausbefördern.

5.1.2 Regulation der Atmung

Der Atemablauf wird vom Atemzentrum zentral gesteuert. In der Aortenwand befinden sich Chemorezeptoren, die kontinuierlich die Sauerstoffkonzentration im Blut messen und bei O_2-Mangel eine Steigerung der Atemfrequenz bewirken. Eine Zunahme der Kohlendioxid-Konzentration im Blut bewirkt ebenfalls eine Atemsteigerung.

5.1.3 Krankheiten des Respirationstraktes

5.1.3.1 Asthma bronchiale

Bronchialasthma kommt durch eine Verengung der Atemwege zustande. Gründe für diese Verengung können sein:
- ein Spasmus der Bronchialmuskulatur,
- ein Ödem in der Bronchialwand,
- eine übermäßige Sekretion von Bronchialschleim.

Das Bronchialasthma tritt in Form von Asthmaanfällen mit starker Atemnot auf. Sehr häufig ist Asthma allergisch bedingt.

5.1.3.2 Chronische Bronchitis

Die chronische Bronchitis ist eine Entzündung der Luftwege mit starker Schleimproduktion und chronischem Husten. Vor allem Raucher leiden häufig an chronischer Bronchitis, da bei ihnen das Flimmerepithel zerstört ist. Der Reinigungsmechanismus kann nicht stattfinden, Fremdkörper verbleiben in den Bronchien und führen zu Entzündungen und starker Schleimproduktion.

5.1.3.3 Atemnotsyndrom Frühgeborener

Die Luftwege sind bis hin zu den Alveolen mit einem dünnen Film ausgekleidet, der die Lungenbläschen vor dem Austrocknen und Zusammenkleben schützt sowie den Schleimtransport erleichtert. Bei Frühgeborenen, die vor der 30. Schwangerschaftswoche geboren wurden oder ein Geburtsgewicht unter 1500 Gramm haben, besteht die Gefahr, daß sich aufgrund einer noch unzureichenden Bildung dieses als Surfactant bezeichneten Films ein lebensbedrohliches Atemnotsyndrom entwickelt. Die Einmalgabe von aus Rinderlungen extrahiertem Surfactant (*Survanta®, *Alveofact®) verbessert die Überlebenschancen der kleinen Patienten deutlich. *Exosurf® Neonatal enthält Colfoscerilpalmitat, einen Hauptbestandteil des menschlichen Surfactants.

5.2 Antitussiva und Expektorantien

Antitussiva sind Arzneimittel, die das Hustenzentrum im Stammhirn blockieren. Husten ist ein Schutzreflex, der durch Reizung der Schleimhaut der Luftwege ausgelöst wird. Antitussiva dienen der Behandlung von trockenem Reizhusten. Bei Produktion größerer Sekretmengen sollten sie nicht eingesetzt werden, da das Abhusten des Sekrets verhindert wird.

Expektorantien wirken genau umgekehrt, sie erleichtern das Abhusten und lösen das Sekret.

5.2.1 Antitussiva

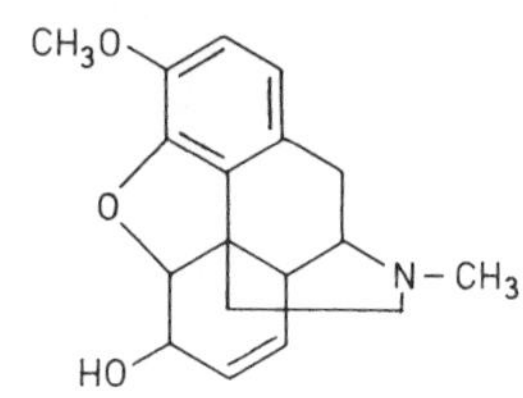

Codein

Viele Antitussiva kommen aus der Gruppe der Morphinderivate, das Codein hat die größte Bedeutung. Die antitussive Wirkung ist ausgezeichnet, die analgetische und euphorisierende aber im Vergleich zu Morphin nur gering. Da Codein noch eine atemdepressive Wirkung aufweist, darf es an Säuglinge nicht verabreicht werden. Nebenwirkungen des Codeins sind Sedierung und Obstipation.

Andere Morphinderivate, die als Antitussiva eingesetzt werden, sind:

Dihydrocodein	(*Paracodin®, *Remedacen®)
Hydrocodon	(v*Dicodid®)
Dextromethorphan	(in Wick Formel 44®)

Narcotin (Noscapin, *Capval®) ist ein weiteres Opiumalkaloid mit antitussiver Wirkung.

Auch Derivate des Methadons wirken antitussiv:

Isoaminil	(Peracon®)
Clobutinol	(Silomat®)

Weitere Antitussiva aus anderen Gruppen:

Oxeladin	(Dorex®)
Pentoxyverin	(Sedotussin®)

5.2.2 Expektorantien

Expektorantien sind Substanzen, die die Entfernung von Bronchialsekret aus den Bronchien und der Trachea erleichtern oder beschleunigen.

Zu diesem Zwecke werden zahlreiche Drogen eingesetzt, die entweder Saponine oder ätherische Öle enthalten. Synthetisch hergestellte Expektorantien sind Bromhexin (Bisolvon®), Ambroxol (Mucosolvan®) und Guaifenesin. Eine fixe Kombination von Antitussivum und Expektorans ist nicht sinnvoll, da der vom Expektorans gelöste Schleim nicht abgehustet werden kann, wenn das Antitussivum den Hustenreiz unterdrückt. Dennoch findet man einige Handelspräparate mit derartigen Kombinationen auf dem Markt.

Präparate, die ätherische Öle enthalten, werden auch äußerlich als Einreibemittel eingesetzt.

Kombinationspräparate:

Bronchicum-Elixir N®	(Ätherische Öle, Saponine, Ephedrin)
Melrosum®	(Ätherische Öle, Saponine)

5.2.3 Mukolytika

Zur Verflüssigung zähen Bronchialsekrets kommen insbesondere synthetische Derivate der körpereigenen Aminosäure Cystein zum Einsatz, die Disulfidbrücken in Proteinen sprengen können. Durch Zerkleinerung der kompakten Schleimmassen werden diese abhustbar, die Viskosität des Schleims im Respirationstrakt nimmt ab.

Neben dem der Verschreibungspflicht unterliegenden Wirkstoff Carbocistein (*Mucopront®, *Pulmoclase®, *Transbronchin®) kommt vor allem dem Acetylcystein (ACC, *Fluimucil®) große praktische Bedeutung zu. Für die orale Anwendung bei akuten Erkältungskrankheiten wurde ACC aus der Rezeptpflicht entlassen (Stas® akut).

Acetylcystein wird ferner als Kurzinfusion bei Paracetamol-Vergiftungen eingesetzt und zählt zu den Antidoten (*Fluimucil® Antidot).

5.3 Antiasthmatika

Das allergisch bedingte Asthma kann kausal mit einer Hyposensibilisierungstherapie behandelt werden. Hierbei muß zunächst ermittelt werden, gegen welches Antigen die Allergie gerichtet ist. Dieses Allergen wird dann in Form einer Impfung, in steigenden Dosen, an den Asthmapatienten verabreicht, wodurch sich ein schützender Antikörperspiegel aufbaut.

Zur symptomatischen Therapie werden meist Sympathomimetika (s. S. 76) eingesetzt, die zu einer Erschlaffung der Bronchialmuskulatur führen und so den Anfall durchbrechen. β_2-Sympathomimetika haben den Vorteil, keine Nebenwirkungen am Herzen zu zeigen. Wirkstoffe und Handelspräparate aus dieser Gruppe sind

Fenoterol	(*Berotec®)
Reproterol	(*Bronchospasmin®)
Salbutamol	(*Sultanol)
Salmeterol	(*Aeromax®).

Auch das Xanthin-Derivat Theophyllin wirkt broncholytisch. Wegen seiner schlechten Löslichkeit wird es entweder in Kombination mit Ethylendiamin (*Euphyllin®) oder in Form der hydroxylierten Derivate Etofyllin und Diprophyllin eingesetzt (*Asthmolysin®). Wegen der relativ geringen therapeutischen Breite des Theophyllins und großen interindividuellen Unterschieden in der Pharmakokinetik ist es ratsam, die optimale Dosis für jeden Patienten nach Überprüfung des Plasmaspiegels festzulegen (Drug level monitoring). Dies trifft vor allem für die Behandlung von Säuglingen und Kindern zu.

Bei allergisch bedingtem Asthma bronchiale wird weiterhin Cromoglicinsäure (*Intal®) angewandt, die den Asthmaanfall verhindert, weil aus den Mastzellen kein Histamin freigesetzt werden kann.

Bei schweren Asthmaanfällen werden zur Lebensrettung hohe Dosen von Glucocorticoiden (s. S. 185) intravenös gegeben, während niedrigere Dosen der Corticoide in lokaler Form (Dosieraerosole) zur Prophylaxe dienen. Eingesetzt werden z. B. Budenosid (*Pulmicort®), Flunisolid (*Inhacort®) und Beclomethasondipropionat (*Sanasthmyl®).

Wegen der durch die Corticoide hervorgerufenen Unterdrückung der Infektionsabwehr können als Nebenwirkung Pilzinfektionen im Rachenraum auftreten.

5.4 Rhinologika

Die Luft gelangt beim Einatmen normalerweise zunächst in die Nase, wo sie erwärmt, befeuchtet und gereinigt wird. Die Nasenschleimhaut ist daher besonders leicht einer meist viralen Infektion mit Nasenschleimhautschwellung und Schnupfen ausgesetzt. Diese Rhinitis kann sich auf die Nebenhöhlen (Sinusitis) und das Mittelohr (Otitis media) ausbreiten. Zur Schleimhautabschwellung werden α-Sympathomimetika (s. S. 79) in Form von Tropfen, Sprays oder Salben eingesetzt. Als Nebenwirkung können bei Resorption Blutdrucksteigerung und Atemstörungen auftreten, die vor allem bei Säuglingen und Kleinkindern sehr gefährlich sein können. Sie müssen daher eine niedrigere Dosis erhalten. Auch bei Patienten mit zu hohem Blutdruck oder einem Glaukom ist Vorsicht geboten. Wegen der erhöhten Resorptionsgefahr sollte bei Kleinkindern und Säuglingen kein Spray verwendet werden (s. S. 19).

Zur oralen Schnupfentherapie ist das β-Sympathomimetikum Buphenin (Arbid N®) erhältlich. Das ebenfalls oral einzunehmende Rhinopront® enthält dagegen das α-Sympathomimetikum Phenylephrin (s. S. 78).

5.5 Arzneimittel bei Erkältung und Grippe

Grippe (Influenza) wird durch Viren verursacht. Die Übertragung erfolgt durch Tröpfcheninfektion. Symptome sind ein Katarrh (seröse Entzündung) der oberen Luftwege mit Schnupfen,

Husten, Heiserkeit, Fieber, Muskel- und Kopfschmerz. Der grippale Infekt (Erkältung) ist dagegen eine bakterielle Infektion. Grippe und Erkältung werden in der Regel nur symptomatisch behandelt. Gegen die Grippe kann prophylaktisch eine Impfung durchgeführt werden (*Begrivac®), deren Erfolg aber wegen des ständigen Wechsels der Grippeerreger nicht sicher ist. Bei Erkältungen können in schweren Fällen als kausale Therapie Antibiotika eingesetzt werden.

Die Symptome können gelindert werden durch

Sympathomimetika (s. S. 77)

Antipyretika (s. S. 86)

Antitussiva und Expektorantien (s. S. 114)

Immunstimulanzien (s. S. 137)

Kombinationspräparate gegen Erkältungskrankheiten

Zur symptomatischen Behandlung dieser Infekte werden u. a. folgende Kombinationspräparate angeboten:

Doregrippin®	Paracetamol, Phenylephrin (Antihistaminikum)
Ilvico® N	Brompheniramin (Antihistaminikum), Paracetamol, Coffein, Vitamin C
Wick MediNait®	Doxylamin (Antihistaminikum), Ephedrin, Dextromethorphan (Antitussivum), Paracetamol. Wick MediNait® darf nicht an Kinder unter 12 Jahren gegeben werden.

6

Arzneimittel mit Wirkung auf das Blut

6.1 Aufgaben und Bestandteile des Blutes

Das Blut erfüllt im Körper zahlreiche Aufgaben. Die wichtigsten sind:
- Transport von Sauerstoff von der Lunge in die Gewebe,
- Transport von Kohlendioxid von den Geweben in die Lunge,
- Transport von Nährstoffen, Hormonen und anorganischen Ionen,
- Aufrechterhaltung des physiologischen pH-Wertes mit verschiedenen Puffersystemen,
- Wärmeregulation des Körpers durch Abführen der gebildeten Wärmeenergie an die Körperoberfläche,
- Infektionsabwehr.

Die durchschnittliche Blutmenge des Menschen beträgt etwa 8% seines Körpergewichtes, beim Erwachsenen etwa 5 bis 6 Liter. Man kann die Bestandteile des Blutes unterteilen in Blutzellen und das Blutplasma, in dem die Blutzellen suspendiert sind. Der Anteil der Blutzellen beträgt beim Gesunden etwa 45% der Gesamtblutmenge. Dieser Blutzellanteil kann auch durch den sogenannten Hämatokrit-Wert ausgedrückt werden:

$$\text{Hämatokrit} = \frac{\text{Volumen der Blutzellen}}{\text{Volumen des Blutes}}$$

Multipliziert man den Hämatokrit-Wert mit 100, erhält man den prozentualen Anteil der Blutzellen am Blutvolumen. Der Hämatokrit-Wert liegt normalerweise zwischen 0,41 und 0,48, bei Aufenthalten in großen Höhen kann er aber auch höhere Werte annehmen, weil dort eine größere Erythrozytenmenge notwendig ist, um das geringere Sauerstoffangebot auszunutzen.

6.1.1 Blutzellen

Prinzipiell kann man drei Blutzellarten unterscheiden:

- Erythrozyten (rote Blutzellen),
- Leukozyten (weiße Blutzellen),
- Thrombozyten (Blutplättchen).

Die durchschnittliche Menge der einzelnen Blutzellarten im Blut sowie deren Größe kann Tabelle 6.1 entnommen werden:

Die Blutzellen sind im Blutplasma suspendiert und sedimentieren im Citratblut, d. h. im durch Zusatz von Citronensäure oder Natriumcitrat ungerinnbaren Blut. Die Bestimmung dieser Blutkörperchensenkungsgeschwindigkeit ist ein leicht durchführbarer diagnostischer Test. Die normale Senkungsgeschwindigkeit liegt bei 3 bis 7 mm pro Stunde für Männer und 7 bis 11 mm pro Stunde für Frauen. Eine Erhöhung dieser Werte deutet auf eine Erkrankung im Körper (z. B. eine Entzündung) hin, nach der dann gezielt gesucht werden muß.

Tab. 6.1 Übersicht über die Blutzellen und deren Größe.

	Zellzahl pro µl Blut	Durchmesser
Erythrozyten	~5000000	6 µm
Leukozyten		
Granulozyten	2000–7000	10 µm
Monozyten	100–600	16 µm
Lymphozyten	1000–4000	8 µm
Thrombozyten	~250000	3 µm

6.1.1.1 Erythrozyten

Erythrozyten stellen mit Abstand den Hauptanteil der Blutzellen. Sie sehen unter dem Mikroskop aus wie kleine Scheiben, die in der Mitte von beiden Seiten eingedellt sind. Hauptaufgabe der Erythrozyten ist der Transport des Sauerstoffs von der Lunge in die Gewebe. Weiterhin wirken sie noch mit beim Abtransport des Kohlendioxid aus den Geweben in die Lunge sowie bei der pH-Regulation des Blutes.

Die Erythrozyten werden im roten Knochenmark der platten Knochen und der Gelenkenden der Röhrenknochen gebildet. Diesen Vorgang nennt man Hämatopoese. Sie enthalten keinen Zellkern und können sich durch Teilung nicht mehr weiter vermehren. Die Lebensdauer der Erythrozyten beträgt etwa 120 Tage, dann werden sie in Milz, Leber und Knochenmark phagozytiert (= von anderen Zellen aufgenommen). Durch die Erythropoese werden jede Minute etwa 160 Millionen neue Erythrozyten produziert. Die Regulation dieser Zellproduktion erfolgt über mehrere Stufen: Sinkt die Zahl der Erythrozyten im Körper, kommt es zu einer Beeinträchtigung der Sauerstoffversorgung, zur Hypoxie.

Als Reaktion darauf wird in der Niere eine Substanz, der sogenannte **R**enale **E**rythropoetische **F**aktor (REF) freigesetzt, der im Blutplasma die Freisetzung des Glykoproteins Erythropoetin aus den Plasmaglobulinen bewirkt. Das Erythropoetin stimuliert dann im Knochenmark die Erythropoese, wodurch die Sauerstoffversorgung verbessert wird. Ein humanes, gentechnisch hergestelltes Erythropoetin-Präparat ist *Erypo® 4000.

Etwa 30% der Erythrozyten bestehen aus dem Hämoglobin, einem Eiweiß, das das für den Sauerstofftransport wichtige Häm enthält. Jedes Hämoglobinmolekül besteht aus 4 Polypeptid-Ketten mit je einem Häm. Dieses ist der rote Farbstoff des Blutes, er enthält zweiwertiges Eisen (Fe^{2+}) das Zentralatom:

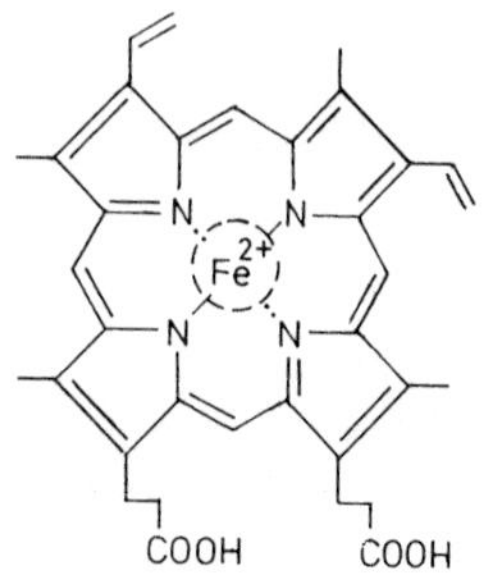

Häm

In den Lungen wird das Hämoglobin mit Sauerstoff beladen, wobei das Eisen zweiwertig bleibt. Dieses arterielle Blut mit dem Hämoglobin-Sauerstoff-Komplex (HbO_2) ist hellrot. In den Geweben der Peripherie wird der Sauerstoff an die Zellen für oxidative energieliefernde Prozesse abgegeben. Auch hierbei ändert sich die Wertigkeit des Eisens nicht. Die Farbe des nunmehr sauerstoffarmen, venösen Blutes ist dunkelrot. Aus den Geweben wird gleichzeitig mit der Abgabe des Sauerstoffs das Stoffwechselprodukt Kohlendioxid (CO_2) aus den Zellen ins Blut aufgenommen und zu den Lungen transportiert, wo es ausgeatmet werden kann. Der Abtransport des CO_2 erfolgt aber nicht über eine Bindung ans Fe^{2+} des Hämoglobins analog zum Sauerstoff-Transport, sondern CO_2 wird, mit Hilfe des Enzyms Carboanhydrase in den Erythrozyten zu Hydrogencarbonat (HCO_3^-) umgewandelt und dann im Austausch gegen Chlorid (Cl^-) ans Plasma abgegeben:

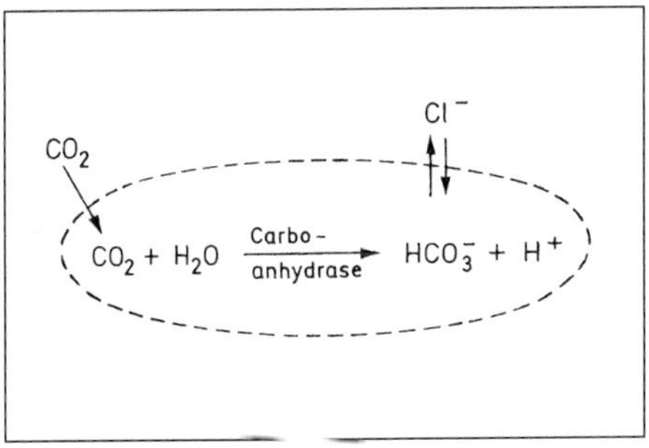

Ein Teil des CO_2 wird außerdem an die freien Aminogruppen des Hämoglobins angelagert.

Die Funktion des Hämoglobins als Sauerstofftransporteur kann beeinträchtig werden durch:

a) Kohlenmonoxid,
b) Methämoglobinbildner,
c) Hämolyse.

a) Kohlenmonoxid (CO)
Kohlenmonoxid hat eine große Affinität zum Fe^{2+} des Hämoglobins und wird etwa 200mal stärker gebunden als Sauerstoff. Für einen Luftsauerstoffgehalt von 20% bedeutet das, daß bei einer 200fach niedrigeren Konzentration, also 0,1% CO, gleichviele Hämoglobinmoleküle mit O_2 wie mit CO besetzt sind. Die Sauerstoffversorgung ist in einem solchen Zustand lebensgefährlich eingeschränkt. Kohlenmonoxid entsteht bei unvollständigen Verbrennungen (schlechtziehende Öfen, Autoabgase) und ist im Tabakrauch reichlich vorhanden. So sind bei starken Rauchern ständig 5% des Hämoglobins mit CO besetzt, bei tiefen Lungenzügen bis zu 10%.

b) Methämoglobinbildner
Methämoglobin ist Hämoglobin, dessen Eisen zu dreiwertigem Fe^{3+} oxidiert ist. Es ist nicht in der Lage, Sauerstoff zu transportieren. Der Organismus des Erwachsenen kann Methämoglobin mit Hilfe des Enzyms Methämoglobin-Reduktase in gewissem Umfang in Hämoglobin zurückverwandeln. Bei Säuglingen ist dieses Enzym jedoch noch nicht voll aktiv; aus diesem Grunde sollte die Gabe von Arzneimitteln, die selbst – oder deren Metaboliten – Methämoglobinbildner sein können, an Säuglinge vermieden werden (s. Phenacetin, S. 87).

c) Hämolyse
Unter Hämolyse versteht man den Austritt von Hämoglobin aus den Ery-

throzyten. Einer Blutprobe kann man ansehen, ob sie hämolysiert ist: während unhämolysiertes Blut undurchsichtig und deckfarben ist, ist das Blut nach vollständiger Hämolyse durchsichtig.

6.1.1.2 Leukozyten

Leukozyten werden in drei Gruppen unterteilt:

a) Granulozyten,
b) Monozyten,
c) Lymphozyten.

a) Granulozyten
Die Granulozyten werden im Knochenmark gebildet, ihre Lebensdauer beträgt etwa 10 Tage, von denen sie aber nur einige Stunden im Blut verbringen. Ihren Namen haben die Granulozyten von Granula (Körnchen) im Zytoplasma, die verschieden anfärbbar sind, so daß sie noch einmal in drei Gruppen eingeteilt werden.

- *Neutrophile Granulozyten.* Neutrophile Granulozyten stellen mit etwa 60% die größte Gruppe der Leukozyten dar. Sie enthalten viele proteolytische (eiweißspaltende) Enzyme, die sie in die Lage versetzen, artfremdes Eiweiß in die Zelle aufzunehmen und abzubauen (Phagozytose). Wegen dieser Eigenschaft werden sie auch als Mikrophagen bezeichnet. Mikrophagen können sich amöbenartig fortbewegen.
- *Eosinophile Granulozyten.* Auch die eosinophilen (azidophilen) Granulozyten sind zur Phagozytose befähigt. Bei allergischen Reaktionen ist die Zahl der eosinophilen Granulozyten erhöht.
- *Basophile Granulozyten.* Basophile Granulozyten phagozytieren nicht. Sie enthalten viel Histamin, Heparin und Serotonin.

b) Monozyten
Monozyten sind etwa doppelt so groß wie Granulozyten. Da sie genau wie die neutrophilen und eosinophilen Granulozyten phagozytieren können, werden sie im Gegensatz zu diesen Mikrophagen auch als Makrophagen bezeichnet. Da sie größer sind, können sie auch mehr Substanz aufnehmen und sich z. B. ganze Zellen einverleiben. Auch sie werden im Knochenmark gebildet und sind amöbial beweglich.

c) Lymphozyten
Lymphozyten können nicht phagozytieren und unterscheiden sich daher funktionell von Mikro- und Makrophagen. Bei Erwachsenen beträgt der Anteil der Lymphozyten an den Leukozyten etwa 30%, bei Kindern ist es erheblich mehr. Lymphozyten werden außer im Knochenmark in den lymphatischen Geweben gebildet wie Milz, Thymus, Rachenmandeln und Lymphknoten. Ihre Hauptaufgabe ist die Antikörper-Produktion (s. S. 136).

Unterschreitet die Gesamtzahl der Leukozyten 4000/µl, spricht man von einer Leukopenie, überschreitet sie 10000/µl, von einer Leukozytose.

Die Agranulozytose ist eine Überempfindlichkeitsreaktion, bei der die Zahl der Granulozyten herabgesetzt ist. Sie kann auch durch Arzneimittel (z. B. Pyrazolone) verursacht sein und tödlich enden. Unter Leukämie versteht man die unkontrollierte Bildung von Leukozyten. Es ist eine maligne Entartung und gehört daher zu den Krebserkrankungen (s. S. 249).

6.1.1.3 Thrombozyten

Die Aufgabe der Thrombozyten (Blutplättchen) ist es, eine Blutung zu stillen und die Blutgerinnung zu unterstützen. Zur Blutstillung ballen sich die Thrombozyten zusammen und bilden einen ersten mechanischen Pfropf. Weiterhin setzen sie Serotonin frei, das eine Kontraktion der Gefäße an der Blutungsstelle bewirkt und so die Blutstillung unterstützt. Gleichzeitig wird die eigentliche Blutgerinnung eingeleitet, bei der durch Zusammenballung von Plasmaproteinen ein massiver Verschluß der Blutungsstelle erzeugt wird (s. S. 127). Thrombozyten sind etwas kleiner als Erythrozyten. Ihre Lebensdauer beträgt etwa 1 bis 2 Wochen.

6.1.2 Blutplasma und Blutserum

Blutplasma ist Blut ohne seine zellulären Bestandteile. Es kann aus Citratblut durch Abzentrifugieren der Blutzellen gewonnen werden.

Blutserum ist Blutplasma ohne Fibrinogen, einen Proteinbestandteil des Blutplasmas. Läßt man Blut gerinnen, so steht das gelblich-klare Serum über dem festen Bodensatz.

Das Blutplasma besteht zu mehr als 90% aus Wasser. Etwa 7 bis 8% des Plasmas nehmen die Plasmaproteine ein, der Rest sind Elektrolyte, Kohlenhydrate und viele andere Substanzen, die im Plasma gelöst an alle Stellen des Körpers transportiert werden können.

Die Plasmaproteine werden eingeteilt nach ihrem elektrophoretischen Verhalten. Bringt man eine Plasmaprobe auf ein Trägermaterial, das mit einer leitenden Flüssigkeit getränkt ist und legt eine elektrische Spannung an, so wandern die einzelnen Eiweißmoleküle je nach ihrer Ladung und ihrer Molekülgröße unterschiedlich schnell im elektrischen Feld und werden mit Hilfe dieses Prinzips getrennt (Elektrophorese, Abb. 6.1).

Der prozentuale Anteil der einzelnen Proteinarten am Gesamtplasmaprotein ist etwa:

Albumin	60%
α_1-Globulin	3%
α_2-Globulin	9%
β-Globulin	11%
γ-Globulin	17%

Die Albumine sind relativ kleine Plasmaproteine. Ihre Hauptaufgabe ist die Regulierung des osmotischen Druckes im Blut. Da sie selbst die Kapillarwände der Gefäße nicht passieren können, üben sie einen kolloidosmotischen Druck aus und verhindern den Austritt großer Wassermengen aus den Gefäßen. Weiterhin spielen die Albumine als Transportproteine eine große Rolle, da sie in der Lage sind, bestimmte Substanzen (z. B. Arzneimittel) reversibel zu binden. Es stellt sich ein Gleichgewicht ein zwischen Arzneistoff am Protein und Arzneistoff, der frei im Plasmawasser gelöst ist. Dabei ist zu bedenken, daß immer nur der jeweils freie Arzneistoff pharmakologisch aktiv ist, metabolisiert und ausgeschieden werden kann (s. S. 20).

Auch Globuline können als Transportproteine fungieren. Hierzu gehören die Lipoproteine, die Fett durch das Plasma transportieren, das Transferrin, das Eisen transportiert, oder das Transcortin, welches das Nebennierenrindenhormon Cortisol trägt. Auch

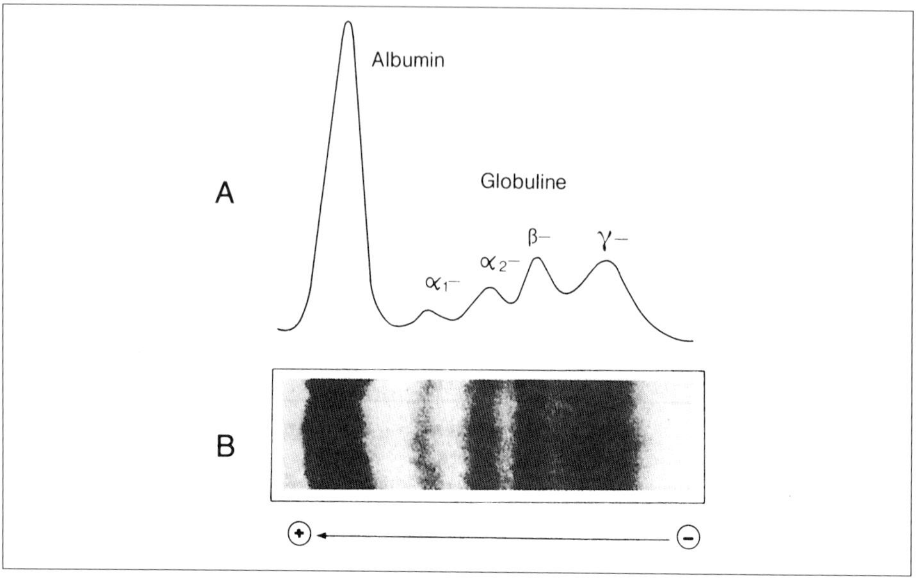

Abb. 6.1 Elektropherogramm der Plasmaproteine (aus Thews, Mutschler, Vaupel, Anatomie, Physiologie, Pathophysiologie des Menschen, Wissenschaftliche Verlagsgesellschaft, Stuttgart).

die für die Blutgerinnung wichtigen Proteine Prothrombin und Fibrinogen gehören zur Globulinfraktion. Die γ-Globuline werden auch als Immunglobuline bezeichnet, weil sie die Träger der Antikörper sind und wichtige Aufgaben bei der Infektabwehr haben (s. S. 136).

Neben der Transportaufgabe und der Aufrechterhaltung des osmotischen Druckes dienen die Plasmaproteine auch zur Konstanterhaltung des pH-Wertes des Blutes und zur Ernährung des Organismus.

6.1.3 Blutgruppen

Die Erythrozyten tragen an ihren Membranen Antigene, die als Hämagglutinogene bezeichnet werden. Die beiden stärksten Antigene tragen die Namen A- und B-Hämagglutinogen und ihr Auffinden im Blut führte zur Unterteilung in die unterschiedlichen Blutgruppen. So besitzt ein Mensch der Blutgruppe A Erythrozyten, die an ihrer Membran das Hämagglutinogen A haben. In seinem Blutplasma befindet sich gleichzeitig ein Antikörper, der gegen das Hämagglutinogen B gerichtet ist (Anti B). Umgekehrt sind die Verhältnisse bei einem Angehörigen der Blutgruppe B. Ein Vertreter der Blutgruppe 0 hat weder A- noch B-Antigen an den Erythrozyten und sowohl Anti A als auch Anti B im Plasma, Menschen der Blutgruppe AB tragen beide Antigene an den Erythrozyten und besitzen weder Anti A noch Anti B im Plasma. Eine Übersicht gibt Tabelle 6.2.

Beim Zusammentreffen von Blut unterschiedlicher Blutgruppen kommt

Tab. 6.2 Blutgruppen, Hämagglutinogene und Antikörper.

Blutgruppe	Hämagglutinogen der Erythrozyten	Antikörper im Serum
A	A	Anti B
B	B	Anti A
AB	A und B	keine
0	keine	Anti A und Anti B

es zu einer Reaktion zwischen den entsprechenden Antigenen und Antikörpern, Erythrozyten ballen sich zusammen (Agglutination) und hämolysieren. Aus diesem Grund darf einem Empfänger nie Blut einer anderen Blutgruppe transfundiert werden. Vor jeder Bluttransfusion wird die sogenannte Kreuzprobe durchgeführt, bei der Erythrozyten und Plasma von Spender und Empfänger im Labor »kreuzweise« auf eventuelle Reaktionen vor der Übertragung getestet werden.

Neben diesem AB0-System gibt es noch zahlreiche andere Blutgruppen-Systeme, von denen noch das Rhesus-System wichtig ist. Besitzt ein Mensch das dominant vererbliche D-Antigen an den Erythrozyten, bezeichnet man sein Blut als Rh-positiv (groß geschrieben), fehlt das D-Antigen, nennt man dies rh-negativ (klein geschrieben). Im Serum eines rh-negativen Menschen liegen als Unterschied zum AB0-System von vornherein keine D-Antikörper vor. Gelangen aber Rh-positive Erythrozyten in dessen Blut, werden D-Antikörper gebildet. Erst beim Zweitkontakt tritt dann die Antigen-Antikörper-Reaktion auf. Dieser Vorgang hat besondere Bedeutung bei der Geburt eines Rh-positiven Kindes durch eine rh-negative Mutter. Nach der Geburt des Kindes setzt die Antikörperproduktion der Mutter gegen die bei der Geburt übertragenen D-Antigene des Kindes ein. Bei der nächsten Geburt eines Rh-positiven Kindes kommt es dann zu schweren Zwischenfällen, die sich vor allem auf das erythropoetische System des Feten auswirken. Die einzige hilfreiche Therapie in einer solchen Situation ist der vollständige Blutaustausch. Um einen solchen Zwischenfall zu vermeiden, gibt man rh-negativen Müttern nach der Geburt Rh-positiver Kinder Anti-D-Immunglobulin (*Rhesogam®, also Anti-D-Antikörper, die die körpereigene Ausbildung von Antikörpern (Sensibilisierung) unterdrücken.

Neben den genannten Blutgruppen gibt es noch zahlreiche weitere, die manchmal juristische Bedeutung haben können (z. B. bei Vaterschaftsprozessen).

6.2 Plasmaersatzmittel

Plasmaersatzmittel werden eingesetzt bei Volumenmangel im Gefäßsystem. Dieser Volumenmangel kann begründet sein durch erhebliche Blutverluste, gesteigerte Wassergabe nach starkem Erbrechen oder starkem Durchfall oder auch nach plötzlicher Weitstellung aller Kapillargefäße. Diesen Zustand nennt man Schock; der Blutdruck fällt dabei ab. Blutverluste bis zu 500 ml kann der Körper ohne große Schwierigkeiten verkraften. Gewebsflüssigkeit ersetzt das Plasma, die Regeneration der Blutzellen dauert aber etwa einen Monat.

Plasmaersatzflüssigkeiten füllen also nur das Volumen innerhalb der Gefäße auf und sind nicht mit Bluttransfusionen zu verwechseln, bei denen von einem Spender Blut mit allen Blutzellen übertragen wird. Eine Anforderung an eine Plasmaersatzflüssigkeit ist vor allem die Fähigkeit, lange genug im Gefäßsystem zu verweilen, d. h. die Moleküle müssen groß genug sein, um nicht gleich durch die Gefäßwände ins Gewebe zu diffundieren. Isotonische Kochsalzlösung ist daher keine geeignete Plasmaersatzflüssigkeit. Andererseits sollen die Plasmaersatzmittel aber auch nicht für immer im Blut verbleiben. Sie müssen daher nach einer gewissen Zeit abgebaut und ausgeschieden werden können.

6.2.1 Humanalbumin

Die ideale Plasmaersatzflüssigkeit ist eine Lösung menschlichen Albumins (*Humanalbin®). Sie enthält keine Blutgruppenantikörper und kann daher unabhängig von der jeweiligen Blutgruppe eingesetzt werden. Nachteil dieser Ersatzflüssigkeit ist ihr sehr hoher Preis, denn diese Lösung kann nur durch Aufarbeitung von Spenderblut hergestellt werden.

6.2.2 Dextran

Dextrane sind Polysaccharide, die enzymatisch schwer abbaubar sind. Durch entsprechende Bedingungen bei der Herstellung können Dextrane verschiedener Molekulargewichtsfraktionen hergestellt werden. Größere Moleküle verbleiben länger im Plasma als kleinere. So sind nach 24 Stunden von dem Präparat Macrodex® (MG 60000) etwa 40% ausgeschieden, von Rheomacrodex® (MG 40000) zur selben Zeit bereits 70%. Rheomacrodex® wird auch zur Verbesserung der Mikrozirkulation durch Auflösung von Erythrozyten- und Thrombozytenaggregaten verwendet. An Nebenwirkungen können allergische Reaktionen (anaphylaktische Reaktionen) auftreten.

6.2.3 Gelatine-Derivate

Gelatine, ein Protein, ist selbst nicht so gut als Plasmaersatzmittel geeignet. Baut man das Proteingerüst der Gelatine teilweise zu Polypeptiden ab, die dann erneut mit Harnstoff vernetzt werden, kommt man zu einem geeigneteren Derivat, das als Haemaccel® im Handel ist. Die biologische Halbwertszeit beträgt etwa 4 Stunden. Ein Gelatine-Derivat, das zum gleichen Zweck eingesetzt wird, ist Oxypolygelatine (Gelifundol®).

6.3 Arzneimittel mit Wirkung auf die Blutgerinnung

6.3.1 Mechanismus von Blutstillung und Blutgerinnung

Bei der Verletzung eines Blutgefäßes tritt Blut in den extravasalen Raum aus. Als erste Gegenmaßnahme verschließen die Thrombozyten mechanisch die Austrittsstelle und führen so zur Blutstillung. Die Thrombozyten verschmelzen miteinander (aggregieren) und setzen Serotonin frei, das durch Gefäßkontraktion die Blutzufuhr zur Blutungsstelle drosselt. Dieser Thrombozytenpfropf ist aber kein dauerhafter Verschluß, sondern nur eine »erste Hilfe«. Zur Stabilisierung des Verschlusses wird gleichzeitig das Blutgerinnungssystem aktiviert, bei dem aus dem Plasmaprotein Fibrinogen das Fibrin gebildet wird. Viele Fibrin-Moleküle lagern sich zu einem Fibrin-Polymer zusammen, das das Leck dauerhaft verschließt.

Die Gerinnungsreaktion kann auf zwei unterschiedlichen Wegen aktiviert werden, die man als endogen und exogen bezeichnet. Im exogenen System setzen die Gewebezellen, die unmittelbar außerhalb der Blutgefäße liegen, bei ihrer Zerstörung bestimmte Gewebefaktoren frei, die über das sog. Extrinsic-System eine Kaskade von Aktivierungsreaktionen in Gang setzen (siehe Abb. 6.2), die schließlich zur Aktivierung des sogenannten Faktor X führen. Im endogenen System (Intrinsic-System) wird die Verletzung durch die Veränderung der Gefäßoberfläche »erkannt« und als Reaktion eine ähnli-

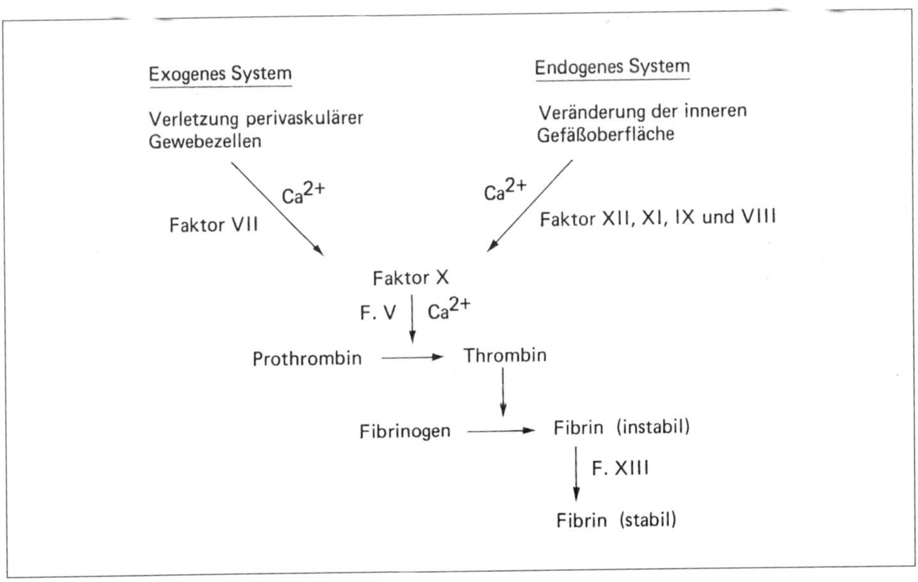

Abb. 6.2 Schematischer Ablauf der Blutgerinnung.

che Kaskade wie im exogenen System in Gang gesetzt, die ebenfalls mit der Freisetzung des Faktors X endet. Faktor X ist nun seinerseits wieder in der Lage, in Gegenwart des Faktors V und von Calcium-Ionen das inaktive Prothrombin zum Thrombin zu aktivieren. Thrombin schließlich bewirkt die Umwandlung von Fibrinogen in unlösliches Fibrin.

6.3.2 Blutgerinnungs-fördernde Stoffe

Bei Störungen der Blutgerinnung ist die Blutungsneigung erhöht, die Blutung dauert länger. Ursachen von Blutgerinnungsstörungen können sein:

6.3.2.1 Mangel an Faktor VIII (Hämophilie A)

Faktor VIII (Antihämophiles Globulin) wirkt im endogenen System auf den Blutgerinnungsvorgang ein (s. Abb. 6.2). Ein Mangel an diesem Gerinnungsfaktor ist genetisch bedingt und führt zu erhöhter Blutungsneigung. Diese Hämophilie A (Bluterkrankheit) tritt nur bei Männern auf. Zur Behandlung steht Antihämophiles Globulin zur Verfügung, das aber nur bei schwereren Blutungen eingesetzt werden sollte, weil eine Allergisierungsgefahr besteht. Bei kleineren Blutungen wird die Blutstillung mit Drucktamponaden oder Thrombinpräparaten erzielt.

6.3.2.2 Mangel an Faktor IX (Hämophilie B)

Analog zur Hämophilie A ist die Hämophilie B auf einen Mangel an einem Gerinnungsfaktor, dem Faktor IX (Christmas Faktor) zurückzuführen. Zur Behandlung von Blutungen wird hier Antihämophiler Prothrombinkomplex (*PTC®), ein Gemisch verschiedener Gerinnungsfaktoren, eingesetzt.

6.3.2.3 Mangel an Vitamin K

Vitamin K ist das Koagulationsvitamin, es ist nötig zur Synthese zahlreicher Blutgerinnungsfaktoren in der Leber. Vitamin K gehört zu den fettlöslichen Vitaminen, seine Resorption im Darm ist daher von einer ausreichenden Menge an Gallenflüssigkeit abhängig. Vitamin K kann in gewissem Umfang von den Colibakterien des Darms synthetisiert werden, die somit auch zur Vitamin K-Versorgung des Organismus beitragen. Nach Anwendung von Breitbandantibiotika kann es durch Abtötung der Darmbakterien indirekt zu einem Vitamin K-Mangel kommen. Ein Handelspräparat mit Vitamin K ist das Konakion MM®. Es wird als Gegenmittel bei Überdosierungen von Antikoagulantien eingesetzt. Dabei muß jedoch eine Karenzzeit bis zum Wirkungseintritt eingerechnet werden, da die entsprechenden Gerinnungsfaktoren in der Leber erst synthetisiert werden müssen.

Zur Stillung von Blutungen können weiterhin Thrombinpräparate eingesetzt werden (*Thrombocoll®), die aber wegen Emboliegefahr nicht injiziert werden dürfen. Sie eignen sich zur lokalen Blutstillung sowie als Schluckthrombin bei Blutungen im Magen-Darm-Kanal.

Thrombinpräparate sind wirkungslos, wenn Fibrinogen-Mangel vorliegt. In diesem Fall muß Human-Fibrinogen zur Substitution genommen werden.

6.3.3 Blutgerinnungs-hemmende Stoffe

Arzneimittel, die die Blutgerinnung hemmen, nennt man Antikoagulantien. Sie werden in erster Linie zur Prophylaxe von Embolien eingesetzt.

6.3.3.1 Cumarin-Derivate

Die blutgerinnungshemmende Wirkung der Cumarine wurde entdeckt, nachdem man beobachtet hatte, daß Tiere nach dem Fressen bestimmter Kleesorten starke Blutungsneigung zeigten und häufig daran starben. Ursache dieser gerinnungshemmenden Wirkung sind Cumarin-Derivate, die sich beim Zersetzen der Pflanzen bilden.

Heute werden synthetische Cumarin-Derivate in großem Umfang eingesetzt, um die Gerinnungsfähigkeit des Blutes von Patienten herabzusetzen, bei denen erhöhte Thrombosegefahr besteht. Ein Thrombus ist ein Blutgerinnsel, das aus Fibrin, Thrombozyten und eingelagerten Erythrozyten besteht. Wird ein solcher Thrombus vom Ort seiner Entstehung durch den Blutstrom fortgerissen und setzt sich dann in einer Endarterie fest, nennt man dies eine Embolie. Das Gebiet hinter dem festsitzenden Thrombus wird nicht mehr durchblutet, es kommt zu Sauerstoffmangel (Ischämie) und schließlich zum Absterben dieses Gewebes (Nekrose). Besonders häufig und gefährlich sind solche Embolien im Herzen (Herzinfarkt), im Gehirn (Apoplexie, Schlaganfall) und in der Lunge.

Cumarinderivate hemmen die Blutgerinnung, indem sie die Wirkung des Vitamin K aufheben. Es werden keine Gerinnungsfaktoren mehr in der Leber gebildet, und die Gerinnung kann nicht mehr ordnungsgemäß ablaufen. Aus diesem Mechanismus geht hervor, daß bis zum Wirkungseintritt einige Zeit vergeht, da zunächst noch Gerinnungsfaktoren vorhanden sind, die erst abgebaut sein müssen, bevor der Mangel auftritt. Mit Vitamin K ist die Wirkung aufhebbar (s. S. 243).

Die Dosierung der Cumarin-Derivate hat individuell zu erfolgen, wobei die Gerinnungsfähigkeit des Blutes regelmäßig kontrolliert wird (Quick-Wert). Cumarin-Derivate zeigen wegen ihrer hohen Plasmaproteinbindung zahlreiche Interaktionen mit anderen Arzneimitteln, so daß grundsätzlich zu kontrollieren ist, ob Wechselwirkungen mit gleichzeitig verabreichten anderen Arzneimitteln eintreten können. Patienten, die Antikoagulantien einnehmen, sollten darauf hingewiesen werden, daß sie nicht eigenmächtig die Dosis verändern oder andere Arzneimittel einnehmen dürfen, ohne vorher sichergestellt zu haben, daß keine Interaktion auftreten kann. In Schwangerschaft und Stillzeit dürfen Cumarinderivate nicht gegeben werden, da sie die Plazentaschranke überwinden bzw. in die Muttermilch übertreten können und so die Gerinnungsfähigkeit des Blutes beim Säugling beeinträchtigen.

Handelspräparate:

*Marcumar®	(Phenprocoumon)
*Coumadin®	(Warfarin)

6.3.3.2 Heparin

Heparin ist ein körpereigener, physiologischer Hemmstoff der Blutgerinnung. Chemisch handelt es sich dabei um ein Gemisch verschiedener Schwefelsäure-Ester eines Polysaccharids aus Glucuronsäure und Glucosaminen. Heparin ist eine der stärksten Säuren, die im Organismus vorkommen. Sein genauer Wirkungsmechanismus ist bisher noch unbekannt. Heparin wirkt im Gegensatz zu den Cumarin-Derivaten sofort nach der Applikation. Indikationen für Heparin sind Prophylaxe und Therapie von Gefäßverschlüssen durch Thromben (Embolien, Thrombosen, Arteriosklerose). Der Nutzen der lokalen Anwendung von Heparin in Salben und Gelen bei Blutergüssen oder Prellungen ist sehr umstritten.

Die Heparin-Präparate des Handels (Hepathrombin®, Thrombocutan®, Thrombophob®) werden aus tierischen Lungen oder Lebern hergestellt. Antidot bei Überdosierung ist das basische Polykation Protamin, das das Polyanion Heparin binden kann.

Niedermolekulares Heparin
Zur Verhütung thromboembolischer Prozesse nach Operationen gewinnen zunehmend Injektionen von Heparinfraktionen mit einer mittleren Molekülmasse von 4000–6000 an Bedeutung. Aufgrund des selektiveren Eingriffes in das Gerinnungsgeschehen ist die therapeutische Breite größer als beim unfraktionierten Heparin. Handelspräparate sind *Fragmin®, *Clexane® und *Fraxiparin®.

6.3.3.3 Heparinoide

Heparinoide sind synthetische stickstofffreie Heparin-Analoga, sie besitzen keinen Vorteil gegenüber Heparin. Heparinoide werden häufig zur lokalen Behandlung von Blutergüssen, Prellungen und Thrombosen angeboten, die Resorbierbarkeit der Wirkstoffe ist aber schlecht, so daß ihre Wirksamkeit umstritten ist. Die derzeitigen Befunde rechtfertigen jedenfalls nicht die euphorischen Wirkungsversprechungen, die manchmal in der Werbung für diese Präparate geäußert werden. Bei der Abgabe in der Apotheke sollten sie daher nur mit Zurückhaltung empfohlen werden. Handelspräparate sind u. a. Hirudoid®, Lasonil® und Reparil® N Gel.

6.3.3.4 Acetylsalicylsäure

Acetylsalicylsäure hat keine unmittelbare Wirkung auf die Blutgerinnung selbst. Sie wird aber wegen ihrer Eigenschaft, die Aggregation der Blutplättchen zu hemmen, zur Thromboseprophylaxe eingesetzt (Colfarit®, Aspirin®-TAH). Zur Blutplättchen-Aggregation sind folgende Reaktionsschritte notwendig: Ein Enzym fördert die Synthese von Prostaglandinen, aus denen dann in den Blutplättchen Thromboxan entsteht (s. S. 199). Dieses fördert die Thrombozytenaggregation und wirkt gefäßkontrahierend. Acetylsalicylsäure hemmt den Reaktionsablauf, indem sie das genannte Enzym blokkiert. Bei Dosen zwischen 300 und 1000 mg Acetylsalicylsäure kann eine Hemmung der Aggregationsfähigkeit der Thrombozyten nachgewiesen werden, die nach vier Stunden ihr Maximum erreicht und erst nach 6 bis 8 Tagen wieder auf den Ausgangswert zurückkehrt. Bei der Abgabe acetylsalicylsäurehaltiger Präparate (schwache Analgetika) ist daher immer sicherzustellen, daß der Patient nicht gleichzeitig Antikoagulantien einnimmt, weil dadurch eine unkontrollierbare Wirkungsverstärkung ausgelöst werden kann.

6.3.3.5 Fibrinolytika

Antikoagulantien sind nicht in der Lage, einmal gebildete Thromben wieder aufzulösen. Die physiologische Substanz des Organismus, die Fibrin-Gerinnsel auflösen kann (Fibrinolytikum), ist das Plasmin, das im Plasma in der inaktiven Vorstufe des Plasminogens vorliegt. Durch Gabe der aus Streptokokken gewonnenen Streptokinase (*Streptase®) kann medikamentös die Umwandlung von Plasminogen in aktives Plasmin hervorgerufen werden. Der Einsatz von Streptokinase darf aber nur in der Klinik unter entsprechender Beaufsichtigung durchgeführt werden. Antidote bei Überdosierung von Streptokinase sind ε-Aminocapronsäure, p-Aminomethylbenzoesäure (*Gumbix®) sowie Tranexamsäure (*Ugurol®). Ein Komplex von Streptokinase mit Human-Lys-Plasminogen (APSAC) ist unter den Namen *Eminase® im Handel.

Eine andere, körpereigene Verbindung mit fibrinolytischer Wirkung ist der Gewebeplasminogen-Aktivator (Tissue Plasminogen Activator, TPA). TPA ist unter dem Namen *Actilyse® im Handel und repräsentiert das erste Arzneimittel, das mittels Gentechnologie hergestellt wurde. TPA unterscheidet sich von Streptokinase durch seine Fibrinspezifität. Während Streptokinase unabhängig vom Vorhandensein eines Fibringerinnsels zur Freisetzung von Plasmin führt, bildet TPA einen Komplex mit Fibrin und Plasminogen und aktiviert damit nur Fibrin-gebundenes Plasminogen. Vor allem die Anwendung unmittelbar nach einem Herzinfarkt führt häufig zu einer Wiederöffnung der im Infarkt verschlossenen Koronararterien. Auch die Anwendung von TPA bei Venenthrombosen, arteriellen Verschlußerkrankungen und Lungenembolien wird derzeit untersucht.

6.4 Antianämika

Unter der Anämie versteht man einen Mangel an Erythrozyten oder Hämoglobin. Dadurch ist das Gewebe nicht mehr ausreichend mit Sauerstoff versorgt. Symptome von Anämien sind blasse Haut, Zunahme der Herzfrequenz, Ohrensausen, Atemnot, Schwindel und Schwarzwerden vor den Augen als Folge der unzureichenden Sauerstoffversorgung des Gehirns. Ursache für eine Anämie ist entweder eine gestörte Hämoglobin- oder Erythrozytensynthese oder aber ein beschleunigter Abbau von Erythrozyten sowie starke Blutungen.

6.4.1 Eisenmangelanämie

Eisenmangelanämien stellen die häufigste Anämieform dar. Sie liegt vor, wenn die Hämoglobin-Menge stärker reduziert ist als die Zahl der Erythrozyten. Der tägliche Eisenbedarf liegt bei etwa 2 mg. Gründe für Eisenmangelanämien können sein.

- Blutverluste (z. B. starke Menstruationsblutungen),
- erhöhter Eisenbedarf in Wachstum und Schwangerschaft,

- Eisenresorptionsstörungen,
- unzureichende Eisenzufuhr mit der Nahrung,
- Störungen beim Einbau von Fe^{2+} in Hämoglobin.

Die Substitution von Eisen ist die wichtigste therapeutische Maßnahme. Für eine orale Therapie sind nur zweiwertige Eisenpräparate sinnvoll (Fe^{2+}, Ferr**o** wie in zw**o**), weil dreiwertige Eisenverbindungen (Fe^{3+}, Ferr**i** wie in dre**i**) adstringierend und ätzend auf die Schleimhaut wirken und darüber hinaus nur sehr schlecht resorbiert werden. Auch zweiwertige Präparate reizen die Schleimhaut. Trotzdem sollten Eisenpräparate zur besseren Resorption immer vor den Mahlzeiten auf nüchternen Magen eingenommen werden. Zur Vermeidung der Oxidation des zweiwertigen Eisens ist vielen Präparaten noch Ascorbinsäure als Reduktionsmittel beigegeben.

Im Darm wird normalerweise nur soviel Eisen resorbiert, wie nötig ist, um den täglichen Verlust auszugleichen. Dies geschieht mit Hilfe des in der Darmschleimhaut lokalisierten Apoferritin, das Eisen bindet. Bei Bedarf wird das Eisen dann ans Serum abgegeben und dort an das β-Globulin Transferrin gebunden. Bei Einnahme großer Eisenmengen sowie bei parenteraler Eisentherapie sind Überdosierungen möglich. Sie führen zu Übelkeit, Kopfschmerzen und Eisenablagerungen (Hämosiderosen). Antidot ist Deferoxamin (*Desferal®), das die Eisenausscheidung erhöht, ohne aber das Eisen des Hämoglobins zu beeinträchtigen.

Handelspräparate, die Eisen enthalten, sind:

Ce-Ferro®
Ferro 66®
Ferro-Sanol®
Kendural C®
Eryfer®
Ferrlecit®

6.4.2 Perniziöse Anämie

Die perniziöse Anämie ist eine Anämieform, die auf einen Mangel an Vitamin B_{12} zurückzuführen ist. Vitamin B_{12} ist notwendig, um die Erythrozyten-Vorstufen zu vollwertigen Blutzellen reifen zu lassen. Sein Mangel führt zur Ausbildung von Megalozyten, übergroßen Erythrozyten, die ihre Funktionen nicht erfüllen können. Der Grund für einen Vitamin B_{12}-Mangel kann zum einen eine unzureichende Zufuhr von Vitamin B_{12} mit der Nahrung sein (z. B. strenge Vegetarier). Zum anderen ist zur Resorption dieses Vitamins im Darm die Anwesenheit des in der Magenschleimhaut gebildeten intrinsic factor (s. S. 41) notwendig. Fehlt der intrinsic factor, so ist auch eine orale Gabe von Vitamin B_{12} nutzlos. Sinnvoll ist hier nur die gleichzeitige Applikation von Vitamin B_{12} und intrinsic factor oder die parenterale Applikation (i. m.) mit B_{12}-Depot-Präparaten. Die Therapie muß zeitlebens durchgeführt werden. Handelspräparat ist u. a. Cytobion®.

6.4.3 Folsäuremangel-Anämie

Die Folsäure ist ebenfalls ein Vitamin, das im Körper benötigt wird, um Biosynthesereaktionen zu katalysieren. Die reduzierte Form der Folsäure, Tetrahydrofolsäure, ist Coenzym in Reaktionen, in denen im Körper Hydroxymethylgruppen oder Formylgruppen übertragen werden. Ein Mangel an

Folsäure äußert sich vor allem in einer Störung der Zellteilung, von der auch die Erythropoese betroffen ist. Wie bei der perniziösen Anämie entstehen auch bei der Folsäuremangel-Anämie Megalozyten. Beide Anämieformen werden daher auch als makrozytäre Anämien zusammengefaßt. Folsäuremangel tritt bei unausgeglichener Ernährung auf (z. B. bei Alkoholikern). Folsäure ist sehr thermolabil, so daß sie in gekochten Speisen kaum zu finden ist.

Präparate, die Folsäure enthalten, sind Kendural-Fol® (in Kombination mit Eisen) und Folsan®.

6.5 Lipidsenker

Lipide sind wasserunlöslich und müssen daher zum Transport im Blut an Proteine gebunden werden. Diese Lipid-Protein-Verbindungen nennt man Lipoproteine. Die in ihnen enthaltenen Fette sind Neutralfette (Triglyceride), Cholesterol, Cholesterolester und Phospholipide. Man kann die Lipoproteine nach zweierlei Kriterien unterteilen:

a) Verhalten in der Elektrophorese
Nach ihrem Verhalten bei der Elektrophorese (s. Band 4) teilt man die Lipoproteine ein in:

- Chylomikronen (bleiben am Start hängen),
- prä-β-Lipoproteine (laufen vor den β-Globulinen),
- β-Lipoproteine (laufen mit den β-Globulinen),
- α-Lipoproteine (laufen mit den α-Globulinen).

b) Unterschiedliche Dichte
Mit Hilfe einer Ultrazentrifuge können die Lipoproteine auf Grund ihrer unterschiedlichen Dichte aufgeteilt werden in die

- **v**ery **l**ow **d**ensity **l**ipoproteins (VLDL) mit sehr geringer Dichte,
- **l**ow **d**ensity **l**ipoproteins (LDL) mit geringer Dichte,
- **h**igh **d**ensity **l**ipoproteins (HDL) mit hoher Dichte.
- *Chylomikronen* sind sehr große Partikel mit einem Durchmesser bis zu 1 μm und können mit dem Mikroskop im Blut beobachtet werden. Sie entstehen bei der Fettresorption in der Darmwand, gelangen dann über die Lymphe ins Blut und transportieren Fett, das mit der Nahrung aufgenommen worden ist. Durch die Lipoproteinlipase werden sie aus dem Blut entfernt (Klärung des Plasmas, das nach fettreichen Mahlzeiten durch die Chylomikronen getrübt ist).
- *Prä-β-Lipoproteine* (LDL-Proteine) enthalten viel Cholesterol. Sie entstehen durch den Abbau der prä-β-Lipoproteine (VLDL-Proteine) unter Einbau von Cholesterol. Bei Erhöhung dieser Lipoproteinfraktion besteht ein erhöhtes Risiko für eine Arteriosklerose. Hierbei lagern sich Lipide in die Arterieninnenwände und verengen so die Gefäße. Die Arteriosklerose stellt den Hauptrisikofaktor für Herzinfarkte dar.
- *α-Lipoproteine* (HDL-Proteine) enthalten viel Protein. Sie werden in der Leber gebildet und sind in der Lage, Cholesterol auf der Gefäßwand wieder abzutransportieren. Ein hoher Anteil an HDL-Proteinen erniedrigt daher ein Arteriosklerose-Risiko.

Eine Erhöhung der Blutfettwerte nennt man Hyperlipoproteinämie. Man unterscheidet dabei fünf Typen, je nachdem, welche Lipoproteinarten erhöhte Werte zeigen.

6.5.1 Clofibrat

Clofibrat (*Regelan N®) wird im Organismus schnell zu Clofibrinsäure hydrolisiert, die als die eigentliche Wirkform anzusehen ist. Da Clofibrinsäure sehr stark an Plasmaproteine (Albumin) gebunden wird, können zahlreiche Interaktionen mit anderen gleichzeitig applizierten Arzneimitteln auftreten, da diese aus ihrer Eiweißbindung durch Clofibrinsäure freigesetzt werden. Als ein Beispiel sei die Wirkungsverstärkung von Cumarinderivaten genannt. Clofibrat senkt in erster Linie den Spiegel der prä-β-Lipoproteine, der genaue Mechanismus ist noch nicht geklärt. An Nebenwirkungen können Übelkeit, Kopfschmerzen und Schwächegefühle in den Extremitäten auftreten. 1979 wurde die Zulassung von Clofibrat vom Bundesgesundheitsamt widerrufen, da aus einer Studie hervorzugehen schien, daß Clofibrat unwirksam sei und darüber hinaus die Mortalität erhöht. Nach genauer Prüfung wurde Clofibrat jedoch nach einiger Zeit wieder zugelassen. Die Hersteller wurden verpflichtet, in den Beipackzetteln ausführlich auf die Risiken der Clofibrat-Therapie hinzuweisen. In der Zeit des Clofibrat-Verbotes wurde auf Clofibrat-Analoga, wie Bezafibrat (*Cedur®), Fenofibrat (*Normalip®, *Lipanthyl®) und Etofibrat (*Lipo-Merz®) ausgewichen, obwohl diese Präparate lange nicht so gut untersucht waren wie Clofibrat. Da die genannten Präparate aber erheblich teurer sind als inzwischen erhältliche Clofibrat-Generika und bisher kein Vorteil dieser Präparate gegenüber Clofibrat aufgezeigt werden konnte, scheint ihre Anwendung nicht vorteilhafter.

6.5.2 Nicotinsäure

Hohe Dosen von Nicotinsäure vermindern die Synthese der Lipoproteine. Nebenwirkungen sind Magen-Darm-Beschwerden, Juckreiz und Leberschäden. Handelspräparat ist Niconacid®.

Etofibrat (*Lipo-Merz®) stellt den Glykoldiester von Clofibrinsäure und Nicotinsäure dar.

Strukturverwandt mit der Nicotinsäure ist Acipimox (*Olbemox®).

6.5.3 Colestyramin

Colestyramin (*Quantalan®) ist ein basischer Ionenaustauscher, der im Darm Gallensäuren binden kann. Dadurch kann kein exogenes, mit der Nahrung aufgenommenes Cholesterol resorbiert werden. Da weiterhin der Organismus den durch die erhöhte Ausscheidung entstandenen Gallensäurenbedarf durch Synthese von Gallensäuren aus Cholesterol deckt, sinkt der Cholesterolspiegel. Nebenwirkungen sind vor allem Fettresorptionsstörungen, die zu Avitaminosen und Steatorrhoe (Fettstuhl) führen. Auch ist an Resorptionsstörungen gleichzeitig verabreichter Arzneimittel zu denken.

6.5.4 D-Thyroxin

D-Thyroxin (Dextro-Thyroxin, *Dynothel®) ist das Enantiomer des Schilddrüsenhormons L-Thyroxin. Es beschleunigt den Cholesterolabbau zu Gallensäuren und senkt dadurch den Cholesterolspiegel. Nebenwirkungen sind Herzrhythmusstörungen, Nervosität und Schlaflosigkeit. Es darf auf keinen Fall an Patienten gegeben werden, bei denen die Gefahr eines Angina-pectoris-Anfalls besteht.

6.5.5 β-Sitosterol

β-Sitosterol (Sito-Lande®) ist ein pflanzliches Steran-Derivat, das dem Cholesterol ähnelt, nicht resorbiert wird und darüber hinaus die Resorption von Cholesterol aus der Nahrung hemmt. Nebenwirkungen sind Durchfall, Übelkeit und Magenschmerzen.

6.5.6 CSE-Hemmer

Verschiedene Wirkstoffe vermögen durch Blockade eines Schlüsselenzyms direkt in die Biosynthese des Cholesterols einzugreifen, man bezeichnet sie daher als CSE-Hemmer (= **C**holesterol**s**ynthese**e**nzym-Hemmer) oder – spezifischer – als HMG-CoA-Reduktase-Hemmer. Das Enzym Hydroxymethylglutaryl-Coenzym-A-Reduktase (HMB-CoA-Reduktase) ist das Schlüsselenzym der Cholesterolbiosynthese. Durch Hemmung dieses Enzyms sinkt die Cholesterolkonzentration im Plasma. Die Synthese anderer Steroide, die über die gleichen Syntheseschritte laufen, soll durch die spezifischen Enzymblocker nicht beeinflußt werden.

Handelsnamen:

Lovastatin	(*Mevinacor®)
Simvastatin	(*Denan®, *Zocor®)
Pravastatin	(*Liprevil®, *Pravasin®)
Fluvastatin	(*Cranoc®, *Locol®)

6.6 Abwehrfunktionen des Blutes

Zur Abwehr körperfremder Stoffe gibt es im Organismus spezifische und unspezifische Mechanismen. Unspezifische Mechanismen können fremde Substanzen ohne vorherigen Kontakt unschädlich machen, während bei spezifischen Mechanismen ein vorausgegangener Erstkontakt nötig ist. Je nachdem, ob der Abwehrmechanismus an bestimmte Zellen gebunden ist oder nicht, unterscheidet man weiterhin zelluläre und humorale Abwehrmechanismen.

6.6.1 Unspezifische humorale Abwehr

6.6.1.1 Komplementsystem

Das Komplementsystem besteht aus einer Reihe von Enzymen, die in einer bestimmten Reihenfolge miteinander reagieren und beim Ablauf von Entzündungen, bei der Abwehr von Erregern und bei Antigen-Antikörper-Reaktionen eine Rolle spielen. Wirkungen des Komplementsystems sind z. B. Histamin-Freisetzung aus Mastzellen und basophilen Granulozyten, Serotonin-Freisetzung aus Thrombozyten,

Steigerung der Gefäßpermeabilität und Enzymfreisetzung aus Granulozyten.

6.6.1.2 Interferone

Interferone werden als Folge einer Wechselwirkung zwischen Viren und Körperzellen freigesetzt. Sie verleihen anderen Zellen einen unspezifischen Schutz gegen Viren (s. S. 225). Bei verschiedenen virusbedingten Krebserkrankungen kommt Interferon-beta zum Einsatz (*Fiblaferon®), bei schubweise verlaufender Multipler Sklerose rekombinantes Interferon-beta-1b (*Betaferon®). Zur Behandlung von Herpes-simplex-Infektionen des Auges ist Interferon-alpha zugelassen (*Berofor® Alpha 2 Interferon Augentropfen) und bei einigen Formen der chronischen Polyarthritis ist Interferon-gamma (*Polyferon®) erfolgversprechend. Als Zusatztherapie zur Verringerung der Häufigkeit von schweren Infektionen bei Patienten mit chronischer Granulomatose (geschwulstartige Bindegewebswucherungen) wurde Interferon-gamma-1b zugelassen.

6.6.1.3 Lysozym

Lysozym wird beim Zerfall phagozytierender Zellen frei und kann die Wände grampositiver Bakterien hydrolytisch spalten.

6.6.2 Unspezifische zelluläre Abwehr

Die Phagozytose ist die Form der unspezifischen zellulären Abwehr und wird von Mikrophagen (neutrophile und eosinophile Granulozyten) und Makrophagen (Monozyten) durchgeführt. Die Fremdstoffe werden hierbei dem Zytoplasma »einverleibt« und dadurch unschädlich gemacht.

6.6.3 Spezifische humorale Abwehr

Eine spezifische Abwehrreaktion des Organismus gegenüber fremden Substanzen stellen Antigen-Antikörper-Reaktionen dar. Unter Antigenen versteht man hierbei körperfremde Substanzen, die im Blut und im Gewebe immunologische Abwehrmaßnahmen hervorrufen und die Bildung von spezifischen Antikörpern stimulieren. Diese entstehen also erst nach Kontakt des Antigens mit den Zellen, die Antikörper produzieren. Außerdem werden sogenannte »Gedächtniszellen« gebildet, die ein Antigen dann auch noch nach Jahren wiedererkennen. Die für die Antikörperproduktion wichtige Blutzellgruppe sind die B-Lymphozyten.

Antikörper sind Globuline, die auch als Immunglobuline (Ig) bezeichnet werden. Man unterscheidet fünf Gruppen von Immunglobulinen (Ig G, Ig A, Ig D, Ig M, Ig E). Mengenmäßig überwiegt der Anteil an Ig G. *Beriglobin® wird aus der γ-Globulinfraktion des menschlichen Serums gewonnen und enthält die Antikörper, die normalerweise im Serum des Erwachsenen vorkommen. Es wird zur Prophylaxe bei Virusinfektionen, besonders zur Hepatitisprophylaxe eingesetzt; der Schutz hält etwa vier Wochen an.

6.6.4 Spezifische zelluläre Abwehr

Die spezifische zelluläre Abwehr, zu deren Aktivierung ebenfalls ein Erstkontakt nötig ist, wird von den T-Lymphozyten übernommen (Killer-T-Zellen). Die T-Lymphozyten können darüber hinaus Stoffe freisetzen (Lymphokine), die wiederum andere phagozytierende Zellen (Makrophagen, Mikrophagen) aktivieren.

6.6.5 Immunsuppresiva

Verschiedene medizinische Indikationen erfordern eine Unterdrückung des körpereigenen Abwehrsystems. Die ersten therapeutisch nutzbaren Wirkstoffe fanden sich bei den Ciclosporinen, einer Gruppe biologisch aktiver Stoffwechselprodukte von Bodenpilzen (*Tolypocladium inflatum*). Ciclosporin A (*Sandimmun®) ist zugelassen zur Vermeidung von Abstoßungsreaktionen nach Herz-, Lungen- und Nierentransplantationen sowie zur Behandlung einer Reihe von Autoimmunerkrankungen.

Ein weiteres zugelassenes Immunsuppressivum für den Einsatz nach Nierentransplantationen ist Muromonab-CD 3 (*Orthoclone® OKT 3), das aus Mauszellen entwickelte monoklonale Antikörper gegen menschliche T-Lymphozyten enthält. In Kombination mit Ciclosporin und eventuell Glucocorticoiden kommt der aus *Penicillium*arten gewonnene Wirkstoff Mycophenolatmofetil (*CellSept®) nach Nierentransplantationen zum Einsatz.

Ganz neu auf dem Markt ist Tacrolimus (*Prograf®), ein aus einer Streptomycesart isoliertes Makrolid. In Kombination mit Corticosteroiden soll es zur Prophylaxe und Behandlung der Abstoßungsreaktion nach Leber- und Nierentransplantationen dienen.

6.6.6 Immunstimulanzien

Zur Steigerung der unspezifischen körpereigenen Abwehr, insbesondere zur Vorbeugung häufig rezidivierender Infekte der Atem- oder der Harnwege, werden im Bereich der Selbstmedikation verschiedene Pflanzenextrakte eingesetzt. Hierher gehören vor allem Fertigarzneimittel, die u. a. Extrakte verschiedener *Echinacea*-Arten enthalten. Die Aufbereitungskommission kam jedoch zu dem Ergebnis, daß die Wirksamkeit von Zubereitungen aus *Echinaceae purpureae radix* (= Wurzel des Purpursonnenhutes) und *E. angustifoliae radix* (= Wurzel des schmalblättrigen Sonnenhutes) bei den beanspruchten Anwendungsgebieten nicht belegt ist und die therapeutische Anwendung nicht empfohlen werden kann.

Für *E. pallidae radix* nennt die Aufbereitungsmonographie die Indikation »Unterstützende Therapie grippeartiger Infekte«, für *E. purpureae herba* »Innerlich zur unterstützenden Behandlung rezidivierender Infekte im Bereich der Atemwege und der ableitenden Harnwege; äußerlich bei schlecht heilenden, oberflächlichen Wunden.«

Als Nebenwirkungen sind allergische Reaktionen vom Soforttyp möglich.

Beispiele Echinacea-haltiger Handelspräparate zur oralen Anwendung sind:

Echinacin® (*E. purpureae herba*)
Esberitox® mono (*E. purpureae herba*)
Pascotox® mono (*E. pallidae radix*)

7

Arzneimittel mit Wirkung auf Herz und Blutgefäße

7.1 Anatomie und Physiologie des Herzens

Die Aufgabe des Herzens ist es, das Blut durch den Körper zu pumpen. Das menschliche Herz wiegt ca. 300 g und hat etwa die Größe einer geballten Faust. Man unterteilt das Herz in eine linke und rechte Hälfte. Beide Teile bestehen jeweils aus einem Vorhof (Atrium) und einer Kammer (Ventrikel). Das venöse Blut, das aus der Körperperipherie zum Herzen kommt, tritt über die Hohlvene (Vena cava) in den rechten Vorhof ein und wird von der rechten Kammer über die Lungenschlagader (Truncus pulmonalis) zur Lunge gepumpt. Dort findet dann beim Atmen der Gasaustausch CO_2 gegen O_2 statt. Über die Lungenvenen (Venae pulmonales) fließt das arterielle Blut zum linken Vorhof und wird von der linken Kammer über die Aorta wieder in den peripheren Blutkreislauf gepumpt. Abbildung 7.1 zeigt die Gliederung von Körper- und Lungenkreislauf.

Das Herz wird zum Schutz von einem Herzbeutel (Perikard) umgeben, dessen äußere Schicht aus Bindegewebe besteht und mit dem Zwerchfell ver-

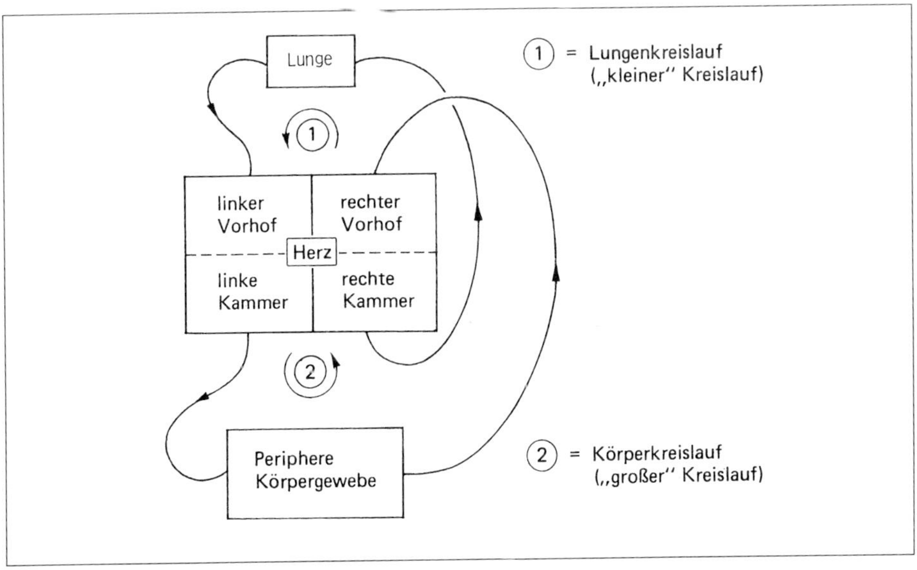

Abb. 7.1 Lungen- und Körperkreislauf des Herzens.

wachsen ist. Im Inneren des Herzens sorgen die vier Herzklappen dafür, daß das Blut nur in eine Richtung fließen kann.

Das Herz zeichnet sich durch ein eigenes autonomes Erregungsbildungs- und Erregungsleitungssystem aus. Das Erregungsbildungszentrum ist der Sinusknoten an der Eintrittstelle der Vena cava superior in den rechten Vorhof. Von dort läuft die Erregung zum atrioventrikulären Knoten (AV-Knoten) an der Kontaktstelle Vorhof/Kammer und von dort über die Hisschen Bündel in die Purkinje-Fasern, so daß alle Herzmuskelfasern mit der Erregungsleitung verbunden sind. Der Sinusknoten sorgt für die rhythmische Kontraktion des Herzens. Die Kontraktionsphase bezeichnet man als Systole, die Erschlaffungsphase als Diastole. Die normale Reizfrequenz des Sinusknoten liegt bei etwa 70 Reizen pro Minute (Pulsfrequenz). Fällt der Sinusknoten aus, übernimmt der AV-Knoten mit einer Frequenz von 40–60 Reizen pro Minute die Erregungsbildung, oder bei dessen Ausfall springen tertiäre Zentren mit noch langsamerer Frequenz ein. Neben dieser autonomen Reizbildung im Herzen greifen Sympathikus und Parasympathikus regulierend in die Erregungsvorgänge ein, ohne sie jedoch primär auszulösen.

Die Ausbildung eines Aktionspotentials im Herzen unterscheidet sich von der einer normalen Nervenfaser (S. 62). Die Summe aller Potentialverläufe während eines Herzschlages sind leicht meßbar, können als Elektrokardiogramm (EKG) aufgezeichnet und zur Diagnose von Herzerkrankungen ausgewertet werden.

Die Blutversorgung des Herzmuskels erfolgt von »außen« über die Koronararterien. Sie entspringen aus der Aorta kurz nach deren Austrittsstelle aus dem Herzen.

7.2 Erkrankungen des Herzens

7.2.1 Herzrhythmusstörungen

Eine Erhöhung der Herzschlagfrequenz über 100 pro Minute nennt man Tachykardie, eine Erniedrigung unter 60 pro Minute Bradykardie. Bei Arrhythmie schlägt das Herz nicht mehr gleichmäßig. Zusätzliche Herzschläge außer der Reihe werden als Extrasystolen bezeichnet. Erregungsbildungsstörungen unterteilt man in nomotop, wenn sie im Sinusknoten auftreten, und heterotop, wenn sie von anderen Zentralen ausgehen.

7.2.1.1 Nomotope Herzrhythmusstörungen

Sinustachykardien kommen vor bei Aufregung, Belastung, Herzinsuffizienz sowie nach Schock und Herzinfarkt. Sinusbradykardien findet man im Ruhezustand bei Leistungssportlern sowie bei Schilddrüsenunterfunktion.

7.2.1.2 Heterotope Herzrhythmusstörungen

Heterotope Rhythmusstörungen werden noch einmal unterteilt in supraventrikuläre und ventrikuläre Formen. Die supraventrikuläre paroxysmale Tachykardie (anfallsartiges Herzjagen) kann psychisch bedingt sein, aber auch organische Gründe haben (Herzinfarkt, Hypokaliämie). Unter Vorhofflattern versteht man Vorhofkontraktionen mit Frequenzen von 200 bis 300 pro Minute, schnelleres Flattern bis zu 600 pro Minute nennt man Vorhofflimmern.

Ventrikuläre Extrasystolen können ebenfalls psychisch oder organisch bedingt sein. Sie treten auf bei Schädigungen des Myokards (Herzmuskels) und bei Koronarsklerose.

Ventrikuläre Tachykardien wie Kammerflattern und Kammerflimmern sind lebensbedrohend und können zum Herzstillstand führen, da das Herz seine Pumpfunktion nicht mehr wahrnehmen kann. Als Gründe kommen Myokardschädigungen, ungenügende Sauerstoffversorgung (Ischämie), Unterkühlung oder ein Unfall mit elektrischem Strom in Frage.

Auch die Erregungsleitung kann gestört sein. Man unterscheidet drei Fälle von Erregungsleitungsstörungen:

- Die Erregungsleitung ist verzögert.
- Die Erregungsleitung ist teilweise blockiert (partieller Block).
- Die Erregungsleitung ist vollständig blockiert (totaler Block).

Ist der atrioventrikuläre Knoten blockiert (AV-Block), so dauert es eine Weile, bis ein anderes Zentrum die Erregungsbildung übernimmt. Die Folge sind Mangeldurchblutung im Gehirn und Ohnmacht durch Sauerstoffmangel (Adams-Stokes-Anfall).

7.2.2 Herzinsuffizienz

Bei einer Herzinsuffizienz kann das Herz die von der Peripherie verlangte Pumpleistung nicht mehr erfüllen. Die Gründe dafür können sein:

7.2.2.1 Mechanische Faktoren

- Langdauernde Überbelastung des Herzens wegen erhöhten Widerstands (z. B. Hypertonie),
- Herzklappenfehler,
- Ausfall von Herzmuskelfasern (nach Herzinfarkt),
- Herzrhythmusstörungen,
- Behinderung der Herztätigkeit durch Verengung des Perikards.

7.2.2.2 Biochemische Faktoren

- Ungenügende Koronardurchblutung (Koronarinsuffizienz),
- Unzureichende Umwandlung von chemischer in mechanische Energie.

Die Herzinsuffizienz kann entweder den rechten, den linken oder beide Teile des Herzens betreffen. Bei einer Rechtsinsuffizienz kommt es zu einer Stauung im großen Kreislauf, der Druck in den Venen ist erhöht, so daß Plasmawasser aus den Gefäßen austritt. Die Folge sind Ödeme, vor allem in den Beinen und in der Bauchhöhle (Ascites). Bei der Linksinsuffizienz tritt der Stau im Lungenkreislauf auf, es entsteht ein erhöhter Lungenvenendruck. Die Folge sind Atemnot, Dyspnoe und Lungenödem. Man spricht von Asthma cardiale. Allgemeine Symptome einer Herzinsuffizienz sind Herzvergrößerung, häufig auch nächtlicher Harndrang und eine geringere Belastungsfähigkeit des Herzens. Der Organismus versucht die Insuffizienz durch verschiedene Maßnahmen zu kompensieren:

- Schnellere Schlagfrequenz und Verstärkung des Myokards,
- Verengung der Gefäße zur Erhöhung des Blutdruckes,
- Na^+- und Wasserretention zur Erhöhung des Blutvolumens.

7.2.3 Koronare Herzerkrankungen

Koronare Herzerkrankungen sind die häufigste Todesursache in den Industrieländern. Risikofaktoren sind Rauchen, Übergewicht, Hypertonie, Hyperlipoproteinämie und Diabetes mellitus. Bei Vorliegen von drei dieser Risikofaktoren ist die Lebenserwartung bereits erheblich verringert.

Eine Beeinträchtigung der Versorgung des Herzmuskels mit Blut beginnt mit dem Auftreten einer Arteriosklerose in den Koronargefäßen (Koronarsklerose). Die Sauerstoff-Versorgung ist beeinträchtigt, es kommt zu einem Mißverhältnis zwischen Sauerstoff-Angebot und Sauerstoff-Verbrauch. Diesen Zustand nennt man Angina pectoris. Bei körperlicher Belastung des Patienten oder im Streßzustand kann der Sauerstoffbedarf des Myokards nicht mehr gedeckt werden, es kommt zum Angina-pectoris-Anfall mit Todesängsten und starken Schmerzen im Brustraum, die charakteristisch in den linken Arm ausstrahlen. Ist die Blutzufuhr durch eine Koronararterie dann völlig unterbunden, stirbt der nicht mehr versorgte Teil des Myokards wegen der mangelnden Sauerstoffzufuhr ab (Nekrose) und vernarbt. Dieses Krankheitsbild nennt man Herzinfarkt. Ist das abgestorbene Gebiet nur klein, kann der Infarkt unbemerkt überlebt werden, ist es groß, besteht Lebensgefahr. Das abgestorbene Muskelgewebe wird durch unspezifisches Bindegewebe ersetzt, das selbst keine Kontraktionsfähigkeit besitzt.

7.2.4 Wirkungen von Arzneimitteln am Herzen

Die Wirkungen von Arzneimitteln am Herzen werden mit der folgenden Nomenklatur ausgedrückt:

a) Beeinflussung der Herzfrequenz
chronotrope Wirkung
b) Beeinflussung der Kontraktionskraft
inotrope Wirkung
c) Beeinflussung der Erregungsbildung
bathmotrope Wirkung
d) Beeinflussung der Erregungsleitung
dromotrope Wirkung

Die Beeinflussung kann dabei verstärkend (positiv) oder vermindernd (negativ) sein. Beispiel: Erhöht ein Arzneimittel die Pulsfrequenz, so wirkt es positiv chronotrop.

7.3 Anatomie und Physiologie der Blutgefäße

7.3.1 Aufbau des Blutgefäßsystems

Das Blutgefäßsystem dient dem Transport des Blutes vom Herzen in die Lunge (kleiner Kreislauf oder Lungenkreislauf), wo das Hämoglobin mit Sauerstoff beladen wird. Nach dem Rücktransport zum Herzen wird dieses

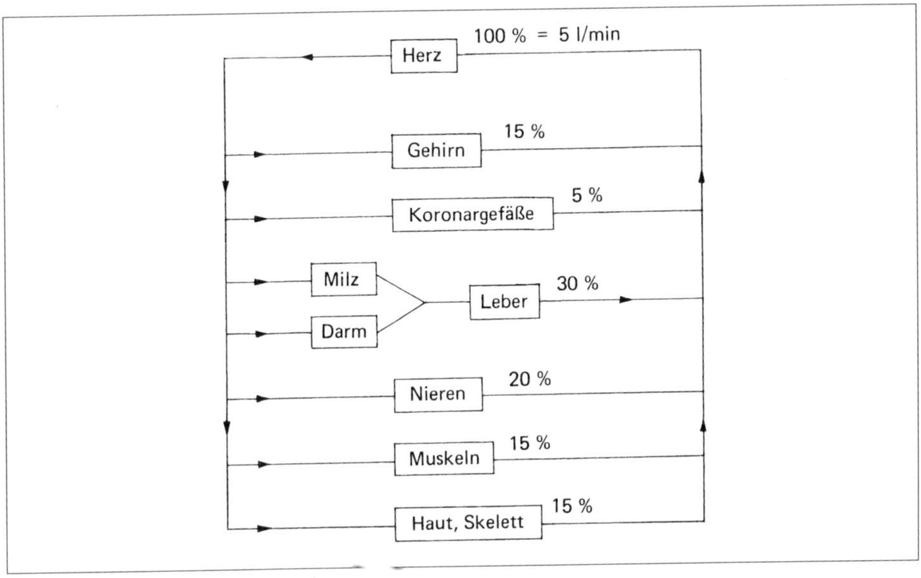

Abb. 7.2 Verteilung des Blutstroms im Ruhezustand.

arterielle Blut vom Herzen in alle anderen Körperteile (großer Kreislauf oder Körperkreislauf) gepumpt, um die Gewebe mit Blut zu versorgen. Während nahezu 100% des Blutes im kleinen Kreislauf durch die Lungen fließt, findet im großen Kreislauf eine Verteilung des Blutstromes statt. Abbildung 7.2 zeigt dieses schematisch für den Ruhezustand.

Die Blutgefäße werden in zwei große Gruppen unterteilt. Blutgefäße, die Blut vom Herzen weg leiten, heißen Arterien; solche, die Blut zum Herzen hinleiten, nennt man Venen. Im Körperkreislauf ist arterielles Blut mit Sauerstoff beladen und hellrot, venöses Blut dagegen sauerstoffarm und dunkelrot. Im Lungenkreislauf ist es genau umgekehrt, hier ist das arterielle Blut, das von der rechten Herzhälfte zur Lunge fließt, dunkelrot und das venöse, frisch mit Sauerstoff beladene Blut hellrot. Die größte Arterie des Körpers ist die Aorta, die das Blut, das die linke Herzhälfte in den Körperkreislauf pumpt, auffängt. Die Aorta verzweigt sich dann in kleinere Arterien und noch kleinere Arteriolen und schließlich in die arteriellen Kapillaren (Durchmesser 5–15 μm), aus denen der Stoffaustausch mit den Gewebezellen stattfinden kann. Im Kapillargebiet tritt eine große Menge des Plasmawassers mit den in ihm gelösten Stoffen aus dem Gefäßsystem aus. Die Gewebezellen werden so mit Nährstoffen versorgt, gleichzeitig können sie »Abfallstoffe« (Stoffwechselprodukte) abgeben. Der größte Teil des Plasmawassers wird dann von den venösen Kapillaren wieder aufgenommen und abtransportiert. Die venösen Kapillaren vereinigen sich zu größeren Venolen und schließlich zu den Venen, die zum Herzen zurückführen. Die Venen besitzen im Beinbereich sogenannte Venenklappen, die den Blutfluß nur in eine Richtung ermöglichen.

Unter »shunt-Gefäßen« versteht man arteriovenöse Kurzschlüsse, die das Kapillargebiet von der Blutzirkulation ausschließen.

7.3.2 Regulation des Kreislaufsystems

Der Körper ist in der Lage, sein Kreislaufsystem so zu verändern, daß es den jeweiligen Bedürfnissen möglichst optimal angepaßt ist. Wird z. B. in einem Organ kurzfristig viel Blut benötigt, kann durch Weitstellung der Blutgefäße in diesem Organ die Durchblutung erhöht werden, während andere, in diesem Augenblick nicht so wichtige Organe weniger stark durchblutet werden. Weiterhin kann auch die Geschwindigkeit, mit der das Blut fließt (Herzzeitvolumen), den jeweiligen Bedürfnissen angepaßt werden. Zur Selbstregulation der Durchblutungsintensität einzelner Organe gibt es wiederum mehrere Wege. Beim Anfall großer Mengen an Stoffwechselprodukten (z. B. CO_2) werden die Blutgefäße weitgestellt (Vasodilatation) und das Organ besser durchblutet. Außerdem können auch gefäßaktive Substanzen freigesetzt werden, die die Blutgefäße verengen (Angiotensin) oder erweitern können (Histamin, Kinine). Die zentrale Kontrolle des Herzkreislaufsystems obliegt dem Vasomotorenzentrum in der Medulla oblongata, weitere Regulationszentren sitzen im Hypothalamus und im Cortex: Die Beeinflussung der Gefäßtätigkeit kann entweder nerval (Sympathikus, Parasympathikus) oder hormonal (Adrenalin) erfolgen.

7.3.3 Der Blutdruck

Das linke Herz pumpt das Blut in den großen Körperkreislauf. Dieser Pumpvorgang geschieht durch rhythmische Kontraktionen der linken Herzkammer. Die Kontraktionsphase wird als Systole, die Dilatationsphase zum Füllen der linken Herzkammer als Diastole bezeichnet. Trotz dieses rhythmischen Pumpens fließt das Blut nicht in Schüben durch die Gefäße, da die Arterien in der Lage sind, mit Hilfe ihrer elastischen Gefäßwände die Pumpschübe abzufangen. In den peripheren Arterien kann man noch eine rhythmische Veränderung des Druckes registrieren, mit dem das Blut vorwärtsgetrieben wird. Der von der Systole herrührende Druck wird als systolischer, der von der Diastole ausgehende als diastolischer Blutdruck bezeichnet. Für die Armarterie (Arteria brachialis), bei der der Blutdruck am einfachsten zu messen ist, liegt der normale systolische Blutdruck für einen jungen Menschen bei 120 mmHg, der diastolische Blutdruck liegt bei etwa 80 mmHg. Mit zunehmendem Alter steigt vor allem der systolische Druck. Eine Faustregel zur Berechnung normaler systolischer Werte ist die Formel (100 + Alter) – 10% ; für einen 50jährigen also 100 + 50 – 15 = 135 mm. Der Blutdruck kann darüber hinaus auch aus vielen Gründen schwanken. Tagsüber ist er normalerweise höher als in der Nacht. Physische Einflüsse (Aufregung beim Blutdruckmessen) erhöhen systolischen und diastolischen Wert, körperliche Belastung vor allem den systolischen Druck.

Der Blutdruck ist eine einfach zu bestimmende Größe, die jeder Mensch zur Vorsorge von Herz-Kreislauf-Erkrankungen regelmäßig kontrollieren sollte. Hierzu ist kein Arztbesuch nötig. In den Apotheken werden Meßgeräte zur Blutdruckmessung angeboten, deren Preis wohl bald bei größerer Verbreitung nicht mehr viel über dem einer Badezimmerwaage liegen wird. Außerdem bieten viele Apotheken die Möglichkeit der Blutdruckmessung an. Dieses ist ein Beispiel, wie die Apotheken zur Entlastung der Ärzte und Dämpfung der Kosten beitragen können. Außerdem kann das als zusätzliche Vorsorgemaßnahme angesehen werden.

Zur Messung des Blutdrucks wird eine Druckmanschette um den Oberarm gelegt und mit einem Ball so aufgepumpt, daß der angezeigte Druck höher als der erwartete systolische Wert liegt. Die Oberarmarterie ist abgebunden, das arterielle Blut kann nicht fließen. Das Ventil der Armmanschette wird nun langsam geöffnet, der Druck sinkt. Unterschreitet der Manschettendruck den systolischen Blutdruck, beginnt das Blut stoßartig zu fließen. Diesen Blutfluß kann man mit einem Stethoskop hören. Manche Blutdruckgeräte wandeln diesen Ton auch in ein optisches Signal um, was vor allem älteren Menschen die Messung erleichtert. Der Manschettendruck wird nun weiter gesenkt. Unterschreitet er den diastolischen Wert, kann das Blut nun ungehindert fließen, das Geräusch verschwindet wieder. Werden bei der Blutdruckmessung in der Apotheke oder zu Hause Werte gefunden, die über den jeweiligen Normwerten liegen, dann muß unverzüglich ein Arzt zur Abklärung der Ursachen aufgesucht werden.

7.3.4 Der Flüssigkeitsaustausch im Kapillargebiet

Im Kapillargebiet sind die Gefäßwände für das Plasmawasser und die in ihm gelösten Substanzen durchlässig. Der vom Herzen stammende hydrostatische Blutdruck beträgt in den arteriellen Kapillaren etwa 40–45 mmHg. Bei diesem Druck würde das Plasmawasser durch die Kapillarwand in den Interstitialraum abgepreßt, wenn sich nur Plasmawasser in den Gefäßen befinden würde. Das Plasmaeiweiß kann aber nicht durch die Kapillarwände durchtreten. Es hält Plasmawasser in den Gefäßen zurück und übt somit einen onkotischen Druck von 25–30 mmHg aus, der dem hydrostatischen Druck entgegengerichtet ist. Als Summe dieser beiden Effekte resultiert ein Druck von etwa 10–20 mmHg, der Plasmawasser aus dem Gefäß ins Gewebe abpreßt. In den venösen Kapillaren ist der hydrostatische Blutdruck auf 10–15 mmHg abgefallen, der onkotische Druck des Plasmaeiweiß ist also größer und bewirkt einen Sog auf das Gewebe, mit dem das Plasmawasser wieder in die venöse Kapillare hineingezogen wird. Ein kleiner Teil des Plasmawassers und kleinere Proteine, die in der Lage sind, die Kapillarwand zu passieren, werden zusätzlich über die sogenannten Lymphgefäße abtransportiert. Die Lymphgefäße ähneln den Venen und haben auch Klappen. Die Lymphe aus der unteren Körperhälfte, die außerdem noch die aus der Fettresorption stammenden Chylomikronen enthält, sammelt sich in einem großen Lymphgefäß (Ductus thoracicus), das in die großen Venen mündet. Auch die Lymphbahnen des Kopf-, Hals- und

Armbereiches enden hier. In die Lymphbahnen sind in Abständen die Lymphknoten wie Filter eingebaut. Sie reinigen die Lymphe durch Phagozytose und bilden die Lymphozyten. Eine Schwellung oder Vergrößerung eines Lymphknotens ist ein diagnostischer Hinweis für eine im Körper vorliegende Krankheit (z. B. Entzündungen, Krebs). Ist dieses Flüssigkeitsaustauschsystem gestört und tritt vermehrt Plasmawasser in den Interstitialraum aus, so spricht man von einem Ödem. Es gibt vielfältige Ursachen für das Auftreten eines Ödems:

- Kardiales Ödem
  Beim Vorliegen einer Herzinsuffizienz staut sich das Blut in den Venen und erhöht so den hydrostatischen Druck (»Venendruck«). Ist dieser Druck genau so groß wie der onkotische Druck, kann das Plasmawasser nicht mehr zurück in das Blutgefäßsystem gesogen werden und verbleibt im Interstitialraum.
- Hepatisches Ödem
  Die Leber synthetisiert Serumalbumin. Albumin ist dasjenige Protein, das in erster Linie zum onkotischen Druck beiträgt. Bei einer Reduktion der Albuminmenge kommt es also zum Abfall des onkotischen Druckes und zur Verminderung des Sogeffektes. Auch bei einer portalen Hypertonie, einem Blutstau in der Pfortader vor der Leber, kann es zu Ödemen im Bauchraum (Aszites) kommen.
- Hungerödem
  Bei Eiweißmangel in der Nahrung kommt es auf Dauer ebenfalls zu Ödemen, da der onkotische Druck erniedrigt ist (Kwashiorkor).

7.3.5 Krankheiten des Gefäßsystems

7.3.5.1 Hypertonie

Hypertonie ist eine krankhafte Erhöhung des Blutdruckes. Die Weltgesundheitsorganisation definiert die Hypertonie als einen Blutdruck, der höher liegt als 160 mm systolisch und 95 mm diastolisch. In etwa 70% der Fälle ist die Ursache der Hypertonie unbekannt, man spricht von einer »essentiellen« Hypertonie. Die häufigste Form der Hypertonie mit bekannter Ursache ist die renale Hypertonie, bei der die Niere vermehrt Renin produziert, was eine Freisetzung von Angiotensin nach sich zieht (s. S. 200). Dieses wirkt gefäßkontrahierend und dadurch blutdruckerhöhend. Außerdem besteht ein sicherer Zusammenhang zwischen der erhöhten Aufnahme von Kochsalz und dem Auftreten von Hypertonien.

Hochdruckpatienten haben eine deutlich verminderte Lebenserwartung und müssen mit blutdrucksenkenden Arzneimitteln behandelt werden.

7.3.5.2 Hypotonie

Eine Hypotonie liegt bei einem systolischen Blutdruck unter 100 mm vor. Die Lebenserwartung von Hypotonikern ist im Vergleich zu Normotonikern erhöht. Eine therapeutische Behandlung ist nur dann notwendig, wenn Symptome wie Schwindelgefühle, Schwarzwerden vor den Augen, Schweißausbrüche und Schwächegefühle den Patienten beeinträchtigen. Eine Hypotonie tritt häufig bei plötzlichem Lagewechsel (schnelles Aufstehen am Morgen) auf. Man bezeichnet diese Form als orthostatische Hypotonie.

7.3.5.3 Schock

Beim Schock wird durch Weitstellung der Blutgefäße oder große Blutvolumenverluste der Blutdruck stark verringert, so daß die Durchblutung lebenswichtiger Organe nicht mehr ausreicht.

7.3.5.4 Periphere Durchblutungsstörungen

Störungen der peripheren Durchblutung können nervös bedingt sein (Angioneuropathien) oder durch Gefäßverschluß entstehen (z. B. Arteriosklerose). Bei der Arteriosklerose bildet sich zunächst im Inneren des Gefäßes ein Ödem der Gefäßwand aus, in das sich Lipide des Blutes einlagern. Die Durchblutung der nachfolgenden Gewebe ist dadurch stark beeinträchtigt. Ein wichtiger Risikofaktor für das Auftreten arterieller Durchblutungsstörungen und Gefäßverschlüsse ist das Rauchen. Besonders betroffen sind die Beinarterien. Als Folge der Mangeldurchblutung kommt es zunächst zu Schmerzen in den Beinen und dann zum Absterben mangelversorgter Gewebe (Nekrose, Raucherbein).

Eine weitere periphere Gefäßerkrankung sind Varizen (Krampfadern). Die Venen sind erweitert, so daß die Venenklappen nicht mehr schließen können. Der Bluttransport des venösen Blutes in Richtung Herz ist somit beeinträchtigt, das Blut kann auch in umgekehrter Richtung fließen. Varizen finden sich besonders häufig an den Beinen und im Analbereich (Hämorrhoiden).

7.4 Positiv inotrope Arzneimittel

Positiv inotrope Arzneimittel erhöhen die Herzschlagkraft. Sie sind indiziert bei Herzinsuffizienz.

7.4.1 Herzglykoside

Die positiv inotrope Wirksamkeit bestimmter Pflanzenextrakte ist schon seit 200 Jahren bekannt. Folia Digitalis, Semen Strophanthi und Bulbus Scillae enthalten Substanzen, die aus einem Aglykon (Genin) und einem Zuckeranteil bestehen und wegen ihrer spezifischen pharmakologischen Wirksamkeit allgemein als Herzglykoside bezeichnet werden. Diese Substanzen sind auch heute noch die mit Abstand am häufigsten verwendeten Arzneimittel bei Herzinsuffizienz.

Die Wirkung der Herzglykoside kann wie folgt beschrieben werden:

- positiv inotrop (die Herzschlagkraft ist erhöht),
- negativ chronotrop (die Schlagfrequenz ist vermindert, die Diastole ist verlängert, das Herz wird besser gefüllt),
- negativ dromotrop (die Reizleitung ist vermindert),
- positiv bathmotrop (die Reizbildung ist erhöht).

Die Ausbildung von heterotropen Erregungen ist begünstigt, es kann zu Extrasystolen und Kammerflimmern kommen. Dieses ist die gefährlichste Nebenwirkung der Herzglykoside. Herzglykoside haben eine geringe therapeutische Breite. Die Dosierung der Präparate muß daher individuell erfolgen, eine dauernde Blutspiegelkontrolle während der Glykosidtherapie ist sinnvoll. In der Apotheke muß bei der Abgabe dieser Präparate darauf hingewiesen werden, daß die Dosierungsvorschriften exakt eingehalten werden müssen. Da es sich bei den Patienten meist um ältere Menschen handelt, muß sichergestellt sein, daß die Patienten wissen, wie sie ihre Präparate einzunehmen haben. Neben der mündlichen Aufklärung sollte zusätzlich immer eine schriftliche Dosierungsanweisung mitgegeben werden, da ältere Menschen manchmal vergeßlich sein können. Der Patient muß informiert sein, daß es sich bei den Herzglykosiden um hochwirksame Arzneimittel handelt, die ihm nur dann optimale Hilfe bringen, wenn er sie sachgerecht anwendet. Ihm muß weiterhin klar sein, daß er sich in Lebensgefahr begibt, wenn er eigenmächtig von den Dosierungsrichtlinien abweicht.

Bei Unterdosierung mit Herzglykosiden wird die Herzinsuffizienz nicht ausreichend kompensiert, es treten Ödeme in den Beinen oder Atembeschwerden auf.

Bei Überdosierung sind erste Symptome Übelkeit und Appetitlosigkeit, weiterhin typische Sehstörungen. Am Herzen treten Herzrhythmusstörungen (Extrasystolen, Kammerflimmern) auf.

Der Wirkungsmechanismus der Herzglykoside ist noch nicht vollständig geklärt. Der aktive Transport, der Kalium-Ionen im Austausch gegen Natrium in die Herzmuskelzelle pumpt, ist gehemmt, die Kalium-Konzentration in der Zelle sinkt. Als Folge wird in der Muskelzelle Calcium freigesetzt, das die Herzmuskelfaser zur Kontraktion bringt. Die Herzglykosid-Wirkung

Purpureaglykosid A	**DIGI –**	Dig – Dig – Dig – Glu
Digitoxin	**DIGI –**	Dig – Dig – Dig
Purpureaglykosid B	**GITO –**	Dig – Dig – Dig – Glu
Gitoxin	**GITO –**	Dig – Dig – Dig
Lanatosid A	**DIGI –**	Dig – Dig – Acedig – Glu
Lanatosid B	**GITO –**	Dig – Dig – Acedig – Glu
Lanatosid C	**DIGO –**	Dig – Dig – Acedig – Glu
Digoxin	**DIGO –**	Dig – Dig – Dig

Aglyka:	**DIGI**	Digitoxigenin
	GITO	Gitoxigenin
	DIGO	Digoxigenin
Zucker:	Dig	Digitoxose
	Acedig	Acetyldigitoxose
	Glu	Glicose

kann also durch Gabe von Kaliumsalzen oder die Blockade des freigesetzten Calciums abgeschwächt werden. Bei Überdosierung können daher Kaliumsalze intravenös eingesetzt oder zur Verringerung der Calcium-Konzentration EDTA oder Citrat gegeben werden. Als Gegenmittel gegen die durch Herzglykoside hervorgerufenen Arrhythmien hat sich Phenytoin bewährt. Weiterhin läßt sich der enterohepatische Kreislauf der Digitalis-Glykoside durch Colestyramin (*Quantalan®) unterbrechen.

Die verschiedenen Herzglykoside wirken alle qualitativ gleich, unterscheiden sich aber erheblich in ihren pharmakokinetischen Eigenschaften.

7.4.1.1 Digitalis-Glykoside

Digitalis-Glykoside stammen aus den beiden Pflanzen Digitalis purpurea und Digitalis lanata. Die drei Aglyka in den natürlichen Glykosiden sind Digitoxigenin, Gitoxigenin und Digoxigenin. An Zuckern kommen vor Digitoxose, Acetyldigitoxose und Glucose. Die wichtigsten natürlichen Glykoside sind in der Tab. S. 148 angeführt:

Von den genannten Glykosiden haben Digitoxin (*Digimerck®) und Digoxin (*Lanicor®) therapeutische Bedeutung. Aus Digoxin wurden partialsynthetisch Methyldigoxin (*Lanitop®) und Acetyldigoxin (*Novodigal+) hergestellt, die heute die am häufigsten verwendeten Digitalis-Präparate sind. Sie unterscheiden sich in ihren pharmakokinetischen Eigenschaften (Zeit bis Wirkungseintritt, Wirkungsdauer, täglicher Wirkungsverlust und Bioverfügbarkeit). Die Latenzzeit bis zum Wirkungseintritt ist dann von Bedeutung, wenn die Herzglykoside intravenös verabreicht werden. Nach i. v. Gabe von Digitoxin tritt die Wirkung erheblich langsamer ein als nach Gabe von Digoxin und seinen Derivaten. Andererseits ist die Abklingquote von Digoxin und seinen Derivaten schneller als die von Digitoxin. Die Halbwertszeit von Digoxin liegt bei etwa 1,5 bis 2 Tagen. Bei Niereninsuffizienz ist sie verlängert und kann bis zu einer Woche betragen, während die Elimination von Digitoxin nicht wesentlich vermindert ist. Bei der oralen Anwendung bestimmt die Bioverfügbarkeit, wieviel der verabreichten Dosis zur Wirkung kommt. Digoxin und seine Derivate haben allgemein eine geringere Bioverfügbarkeit als Digitoxin. Weiterhin spielt die galenische Qualität der Arzneiform eine entscheidende Rolle.

Für alle Herzglykoside gilt, daß eine Vielzahl von Interaktionen mit anderen, gleichzeitig verabreichten Arzneimitteln auftreten können. So kann die Digitalis-Resorption durch gleichzeitige Einnahme von Antazida, Aktivkohle oder Abführmitteln verringert werden oder die Toxizität durch Kaliumausscheidende Diuretika oder die Gabe von Ca-Salzen erhöht werden. Eine Aufzählung aller Interaktionen ist an dieser Stelle nicht möglich, es sollte aber Routine werden, bei der Abgabe eines Arzneimittels an einen digitalisierten Patienten mögliche Interaktionen zu kontrollieren und auszuschließen.

7.4.1.2 Strophantus-Glykoside

Die beiden wichtigsten natürlichen Strophanthus-Glykoside sind g-Strophanthin (Ouabain) und k-Strophanthin (*Kombetin®). Sie sind wegen ihres schnellen Wirkungseintritts vor allem geeignet zur intravenösen Anwendung bei akuter Herzinsuffizienz. Seit der Entwicklung der Digoxin-Derivate ist ihre Bedeutung zurückgegangen. Strophanthine werden oral schlecht resorbiert.

7.4.1.3 Scilla-Glykoside

Das aus Scilla-Glykosiden gewonnene Proscillaridin (*Talusin®) nimmt bezüglich der Resorptionseigenschaften und Wirkungsdauer eine Mittelstellung zwischen Strophanthinen und Digitoxin ein. Proscillaridin wird zu etwa 30% nach oraler Gabe resorbiert.

7.4.2 Xanthin-Derivate

Xanthin-Derivate haben eine schwache positiv inotrope Wirkung. Sie können daher zur Unterstützung der Glykosidtherapie eingesetzt werden. Die wirksamste Substanz dieser Gruppe ist das Theophyllin. In der Herzmuskelzelle wird die Konzentration an freien Calcium-Ionen erhöht. Wegen der schlechten Wasserlöslichkeit des Theophyllins wurden hydrophilere Derivate entwickelt, die aber schwächer wirksam sind. Solche Derivate sind Etofyllin (*Cordalin®) und Diprophyllin. Theophyllinderivate werden auch bei Asthma bronchiale (s. S. 115) eingesetzt.

7.4.3 Sympathomimetika

Sympathomimetika wirken zwar ebenfalls positiv inotrop, sind aber zur Behandlung der Herzinsuffizienz ungeeignet, da sie gleichzeitig die Herzfrequenz erhöhen. Dadurch erhöht sich der Sauerstoffverbrauch des Myokards, der Herzmuskel wird nicht entlastet.

7.4.4 Phosphodiesterase-Hemmer

Das Imidazolderivat Enoximon (*Perfan®) wirkt am Herzen positiv inotrop und an den Gefäßen vasodilatatorisch. Diese Wirkungen beruhen auf einer selektiven Hemmung des Enzyms Phosphodiesterase und der damit verbundenen erhöhten Freisetzung von Calciumionen aus den intrazellulären Speichern.

Ein weiterer neuer Phosphodiesterasehemmer mit der Indikation »Ischämische Herzkrankheit« ist Trapidil (*Rocornal®).

7.5 Antiarrhythmika

Arzneimittel, die gegen Herzrhythmusstörungen eingesetzt werden (Antiarrhythmika), setzen die Erregungsbildung und Erregungsleistung im Reizleitungssystem des Herzens herab. Sie wirken also negativ bathmotrop und negativ dromotrop.

7.5.1 Herzglykoside

Herzglykoside wirken negativ dromotrop und sind das Mittel der Wahl bei Vorhofflattern und Vorhofflimmern. Sie sind weiterhin geeignet zur Therapie der paroxysmalen supraventrikulären Tachykardie (s. S. 140) bei älteren Menschen. Bei ventrikulären Arrhythmien sind Herzglykoside wegen der Gefahr des Kammerflimmerns kontraindiziert.

7.5.2 Membranstabilisierende Antiarrhythmika

Membranstabilisierende Antiarrhythmika verringern die Reizleitungsgeschwindigkeit.

7.5.2.1 Chinidin

Chinidin ist ein Diastereomeres des Chinins und kann durch chemische Umwandlung aus Chinin gewonnen werden. Es vermindert die Überleitungsgeschwindigkeit, senkt die Herzfrequenz und bewirkt eine periphere Gefäßdilatation, die das Herz entlastet. Nebenwirkungen sind Übelkeit und Erbrechen sowie Überempfindlichkeitsreaktionen wie Agranulozytose. Bei Patienten mit Herzinsuffizienz ist zu beachten, daß Chinidin weiterhin eine negativ inotrope Wirkung besitzt, so daß schwere Myokardschäden auftreten können. Die Bioverfügbarkeit von Chinidin und ebenso seine Eliminationsgeschwindigkeit schwanken sehr stark. Ein Handelspräparat ist *Chinidin-Duriles®.

7.5.2.2 Disopyramid

Disopyramid (*Rhythmodul®, *Norpace®) wirkt ähnlich wie Chinidin, es hat die gleichen Indikationen. Die Nebenwirkungen im Gastrointestinalbereich sind geringer. Die Nebenwirkungen sind in erster Linie parasympatholytisch (Mundtrockenheit, Harnverhalten).

7.5.2.3 Phenytoin

Das Antiepileptikum Phenytoin wird vor allem bei Arrhythmien eingesetzt, die als Folge von Digitalis-Überdosierungen auftreten. Nebenwirkungen sind Schwindel und Benommenheit. Handelspräparate sind *Zentropil®, *Epanutin® und *Phenhydan®.

7.5.2.4 Lidocain

Lidocain (*Xylocain®), ursprünglich ein Lokalanästhetikum, ist das Mittel der Wahl bei ventrikulären Extrasystolen und ventrikulären Tachykardien. Es hemmt die Reizleitung in den Purkinje-Fasern. Wegen seines großen First-pass-Effektes – bei der ersten Leberpassage wird der größte Teil bereits metabolisiert – kann Lidocain nur parenteral angewendet werden. Vorteilhaft ist, daß der Blutdruck nur wenig gesenkt wird. Nebenwirkungen bei zu schneller Infusion sind Schwindel und Krämpfe. Verwandte Substanzen mit ähnlicher Wirkung sind Tocainid (*Xylotocan®) und Mexiletin (*Mexitil®).

7.5.2.5 Ajmalin

Ajmalin (*Gilurytmal®) wirkt ähnlich wie Chinidin. Wegen seiner schlechten Resorbierbarkeit nach oraler Gabe sollte es nur parenteral angewandt werden. Prajmalin, ein Derivat des Ajmalin, wird besser resorbiert (*Neo-Gilurytmal®). Nebenwirkungen sind Leberschäden sowie Leitungsstörungen bis hin zum totalen Block.

7.5.3 Calcium-Antagonisten

Calcium-Antagonisten hemmen den Einstrom von Calcium in die Zelle (s. S. 153). Am Herzen können sie negativ bathmotrop und negativ dromotrop wirken.

Verapamil (*Isoptin®) wird zur Behandlung supraventrikulärer Tachykardien und Extrasystolen eingesetzt. Wegen des großen First-pass-Effektes müssen bei der oralen Therapie viel höhere Dosen gegeben werden als bei parenteraler Anwendung. Bei zu schneller Injektion kann es zu Blutdruckabfall kommen.

7.5.4 β-Sympatholytika

Auch β-Sympatholytika (s. S. 81) können wegen ihrer negativ dromotropen und negativ bathmotropen Eigenschaften gegen Sinustachykardien und supraventrikuläre Extrasystolen eingesetzt werden.

7.5.5 Amiodaron

Amiodaron (*Cordarex®) ist ein jodhaltiges Antiarrhythmikum, das bei supraventrikulären und ventrikulären Rhythmusstörungen eingesetzt wird. Es unterscheidet sich von den membranstabilisierenden Substanzen dadurch, daß es die Aktionspotentialdauer verlängert. Da Nebenwirkungen häufig sind (Hornhautverfärbung, Lichtempfindlichkeit, Schilddrüsenfunktionsstörungen), sollte es nur eingesetzt werden, wenn andere Substanzen wirkungslos sind.

7.6 Arzneimittel gegen ischämische Herzerkrankungen

Bei ischämischen Herzerkrankungen ist der Herzmuskel nur unzureichend mit Sauerstoff versorgt. Als Folge entstehen Angina pectoris und Herzinfarkt (s. S. 142). Um dieses Mißverhältnis zwischen Sauerstoffangebot und Sauerstoffbedarf zu beheben, kann prinzipiell zweierlei geschehen: Die Sauerstoffzufuhr kann verbessert werden oder der Sauerstoffbedarf des Myokards kann durch Entlastung gesenkt werden.

7.6.1 Salpetersäure-Ester

Ester der Salpetersäure wie das Nitroglycerin gehören zu den wirksamsten Arzneimitteln im akuten Angina-pectoris-Anfall. Die Bezeichnung »Nitrate« für diese Stoffgruppe ist ebenso falsch wie die Bezeichnung »Koronardilatatoren«. Im Angina-pectoris-Anfall sind die Koronararterien bereits maximal erweitert, so daß sie durch Nitroglycerin nicht noch weiter geöffnet werden können. Die Wirkung scheint eher in einer Erweiterung peripherer Gefäße zu bestehen, wodurch der venöse Rückstrom zum Herzen sinkt und das Herz entlastet wird. Der Sauerstoff-Bedarf des Myokards wird also herabgesetzt und der Angina-pectoris-Anfall durchbrochen. Nitroglycerin (*Nitrolingual®, *Nitro Mack®) wird im Angina-pectoris-Anfall perlingual in Form von Zerbeißkapseln oder als Spray eingesetzt. Ist der Angina-pectoris-Patient nicht mehr in der Lage, die Kapsel selbst zu zerbeißen, kann man als Erste Hilfe den Kapselinhalt auf die Mundschleimhaut ausgießen. Gefährdete Patienten sollten grundsätzlich immer Nitroglycerinkapseln mit sich führen.

Als Nebenwirkungen treten nach der Anwendung von Nitroglycerin häufig heftige Kopfschmerzen auf, die auf die Gefäßdilatation zurückzuführen sind.

Wegen seiner kurzen Wirkdauer ist Nitroglycerin ein Arzneimittel, das vor allem für die Anwendung im Anfall gedacht ist. Zur Prophylaxe eignen sich Depot-Präparate, die den Wirkstoff kontinuierlich so freisetzen, daß ein ausreichend hoher Nitroglycerin-Spiegel über längere Zeit aufrechterhalten wird. Hier ist vor allem die transdermale Applikation mittels eines Membranpflasters (*Nitroderm TTS®) zu nennen. Zur Prophylaxe von Angina-pectoris-Anfällen sind auch andere Salpetersäureester geeignet wie Isosorbiddinitrat (*Isoket®) und Pentaerythrityltetranitrat (*Dilcoran 80®).

7.6.2 Calcium-Antagonisten

Calcium-Antagonisten hemmen den Einstrom von Calcium in die Zelle. Die Kontraktilität der Myokardfasern ist dadurch herabgesetzt, der Sauerstoff-Bedarf ist gesenkt. Außerdem wird der periphere Gefäßwiderstand herabgesetzt. An den Koronararterien können sie Koronarspasmen lösen. Calcium-Antagonisten werden bei Bluthochdruck und Angina pectoris eingesetzt.

7.6.2.1 Dihydropyridine

Nifedipin (*Adalat®) und seine Strukturverwandten Nitrendipin (*Bayotensin®, *Bayotensin® akut in der Phiole), Nimodipin (*Nimotop®), Nicardipin (*Antagonil®), Isradipin (*Lomir®, *Vascal®), Felodipin (*Modip®, *Munobal®), Nisoldipin (*Baymycard®) und Nilvadipin (*Nivadil®) wirken hauptsächlich gefäßerweiternd. Ihre negativ inotrope Wirkung am Herzen wird kompensiert durch eine reflektorische Sympathikusaktivierung, die zu einer Pulsbeschleunigung führt. Nebenwirkungen sind zu starker Blutdruckabfall, Kopfschmerzen und Schwindelgefühl. Nifedipin sollte nicht während der Schwangerschaft verabreicht werden.

7.6.2.2 Verapamil

Verapamil (*Isoptin®) wirkt im Gegensatz zu Nifedipin negativ chronotrop und negativ bathmotrop. Es sollte daher nicht bei Bradykardie eingesetzt werden. Indikationen sind Hypertonie, Angina pectoris und Tachyarrhythmien.

7.6.2.3 Diltiazem

Diltiazem (*Dilzem®) gleicht in seiner Wirkungsweise dem Verapamil. Auch Diltiazem ist während einer Schwangerschaft kontraindiziert.

7.6.3 β-Sympatholytika

β-Sympatholytika (s. S. 81, 157) werden zur Prophylaxe des Angina pectoris-Anfalls eingesetzt. Sie verringern den Sauerstoffbedarf des Herzens durch

Verlangsamung der Herzfrequenz und Reduktion der Kontraktilität und sind besonders effektiv bei erhöhter körperlicher oder emotionaler Belastung.

7.6.4 Andere Koronartherapeutika

Carbocromen (Intensain®) und Dipyridamol (Persantin®) bewirken am gesunden Herzen eine Dilatation der Koronargefäße. Da aber im Angina pectoris-Anfall die Koronargefäße bereits maximal erweitert sind, wirken diese Präparate im akuten Anfall nicht. Im Gegenteil scheint ihre Anwendung den Anfall noch verstärken zu können, da auch die Myokardgefäße, die nicht von der Ischämie betroffen sind, dilatiert werden und so der ohnehin schon sauerstoffarmen Region Blut entziehen (Steal-effect).

Trotz dieser Gefahr und der öffentlichen Diskussion, die in letzter Zeit über den Sinn solcher Präparate geführt wird, gehören Carbocromen und Dipyridamol immer noch zu den sehr häufig verschriebenen Arzneimitteln. Zusammen mit dem Tranquilans Oxazepam ist Dipyridamol in dem Kombinationspräparat *Persumbran® enthalten.

7.7 Arzneimittel gegen Durchblutungsstörungen

Bei Arzneimitteln, die gegen Durchblutungsstörungen eingesetzt werden, kann unterschieden werden zwischen solchen, die am sympathischen Nervensystem angreifen und anderen, die ihren Angriffspunkt direkt an der glatten Gefäßmuskulatur besitzen.

7.7.1 Am Sympathikus angreifende Substanzen

Diese Arzneimittelgruppe wird ausführlich im Kapitel »Nervensystem« (S. 76) besprochen. Zur Behandlung von Durchblutungsstörungen werden eingesetzt:

a) Direkte β-Sympathomimetika (Isoxsuprin, Buphenin),
b) Direkte α-Sympatholytika (Mutterkornalkaloide, Tolazolin),
c) Indirekte Sympatholytika (Reserpin, α-Methyldopa).

7.7.2 Xanthin-Derivate

Pentifyllin (Cosaldon A®) ist ein dem Coffein ähnliches Xanthin-Derivat. Sein Metabolit, das Pentoxyfyllin (*Trental®), findet ebenfalls bei peripheren Durchblutungsstörungen Einsatz. Ein weiteres Präparat dieser Gruppe ist Xantinolnicotinat (Complamin®). Zu der Wirkung des Xanthins kommt hierbei noch die gefäßerweiternde Wirkung der Nicotinsäure hinzu. Diese Mittel sind aber nur bei Gefäßspasmen sinnvoll, nicht bei obstruktiven Gefäßerkrankungen, wenn die Gefäße verstopft sind.

7.7.3 Zerebrale Vasodilatoren

In den letzten Jahren sind eine Reihe neuer Arzneimittel entwickelt worden, die zur Verbesserung der Gehirndurchblutung und des Hirnstoffwechsels angeboten werden. Die Wirksamkeit dieser Präparate ist sehr umstritten. Viele Patienten erhoffen sich Hilfe gegen Vergeßlichkeit, ältere Menschen Ausbleiben von Senilität und manche Eltern gar bessere Schulleistungen ihrer Kinder. Leider werben einige Hersteller solcher Präparate sogar mit derartigen Versprechungen, so daß dann in der Apotheke häufig nach solchen »Wundermitteln« gefragt wird. Es gibt keine »Hirn-Anabolika«, Prüfungen müssen durch Lernen bestanden werden, und Möglichkeiten, trotz zunehmenden Alters geistig jung zu bleiben, gibt es viele – sicherlich aber nicht in Form von regelmäßiger Einnahme solcher Arzneimittel, deren Wirksamkeit noch nicht eindeutig nachgewiesen ist. Als Vasodilatatoren werden neben den genannten Präparaten aus den Gruppen der Sympathikus-beeinflussenden Arzneimittel und der Xanthin-Derivate weiterhin folgende Mittel verwendet:

*Stutgeron®	(Cinnarizin)
*Pervincamin®,	
*Cetal®	(Vincamin)
Encephabol®	(Pyritinol)
Helfergin®	(Meclofenoxat)
*Normabrain®,	
*Nootrop®	(Piracetam)
*Cavinton®	(Vinpocetin)

7.7.4 Prostaglandin E_1

Alprostadil (Prostaglandin E_1) ist als *Minprog® Päd. im Handel und wird bei Neugeborenen mit bestimmten Herzanomalien, sogenannten »blue babies«, zum Offenhalten des Ductus arteriosus Botalli eingesetzt. Eine galenische Weiterentwicklung des Alprostadil zu einer stabileren Cyclodextrin-Komplexverbindung ist unter dem Handelsnamen *Prostavasin® zur Behandlung der chronisch arteriellen Verschlußkrankheit im Stadium III und IV zugelassen.

7.7.5 Prostacyclin-Analoga

Prostacycline (vgl. auch S. 199) hemmen die Aggregation, Adhäsion und Freisetzungsreaktionen der Thrombozyten. Sie erweitern Arteriolen und Venolen. Iloprost (*Ilomedin®) ist das erste Prostacyclin-Analogon, das für die Behandlung schwerer Durchblutungsstörungen zugelassen wurde. Da es infundiert werden muß, ist es für eine Dauertherapie wenig geeignet.

7.8 Venenmittel

7.8.1 Mittel gegen Krampfadern

Krampfadern (Varizen) entstehen meist auf Grund einer Bindegewebsschwäche. Die oberflächlichen Beinvenen sind erweitert und treten hervor. Die Venenklappen schließen nicht mehr richtig, es kommt zu einem venösen Blutstau mit den Folgen einer Ödembildung, Venenentzündung (Thrombophlebitis) und Unterschenkelgeschwüren. Das Gesamtkrankheitsbild heißt variköser Symptomenkomplex. Zur Therapie von Krampfadern eignen sich neben der operativen Entfernung der Venen oder deren Verödung allgemeine Maßnahmen wie Gewichtsreduktion, Radfahren, Schwimmen, Beingymnastik sowie das Tragen von Stützstrümpfen. Die Wirksamkeit einer medikamentösen Therapie ist umstritten. Zur oralen Behandlung werden Präparate verwendet, die Aescin (Essaven®, Venostasin®) oder Flavonderivate wie Rutosid (Venoruton®) enthalten. Sie sollen die Permeabilität der Kapillaren herabsetzen und den venösen Rückstrom verbessern. Aescin wird auch äußerlich in Form von Salben eingesetzt (Opino N®, Reparil®). Weitere Präparate, die zur Behandlung des varikösen Symptomenkomplexes eingesetzt werden, sind Bencyclan (*Fludilat®) und Calciumdobesilat (*Dexium®).

7.8.2 Mittel gegen Hämorrhoiden

Hämorrhoiden sind Erweiterungen analer Venen. Sie entstehen häufig als Folge chronischer Verstopfung. Die Symptome sind abhängig vom Entwicklungsstadium der Hämorrhoiden:

- Im primären Stadium treten Juckreiz und Blutungen auf, die Hämorrhoiden treten nicht hervor.
- Im sekundären Stadium treten die Hämorrhoiden während des Stuhlganges aus dem Analkanal aus.
- Im tertiären Stadium gleiten die Hämorrhoiden nicht mehr spontan in den Analkanal zurück und verursachen starke Schmerzen.

Die Diagnose Hämorrhoidalleiden kann immer erst nach ärztlicher Untersuchung gestellt werden, da ähnliche Symptome auch bei Rektumkarzinomen auftreten können. Zur Therapie der Hämorrhoiden eigenen sich, genau wie bei den Krampfadern, mehr körperliche Bewegung sowie operative Maßnahmen. Die Hämorrhoiden können durch Abbinden oder Vereisen mit flüssigem Stickstoff entfernt werden. Auch eine Verödung mit Chinindihydrochlorid (Sagittaproct®) ist möglich. Hierbei kann es bei prädisponierten Patienten zu allergischen Reaktionen kommen. Zur symptomatischen Therapie werden zahlreiche Salben und Zäpfchen angeboten. Diese enthalten:

- Lokalanästhetika (Anusept®), die die Schmerzen lindern und dadurch auch Spasmen des Schließmuskels lösen, wodurch die Durchblutung verbessert wird. Als Nebenwirkung können bei den Anästhetika aus der Gruppe der p-Aminobenzoesäure-Derivate (s. S. 92) Kontaktallergien auftreten.
- Corticosteroide (*Scheriproct®, *Procto-Jellin®), die antiphlogistisch wirken, aber wegen ihrer Nebenwirkungen (s. S. 186) nur kurzfristig eingesetzt werden sollen.
- Metallsalze (Zink, Aluminium, Bismut), die adstringierend wirken und dadurch eine Schrumpfung des Schleimhautepithels herbeiführen.
- Aescin (Venostasin® N-Suppositorien), dessen kapillarabdichtende Wirkung sehr umstritten ist.

Als Arzneiform eignet sich die Salbe generell besser als das Zäpfchen, da dieses den Analkanal zu schnell passiert und seine Wirkstoffe in erster Linie im Rektum freisetzt.

7.9 Antihypertonika

Die Behandlung des hohen Blutdrucks ist eine symptomatische Maßnahme, die die Ursache der Blutdruckerhöhung unberücksichtigt läßt. Die medikamentöse Blutdrucksenkung ist aber eine effektive, heute sehr häufig durchgeführte Therapie für Hochdruckpatienten, die Begleitsymptome bessert und die Lebenserwartung vergrößert. Natürlich ist neben der arzneilichen Therapie eine vernünftige Lebensführung für einen optimalen Erfolg unerläßlich. Dazu gehören absolutes Rauchverbot, normales Gewicht, Vermeidung von Streß, regelmäßige (aber nicht übertriebene) körperliche Betätigung sowie Einschränkungen der Kochsalzzufuhr.

Vor allem dem Rauchen kommt eine große Bedeutung zu. Der Pharmazeut kann dabei helfen, auf die Gefahren des Rauchens hinzuweisen. Dieser Beitrag zur Erhaltung der Gesundheit ist mindestens ebenso wichtig wie die Abgabe von Arzneimitteln. Bei der Abgabe von Bluthochdruckpräparaten an einen Patienten, der beim Betreten der Apotheke noch schnell einen letzten Lungenzug macht und dann den Stummel austritt, **muß** ein Hinweis auf das Risiko des Rauchens in der für den jeweiligen Patienten am erfolgversprechendsten Form erteilt werden. Die kommentarlose Abgabe des Antihypertonikums mit dem Hintergedanken »Ob der raucht, ist seine Sache« ist verantwortungslos und degradiert die Tätigkeit in der Apotheke aufs Merkantile. Sie ist vergleichbar mit der Abgabe von Kopfschmerztabletten an jemanden, der sich ständig mit einem Hammer vor die Stirn schlägt. Begleitmaßnahmen neben der medikamentösen Behandlung spielen also hier eine sehr große Rolle.

Als Antihypertonika werden eingesetzt:

- Diuretika,
- β-Sympatholytika,
- Indirekte Sympatholytika,
- Calcium-Antagonisten,
- ACE-Hemmer.

7.9.1 Diuretika

Diuretika sind Arzneimittel, die die Harnausscheidung erhöhen. Ihr genauer Mechanismus wird im nächsten Kapitel (s. S. 165) behandelt. Durch Erniedrigung der Natrium-Konzentration sinkt der periphere Gefäßwiderstand und die Gefäßmuskulatur wird unempfindlicher gegenüber sympathischen Reizen. Diuretika zur Behandlung des hohen Blutdrucks werden meist in Kombinationspräparaten eingesetzt. Ein neuerer Wirkstoff aus der Gruppe der Furopyridine ist Cicletanin (*Justar®). Wie andere Diuretika, z. B. Furosemid, vermag es die Prostacyclinsynthese zu steigern und wirkt dadurch blutdrucksenkend.

7.9.2 β-Sympatholytika (Betablocker)

β-Sympatholytika sind auf S. 81 ausführlich besprochen. Sie sind besonders geeignet bei Hochdruckformen, die auf hohe psychische oder körperliche Belastung zurückzuführen sind. Die Blutdrucksenkung setzt bei oraler Therapie verzögert ein und erreicht erst nach 2 bis 3 Wochen ihr volles Ausmaß. Eingesetzt werden:

*Prent®, *Neptal®	(Acebutolol)
*Aptin-Duriles®	(Alprenolol)
*Tenormin®	(Atenolol)

*Beloc®, *Lopresor®	(Metoprolol)
*Solgol®	(Nadolol)
*Visken®	(Pindolol)
*Dociton®	(Propranolol)
*Sotalex®	(Sotalol)
*Trasicor®	(Oxprenolol)
*Wandonorm®	(Bopindolol)
*Brevibloc®	(Esmolol)
*Concor®	(Bisoprolol)
*Prenalex®	(Tertatolol)

Ein neuerer Betablocker, der einen zusätzlichen Angriffspunkt an Alpha-1-Rezeptoren aufweist, ist Carvedilol (*Dilatrend®).

7.9.3 Indirekte Sympatholytika

7.9.3.1 Reserpin

Reserpin, Bestandteil verschiedener Kombinationsarzneimittel, ist ein Rauwolfia-Alkaloid und stammt aus einer indischen Pflanze (*Rauwolfia serpentina*). Reserpin führt zu einer Verarmung der Noradrenalin-Speicher (s. S. 83). Die Behandlung muß einschleichend begonnen werden, da die Noradrenalin-Speicher zunächst entleert werden. Nebenwirkungen sind zentrale Effekte (Depressionen, Sedierung) und Nasenschleimhautschwellung.

7.9.3.2 Imidazoline

Clonidin (*Catapresan®) und Moxonidin (*Cynt®, *Physiotens®) erregen zentrale Alpha$_2$-Rezeptoren in der Medulla oblongata. Paradoxerweise kommt es durch diese Stimulation von α-Rezeptoren zur Blutdrucksenkung. Clonidin-Patienten müssen darauf hingewiesen werden, nie das Präparat eigenmächtig abzusetzen, da nach plötzlichem Absetzen ein gegenregulatorischer starker Blutdruckanstieg auftreten kann, der lebensgefährlich ist.

7.9.3.3 α-Methyldopa

Dem Wirkungsmechanismus von α-Methyldopa (*Presinol®) liegt ebenfalls eine Stimulation der zentralen α-Rezeptoren sowie die Ausbildung des »falschen« Neurotransmitters α-Methylnoradrenalin zugrunde (s. S. 82). Eventuelle Nebenwirkungen sind Fieber, hämolytische Anämien und Leberschäden.

7.9.3.4 Guanethidin

Guanethidin (*Ismelin®) sollte wegen starker Nebenwirkungen (orthostatische Beschwerden, Bradykardie, Darmbeschwerden) nur bei schweren Fällen von Hypertonie in der Klinik eingesetzt werden.

7.9.4 Andere Antihypertonika

7.9.4.1 Dihydralazin

Dihydralazin (*Nepresol®) wirkt durch direkten Angriff an der Gefäßmuskulatur blutdrucksenkend. Der periphere Gefäßwiderstand ist gesenkt. Nebenwirkungen sind eine reflektorische Erhöhung der Herzfrequenz sowie zentrale Dämpfung.

7.9.4.2 Chinazoline

Prazosin (*Minipress®), Terazosin (*Heitrin®) und Doxazosin (*Cardular®, *Diblocin®) wirken sowohl alphasympatholytisch wie auch direkt gefäßerweiternd und senken somit den Blutdruck. Nebenwirkungen können vor allem bei der ersten Einnahme auftreten (Schwindel, Schweißausbrüche, orthostatische Hypotonie).

Der selektive Alpha-1-Rezeptorenblocker Doxazosin wird mit Erfolg auch bei der gutartigen Prostatavergrößerung eingesetzt.

7.9.4.3 ACE-Hemmer

Das Angiotensin converting enzyme (ACE) bewirkt im Organismus die Umwandlung von Angiotensin I in das aktive Angiotensin II (s. S. 200). Angiotensin II wirkt gefäßkontrahierend und indirekt sympathomimetisch und somit blutdrucksteigernd. Eine Hemmung dieses Enzyms führt daher zur Blutdrucksenkung. Substanzen aus dieser Gruppe sind:

Captopril	(*Lopirin®)
Benazepril	(*Cibacen®)
Cilazapril	(*Dynorm®)
Enalapril	(*Pres®, *Xanef®)
Fosinopril	(*Dynacil®, *Fosinorm®)
Minoxidil	(*Lonolox®)
Perinopril	(*Coversum®)
Lisinopril	(*Acerbon®, *Coric®)
Quinapril	(*Accupro®)
Ramipril	(*Delix®, *Vesdil®)
Trandolapril	(*Udrik®)

Als Nebenwirkung können Nierenschäden und Blutbildveränderungen auftreten.

7.9.5 Kombinationspräparate

Zur Behandlung der Hypertonie werden zahlreiche Kombinationspräparate angeboten. Die wichtigsten sind:

*Adelphan-Esidrix®	(Reserpin, Dihydralazin, Hydrochlorothiazid)
*Briserin N®	(Reserpin, Clopamid, Dihydroergocristin)
*Darebon®	(Reserpin, Chlortalidon)
*Modenol®	(Reserpin, Butizid)
*Combipresan®	(Clonidin, Chlortalidon)
*Esimil®	(Guanethidin, Hydrodrochlorothiazid)
*Sali-Presinol®	(Methyldopa, Mefrusid)

8

Arzneimittel mit Wirkung auf Niere und Harnwege

8.1 Anatomie und Physiologie der Niere

Die Niere ist das wichtigste Ausscheidungsorgan des Körpers. Aus dem Blut, das kontinuierlich durch die Niere fließt, produziert sie den Urin, in dem die auszuscheidenden Stoffe gelöst sind. Der Mensch hat zwei Nieren, die etwa 11 cm lang und 5 cm breit sind. Anatomisch kann die Niere aufgeteilt werden in die Nierenrinde und das Nierenmark, das aus den sogenannten Nierenpyramiden besteht. In den Nierenpyramiden findet die Harnproduktion statt. Die kleinste funktionsfähige Einheit ist das Nephron, von denen die Nieren etwa 2 Millionen enthalten.

Der gebildete Harn fließt über die Nierenkelche ins Nierenbecken und von dort über den Harnleiter (Ureter) zur Harnblase, wo er bis zur Harnausscheidung (Miktion) gesammelt wird. Die gesamte Niere ist zum Schutz von einer Bindegewebskapsel umgeben. Abb. 8.1 gibt einen schematischen Überblick über den Aufbau der Niere.

Das Nephron besteht aus zwei Teilen, dem Glomerulum und dem Tubulusapparat. Das Glomerulum ist von einer Kapsel (Bowman-Kapsel) umgeben. Der Tubulusapparat kann unterteilt werden in einen proximalen Teil, der vom Glomerulum wegführt, die sogenannte Henle'sche Schleife, und den distalen Teil, der ins Sammelrohr führt. Proximaler und distaler Tubulus bestehen je aus einem verknäulten Teil und einem geraden Teil. In ein Sammelrohr münden viele Nephrone. Der im Nephron gebildete Harn wird über die

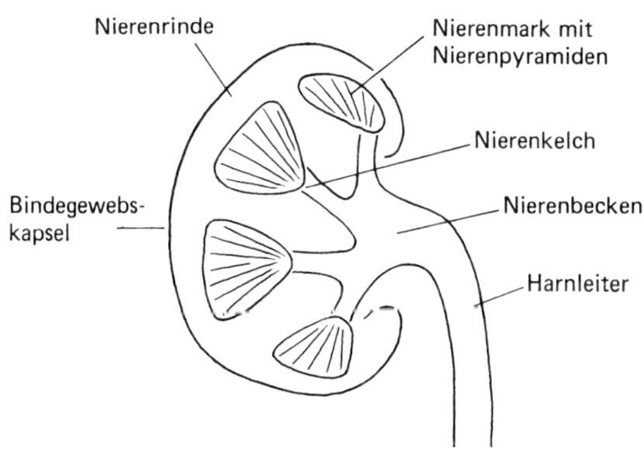

Abb. 8.1 Schematischer Überblick über den Aufbau der Niere.

Sammelrohre in die Pyramidenspitzen transportiert und in die Nierenkelche weitergeleitet.

Das zum Nephron hinführende Blutgefäß bezeichnet man als Vas afferens. Es tritt in das Glomerulum ein und bildet ein Gefäßknäuel in der Bowman'schen Kapsel. Anschließend schlängelt sich das Blutgefäßsystem um den Tubulusapparat. Das vom Nephron wegführende Gefäß nennt man Vas efferens. Vor dem Eintritt ins Glomerulum befindet sich eine Kontaktstelle zwischen distalem Tubulus und Vas afferens, der sogenannte iuxtaglomeruläre Apparat, der für die Regulation der Nierentätigkeit Bedeutung hat.

Den Aufbau des Nephrons zeigt Abbildung 8.2.

Den Vorgang der Harnbereitung im Nephron kann man in drei Schritte unterteilen:

- Glomeruläre Filtration
- Tubuläre Rückresorption
- Tubuläre Sekretion

8.1.1 Glomeruläre Filtration

Im Glomerulum wird ein Filtrat aus dem durchfließenden Blut abgepreßt. Als Filter wirkt die sogenannte Basalmembran, die Wasser und kleine Moleküle durchläßt, während große Moleküle (z. B. Proteine) und die Blutzellen

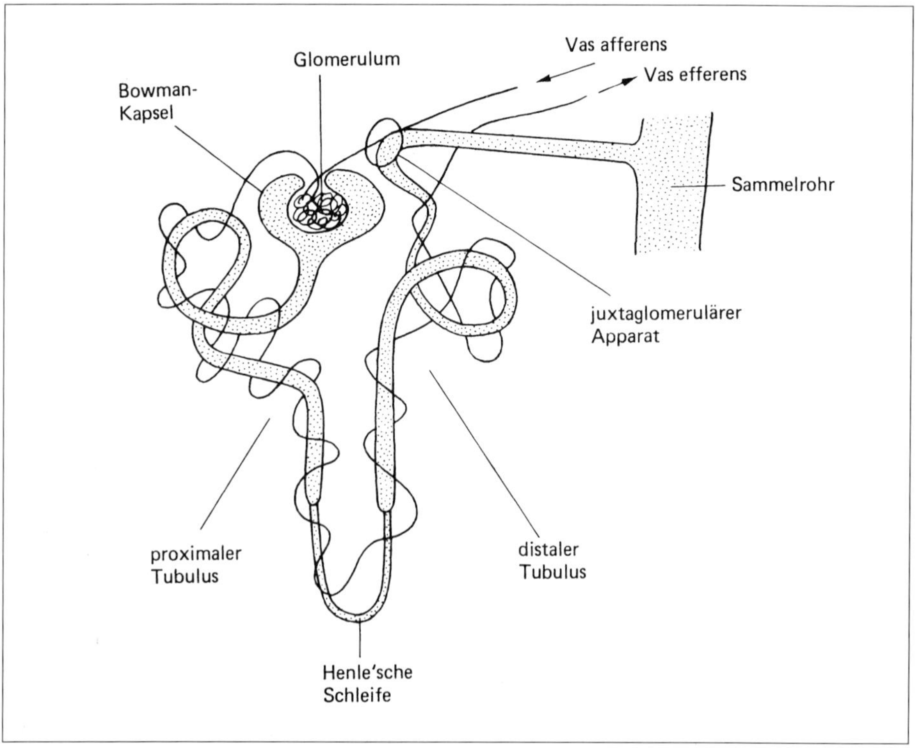

Abb. 8.2 Aufbau des Nephrons.

im Blut zurückgehalten werden. Die Grenze, bis zu der Moleküle unbeschränkt in diesen sogenannten Primärharn übertreten, liegt bei einem Molekulargewicht von etwa 10000. Moleküle mit einem Molekulargewicht zwischen 10000 und 50000 können teilweise den Filter passieren (beschränkte Filtrierbarkeit), größere Moleküle werden beim Gesunden nicht abfiltriert. Von dem durch die Glomerula fließenden Blut wird etwa ein Fünftel als Primärharn abfiltriert, in der Minute etwa 125 ml. Dieses entspricht einer täglichen Primärharnproduktion von 180 Litern. Der Filtrationsdruck, mit dem dieser Vorgang stattfindet, beträgt etwa 30 mmHg. Das zuführende Blutgefäß (Vas afferens) sorgt durch Kontraktion und Weitstellung dafür, daß der Filtrationsdruck bei Veränderung des Blutdruckes konstant gehalten wird. Diese Regulation ist unabhängig vom Nervensystem.

8.1.2 Tubuläre Rückresorption

Im Tubulusapparat erfolgt eine Konzentrierung des Primärharnes. Etwa 99% des Wassers des Primärharns werden durch Diffusion wider ins Blut rückresorbiert. Mit dem Wasser werden auch Elektrolyte rückresorbiert. Die Natrium-Rückresorption erfolgt durch aktiven Transport (s. S. 14), als Begleitanion folgt Chlorid. Kalium kann je nach Konzentration im Organismus im Tubulus rückresorbiert werden (bei Kaliummangel) oder ins Tubuluslumen sezerniert werden (bei Kaliumüberschuß). Weitere Substanzen, die durch aktiven Transport rückresorbiert werden, sind Glucose und einige Aminosäuren. Bei zu hohen Glucosekonzentrationen (Blutspiegel über 180 mg/100 ml) sind die Glucose-Carrier des aktiven Transportes gesättigt. Glucose kann nicht mehr rückresorbiert werden und wird mit dem Urin ausgeschieden. Der Glucosenachweis im Urin kann daher zu diagnostischen Zwecken (Diabetes-Vorsorge) als indirektes Indiz für einen überhöhten Glucosespiegel herangezogen werden.

Wie viele andere Stoffe werden auch Arzneimittel durch Diffusion im Tubulus rückresorbiert. Es ist jedoch nur ungeladenen Molekülen möglich, die Membran passiv zu durchdringen. Der pH-Wert des Harns hat daher einen großen Einfluß auf die Ausscheidungsrate von Säuren und Basen. Diese Tatsache kann man ausnutzen, um die Ausscheidung von Giften durch Alkalisierung des Harns mit Natriumhydrogencarbonat (bei Barbituratvergiftungen) oder durch Ansäuern mit Ammoniumchlorid (bei Alkaloiden) zu erhöhen.

8.1.3 Tubuläre Sekretion

Neben der Rückresorption von Substanzen aus dem Primärharn ins Blut kann der Tubulus auch Ausscheidungsfunktionen übernehmen und umgekehrt Substanzen ins Tubuluslumen sezernieren. Dieser Vorgang findet durch aktive Transportprozesse statt. Man kennt derzeit ein Carrier-System für organische Säuren und eins für organische Basen. Das Antibiotikum Penicillin, eine Säure, wird zum Beispiel auf diesem Wege renal ausgeschieden, ebenfalls das Gichtmittel Probenecid. Gibt man beide Substanzen gleichzeitig kommt es zu einer Konkurrenz um die Carrier, so daß die Ausscheidung beider Substanzen verzögert ist.

8.1.4 Hormonelle Regulation der Harnbereitung

Die Harnbereitung wird in erster Linie durch die beiden Hormone Vasopressin und Aldosteron reguliert.

8.1.4.1 Vasopressin

Vasopressin (Antidiuretisches Hormon, ADH) ist ein Hormon des Hypophysenhinterlappens, das bei der tubulären Rückresorption die Permeabilität der Membran für Wasser beeinflußt. Die Regulationsgröße für die Ausschüttung von Vasopressin ist die Osmolarität des extrazellulären Körperwassers. Nach starker Flüssigkeitsaufnahme sinkt die Osmolarität, die Ausschüttung von Vasopressin im Hypophysenhinterlappen wird gehemmt.

Die Tubulusmembran wird daraufhin für Wasser »dichter« gemacht, die Rückresorption wird vermindert, so daß vermehrt Harn ausgeschieden wird. Neben der Osmolarität reguliert auch das Blutvolumen die Vasopressin-Ausschüttung. Bei Blutverlusten wird Vasopressin freigesetzt, um weitere Flüssigkeitsverluste zu vermeiden.

8.1.4.2 Aldosteron

Aldosteron wird in der Nebennierenrinde gebildet und fördert die Natriumrückresorption. Bei Abnahme des Blutvolumens oder Abnahme der Nierendurchblutung wird im iuxtaglomerulären Apparat der Niere Renin gebildet, das zunächst im Blut aus Angiotensinogen das Angiotensin freisetzt. Angiotensin wirkt einerseits direkt gefäßkontrahierend, andererseits setzt es in der Nebennierenrinde Aldosteron frei, wodurch die Natriumrückresorption erhöht wird. Mit dem Natrium wird aus osmotischen Gründen auch mehr Wasser rückresorbiert. Aldosteron vermindert also die Urinmenge.

Eine weitere Aufgabe der Niere ist die Regulation des Blut-pH-Wertes durch drei mögliche Mechanismen:

- Rückresorption von Hydrogencarbonat (HCO_3^-),
- Ausscheidung von H^+ als Dihydrogenphosphat ($H_2PO_4^-$),
- Ausscheidung von H^+ als Ammonium-Ion (NH_4^+).

8.1.5 Clearance

Die sogenannte Clearance ist eine charakteristische Größe für die Ausscheidungsgeschwindigkeit einer Substanz. Der Clearance-Wert gibt die Menge Blutplasma an, die pro Minute von dem betreffenden Stoff völlig befreit, »geklärt« wird. Die Klärrate der Niere für eine bestimmte Substanz bezeichnet man als renale Clearance. Wird z. B. eine Substanz in der Niere ungehindert glomerulär filtriert und dann im Tubulus weder rückresorbiert noch sezerniert, dann ist ihre renale Clearance identisch mit der glomerulären Filtrationsrate (125 ml/min). Eine solche Substanz ist z. B. Inulin. Wenn eine Substanz zusätzlich noch tubulär sezerniert wird, dann steigt der Wert für die renale Clearance. Penicillin hat Werte um etwa 400 ml/min. Wird bei einem einzigen Nierendurchgang ein Stoff vollständig aus dem Plasma entfernt, entspricht die renale Clearance dem renalen Plasmafluß. Dies gilt z. B. für p-Aminohippursäure (PAH) mit Normalwerten von etwa 600 ml/min. Die Bestimmung der PAH-Clearance kann daher zur Untersuchung der Nierendurchblutung herangezogen werden.

8.2 Regulation und Störungen des Wasser- und Elektrolythaushaltes

Im Organismus des Erwachsenen bestehen etwa 50 bis 60% des Körpergewichtes aus Wasser. Wasseraufnahme und Wasserverlust stehen in einem ständigen Gleichgewicht. Die täglich ausgetauschte Menge beträgt etwa 2,5 Liter. Die Wasseraufnahme erfolgt durch Essen und Trinken. Weiterhin entsteht ein kleiner Teil als Oxidationswasser im Körper. Die Abgabe des Wassers erfolgt in erster Linie mit dem Urin. Etwa 900 ml werden täglich über die Lungen abgeatmet oder über die Haut abgegeben. Die Wassermenge in den Fäzes beträgt etwa 100 ml täglich. Die minimale Wassermenge, die pro Tag aufgenommen werden muß, liegt demnach bei 1,5 l/Tag, da die Niere mindestens 500 ml Urin am Tag bilden muß und der Wasserverlust über Haut und Lungen unvermeidlich ist. Eine negative Wasserbilanz (mehr Abgabe als Aufnahme) bezeichnet man als Dehydratation, eine positive Wasserbilanz als Hyperhydratation. Die jeweils vorliegenden osmotischen Konzentrationen entscheiden darüber, ob Verschiebungen des Wasserhaushaltes auf den Extrazellulärraum beschränkt bleiben oder sich auf den Interzellulärraum auswirken. Man unterscheidet daher isotone, hypertone und hypotone Hydratationsstörungen.

Dehydratationen sind Begleiterscheinungen von starken Durchfällen oder Erbrechen, die besonders für Kleinkinder lebensbedrohlich sind. Es kommt dabei zu Blutdruckabfall, Tachykardie und Schock. Die Therapie besteht in einem sofortigen Auffüllen des Plasmavolumens und Infusionen von Nährstoff- und Elektrolyt-Lösungen.

Hyperhydratationen sind häufig die Folge hormoneller Dysregulationen, die den Vasopressin- und Aldosteron-Haushalt betreffen. Sie äußern sich durch Ödeme und werden mit Diuretika behandelt.

8.3 Diuretika

Diuretika sind Arzneimittel, die durch eine vermehrte Flüssigkeitsausscheidung das Harnvolumen erhöhen. Die gebräuchlichen Diuretika unterscheiden sich in ihrer Wirkungsstärke, Wirkungsdauer und Wirkungsart (Mechanismus sowie Zusammensetzung der ausgeschiedenen Elektrolyte).

8.3.1 Klassische Diuretika

Diuretisch wirksame Substanzen sind schon seit langer Zeit bekannt. Die folgenden Gruppen sind heute nur noch aus historischen Gründen interessant:

8.3.1.1 Xanthinderivate

Xanthinderivate (Theophyllin, Coffein) erhöhen die glomeruläre Filtrationsrate und wirken daher schwach diuretisch. Die Wirkung hält aber nur kurz an.

8.3.1.2 Carboanhydrase-Hemmer

Acetazolamid (*Diamox®) ist ein Diuretikum, das das Enzym Carboanhydrase hemmt. Die Ausscheidung von Natriumhydrogencarbonat ist erhöht, es kommt daher als Nebenwirkung zu einer Azidose. Außerdem nimmt die Wirkung nach kurzer Zeit ab. Acetazolamid wird heute noch zur Glaukombehandlung eingesetzt, da die Bildung von Kammerwasser gehemmt wird.

8.3.2 Benzothiadiazine

Benzothiadiazine hemmen die Natriumrückresorption im distalen Tubulus und wirken daher diuretisch. Der Harnfluß wird bis zum Zehnfachen erhöht. Diese Substanzen werden angewendet bei Ödemen, Hypertonie oder wenn aus anderen Gründen vermehrt Körperwasser ausgeschieden werden soll. Die problematischste Nebenwirkung dieser Diuretika ist ihre Eigenschaft, Kalium-Salze vermehrt auszuscheiden, so daß es bei Daueranwendung zur Hypokaliämie kommt. Als weitere Nebenwirkungen können Gichtanfälle provoziert werden und ein Diabetes mellitus kann sich manifestieren. Benzothiadiazine sind kontraindiziert bei Sulfonamidallergie, Niereninsuffizienz sowie in der Schwangerschaft. Handelspräparate sind:

*Hygroton®	(Chlortalidon)
*Esidrix®	(Hydrochlorothiazid)
*Baycaron®	(Mefrusid)
*Saltucin®	(Butizid)
*Brinaldix®	(Clopamid)
*Aquaphor®	(Xipamid)

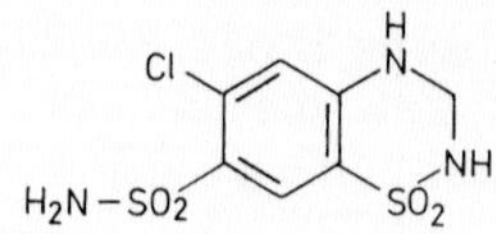

Hydrochlorothiazid

8.3.3 Diuretika mit zusätzlichem Angriffspunkt an der Henleschen Schleife

Furosemid (*Lasix®), Torasemid (*Unat® RR), Azosemid (*Luret®), Piretanid (*Arelix®) und Etacrynsäure (*Hydromedin®) wirken stärker diuretisch als die Benzothiadiazine. Es können Harnflüsse von bis zu 30–40 ml/Minute erzielt werden. Sie greifen zusätzlich noch im aufsteigenden Teil der Henleschen Schleife ein und sorgen für eine vermehrte Natrium-Ausscheidung. Der Natrium/Kalium-Quotient liegt günstiger als bei den Benzothiadiazinen, generell sind weniger Nebenwirkungen zu befürchten. Bei zu schneller Wirkung kann es zur Hämokonzentration mit der Gefahr einer Thrombenbildung kommen. Vor allem Furosemid gilt als ein sicher wirkendes Diuretikum mit großer therapeutischer Breite. Der Wirkungseintritt nach oraler Gabe liegt bei 30 bis 60 Minuten, bei intravenöser Gabe tritt die Wirkung sofort ein.

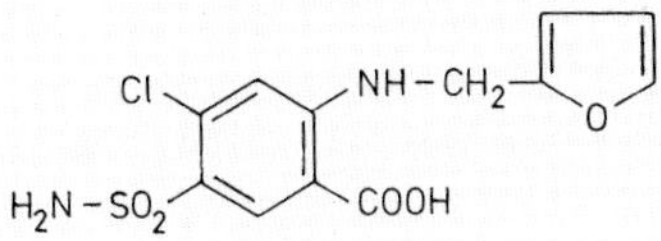

Furosemid

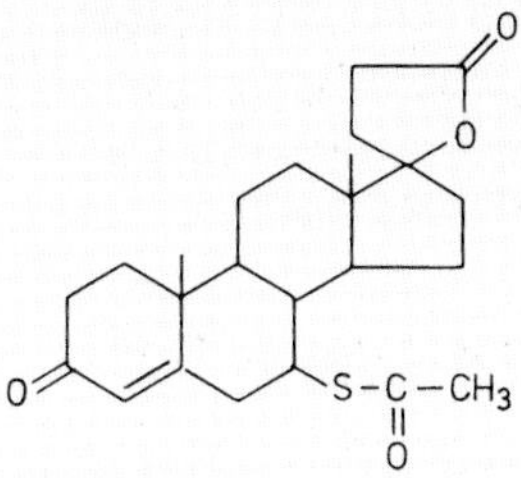

Spironolacton

8.3.4 Kaliumsparende Diuretika

Triamteren (*Jatropur®) wirkt vergleichsweise schwach diuretisch. Es hemmt den Austausch von Kalium gegen Natrium sowie von H^+ gegen Natrium-Ionen, so daß keine Hypokaliämie auftritt. Als Nebenwirkung kann es sogar zur Hyperkaliämie kommen, da Kalium vermindert ausgeschieden wird. Andere Nebenwirkungen sind Erbrechen, Wadenkrämpfe und Juckreiz (Pruritus). Zum Ausgleich der Kaliumverluste der Benzothiadiazine werden diese mit den kaliumsparenden Diuretika kombiniert (*Moduretik®), *Dytide H®).

Ebenfalls »kaliumsparend« wirkt der Aldosteronantagonist Spironolacton (*Aldactone®, *Spiro-Tablinen®). Auch hier kann es zur Hyperkaliämie kommen, so daß auch Spironolacton mit Benzothiadiazinen kombiniert wird (Aldactone-Saltucin®). Wegen starker Nebenwirkungen wie Gynäkomastien (Wachstum der Brüste bei Männern), Potenzstörungen, Menstruationsstörungen und Immunsuppression, sollte es ein Diuretikum der zweiten Wahl sein, wenn andere Mittel versagen.

8.3.5 Osmodiuretika

Osmodiuratika sind Substanzen, die glomerulär filtriert werden, aber im Tubulus nicht rückresorbiert werden und daher aus osmotischen Gründen Wasser »festhalten«. Im Gegensatz zu den bisher besprochenen elektrolytausscheidenden Diuretika (Saluretika) kommt es hier zu einer Wasserdiurese. Am häufigsten eingesetzt wird Mannitol (Osmofundin®), das bei Vergiftungen zur forcierten Diurese sowie bei drohendem Nierenversagen zur Aufrechterhaltung des Harnflusses durch die Tubuli eingesetzt wird.

8.4 Antidiuretika

Bei einem Mangel an Vasopressin wird die Rückresorption von Wasser vermindert, so daß es zum Ausscheiden großer Urinmengen kommt. Dieses Krankheitsbild nennt man Diabetes insipidus. Er kann durch eine Substitutionstherapie mit Vasopressin behandelt werden, das entweder intramuskulär oder nasal als Schnupfpulver oder

Spray appliziert werden kann. Bei der nasalen Gabe wird die Hydrolyse, die bei oraler Gabe auftreten würde, verhindert. Ein Handelspräparat ist *Vasopressin-Sandoz® Spray.

8.5 Ableitende Harnwege und ihre Erkrankungen

8.5.1 Anatomie und Physiologie

Von der Niere gelangt der Urin über die Harnleiter (Ureter) in die Harnblase, von dort wird er über die Harnröhre (Urethra) ausgeschieden.

8.5.1.1 Harnleiter

Die Harnleiter sind etwa 30 cm lang und leiten den Harn aus den beiden Nierenbecken in die Harnblase. An der Einmündung des Harnleiters in die Harnblase sind »Ventile«, die einen Rückfluß des Harns während der Blasenkontraktion verhindern. Die Harnleiter besitzen glatte Muskulatur, die durch peristaltische Kontraktion den Harnfluß bewirkt.

8.5.1.2 Harnblase

Die Harnblase ist ein Hohlorgan, in dem der Urin zur Ausscheidung gesammelt wird. Sie faßt etwa 1 l, bei etwa 200–300 ml Füllmenge wird Harndrang verspürt. Der Schließmuskel am Blasenausgang kann willkürlich betätigt werden, unterliegt aber auch dem vegetativen Nervensystem, das den Verschluß aufrecht erhält.

8.5.1.3 Harnröhre

Die Harnröhre beim Mann ist etwa 20 cm lang und wird von der Vorsteherdrüse (Prostata) umschlossen. Bei der Frau beträgt die Länge etwa 5 cm, wodurch die Gefahr einer Blaseninfektion im Vergleich zum Mann erhöht ist.

8.5.2 Erkrankungen der Harnwege

8.5.2.1 Harnsteine

Bei zu hoher Konzentration des Urins können Salze in den Harnwegen auskristallisieren und sich dort absetzen. Bei Kontraktion des Harnleiters treten dann starke Schmerzen auf (Koliken). Diese Harnsteine bestehen häufig aus Calciumoxalat, Calciumphosphat oder Harnsäure. Auch Mischformen kommen vor. Zur Prophylaxe sollte bei Reisen in tropische Länder auf ausreichende Flüssigkeitszufuhr geachtet werden, um ein Auskristallisieren auszuschließen. Harnsäuresteine, die im Zusammenhang mit Gicht (s. S. 91) auftreten, lösen sich bei steigendem pH-Wert, wenn man den Urin alkalisiert (Uralyt-U®) und gleichzeitig eine gesteigerte Diurese mit Furosemid (*Lasix®) durchführt. Oxalatsteine können nicht aufgelöst werden. Je nach Größe werden sie entweder auf natürlichem Wege ausgeschieden oder müssen operativ entfernt werden. Ein anderer Weg ist die Zerkleinerung der Steine mittels Ultraschall. Zur Prophylaxe können Magnesiumsalze eingesetzt werden (Magnesiumoxalat ist besser löslich als Calciumoxalat). Weiterhin sollten hohe Dosen von Vitamin C gemieden werden, da Ascorbinsäure (Vitamin C) im Körper zu Oxalat umgewandelt wird.

Beim Auftreten von Koliken können Spasmolytika (Atropin, Propanthelin) oder Kombinationen von Spasmolytika und Analgetika gegeben werden (Buscopan plus®).

8.5.2.2 Harnwegsinfektionen

Entzündungen der Harnwege treten recht häufig auf. Eine Entzündung der Harnröhre nennt man Urethritis, eine Entzündung der Blase Zystitis. Die kurze Harnröhre und die unmittelbare Nähe der Genitalorgane fördern eine bakterielle Infektion der Harnblase bei der Frau. Beim Mann tritt die Zystitis meist durch Restharnbildung (z. B. bei Prostatavergrößerung) auf. Die akute Zystitis ist gekennzeichnet durch Brennen beim Wasserlassen, häufigen Harndrang und Unterbauchschmerz. Fieber tritt normalerweise nicht auf. Die akute Zystitis heilt oft spontan aus. Als symptomatische Therapie werden Spasmolytika und Analgetika eingesetzt.

Bei Urinflußstörungen kann die akute Zystitis in eine chronische übergehen. Symptome sind häufiger Harndrang (auch nachts) sowie Blut im Harn (Hämaturie). Zur Therapie wird eine Stoßbehandlung mit Antibiotika über 10 bis 14 Tage durchgeführt, bei häufigen Rückfällen weiterhin eine Langzeittherapie über 6 Monate.

Über die Eigenschaften der verwendeten Antibiotika wird in dem Kapitel »Arzneimittel gegen Infektionskrankheiten« (S. 201) berichtet.

8.5.2.3 Miktionsbeschwerden

Eine Größenzunahme der die Harnröhre umschließenden Prostata (= Prostatahyperplasie), wie sie bei Männern im fortgeschrittenen Alter häufig vorkommt, führt zu Schwierigkeiten beim Harnlassen. Für die gutartige Wucherung des Prostatagewebes wird das Hormon Dihydrotestosteron verantwortlich gemacht. Zum Einsatz in der Behandlung der benignen Prostatahyperplasie (BPH) gelangen daher Substanzen, die ein wichtiges Schlüsselenzym bei der Hormonsynthese, die 5-alpha-Reduktase, hemmen. Bekannt ist dieser Wirkmechanismus für Sägepalmenfruchtextrakte (Talso®) und Finasterid (*Proscar®).

Einem anderen therapeutischen Ansatz liegt die Beobachtung zugrunde, daß bei BPH die Dichte der $Alpha_1$-Adrenorezeptoren im Prostatagewebe erhöht ist. Durch Gabe von Antagonisten, die chemisch eng verwandt sind mit den Antihypertonika Prazosin, Terazosin und Doxazosin lassen sich die Harnflußrate steigern und das Restharnvolumen verringern. Als Nebenwirkungen können Schwindel, Kreislaufprobleme und Blutdruckabfall auftreten. Für die BPH-Behandlung zugelassene Wirkstoffe aus dieser Gruppe sind Alfuzosin (*Urion®, *Urotraxal®) und Tamsulosin (*Alna®, *Omnic®).

9

Arzneimittel mit Wirkung auf das Hormonsystem

Neben dem Nervensystem verfügt der Körper mit dem Hormonsystem noch über ein zweites Regulationssystem, mit welchem die Funktionen der einzelnen Organe aufeinander abgestimmt und miteinander koordiniert werden. Während beim Nervensystem eine Information über einen Nerv gezielt weitergeleitet wird (vergleichbar etwa mit einem Telefon), arbeitet das Hormonsystem in seiner Informationsübertragung eher wie eine Radiostation. Die Hormone werden in der Regel in die Blutbahn ausgeschüttet, und jede Zelle, die einen geeigneten Hormonrezeptor besitzt, in unserem Beispiel ein Radiogerät, kann die Information aufnehmen und entsprechend reagieren. Ein weiterer prinzipieller Unterschied von Nervensystem und Hormonsystem ist neben der Art der Informationsverbreitung die Zeitspanne, in der beide Systeme auf Einflüsse von außen reagieren. Das Nervensystem reagiert viel schneller.

Die Hormone werden von bestimmten Organen, den endokrinen Drüsen, gebildet und in die Blutbahn abgegeben. Hypothalamus und Hypophyse steuern die Ausschüttung, damit ein sinnvolles Zusammenspiel der einzelnen Hormone möglich ist. Zu den Hormonen im weiteren Sinne zählt man die sogenannten Gewebshormone, die wie echte Hormone ans Blut abgegeben werden, aber nicht von speziellen endokrinen Drüsen gebildet werden, sondern von den verschiedensten Zellen im Gewebe. Beispiele für solche Gewebshormone sind Histamin, Serotonin, Prostaglandine, Gastrin und Sekretin. Das übergeordnete Kontrollorgan zur Steuerung des Hormonsystems ist der Hypothalamus, der mit Hilfe der sogenannten Releasing-Faktoren die Hypophyse stimulieren kann, ihrerseits glandotrope (auf die Hormondrüsen gerichtete) Hormone ins Blut abzugeben, die dann die eigentlichen Hormondrüsen zur Hormonausschüttung anregen. Die Aktivität von Hypothalamus und Hypophyse richtet sich dann wieder nach dem jeweiligen Hormonspiegel (Rückkopplung). Ist dieser niedrig, werden vermehrt Releasing-Faktoren und glandotrope Hormone ausgeschüttet, ist er dagegen erhöht, werden Hypothalamus und Hypophyse in ihrer Aktivität gehemmt. Dieses »Prinzip der übergeordneten Drüse« ist in Abbildung 9.1 veranschaulicht.

Ein Beispiel zur Erläuterung dieses Prinzipes: Die Schilddrüse produziert das Hormon Thyroxin. Sinkt der Thyroxinspiegel unter einen bestimmten Wert, schüttet der Hypothalamus als Reaktion den Thyrotropin-Releasing-Faktor (TRF) aus. Dieser stimuliert die Hypophyse zur Sekretion von thyreotropem Hormon, einem glandotropen Hormon. Dieses stimuliert die Schilddrüse zur Produktion von Thyroxin.

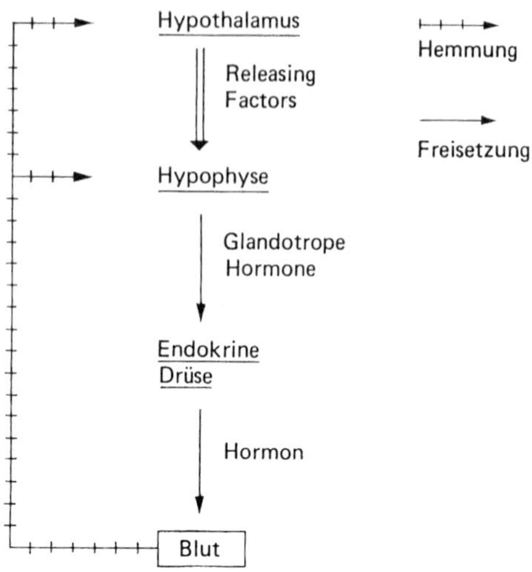

Abb. 9.1 Prinzip der übergeordneten Drüse.

9.1 Hormone des Hypothalamus

Der Hypothalamus ist ein Teil des Zwischenhirns, er produziert die Releasing-Faktoren (Releasing-Hormone), die die Hypophyse stimulieren. In letzter Zeit sind auch Hypothalamus-Hormone entdeckt worden, die hemmend auf die Hypophyse einwirken und die als Release-Inhibiting-Hormone bezeichnet werden. Eine andere Nomenklatur benutzt die Suffixe -liberin für Releasing-Faktoren und -statin für die Release-Inhibiting-Hormone. Bis sich eine einheitliche Bezeichnung durchsetzt, muß man wohl oder übel mit diesen Synonymen vertraut sein. Chemisch sind alle Hypothalamushormone kurzkettige Peptide. Sie werden nur in ganz geringen Mengen produziert, ihre Plasmakonzentrationen liegen im Picogrammbereich (1 Picogramm = 10^{-12}g).

Die wichtigsten bisher bekannten Hormone des Hypothalamus sind:

- Thyrotropin Releasing-Faktor (TRF) (Thyrotropin Releasing-Hormon (TRH), Thyroliberin) setzt in der Hypophyse thyreotropes Hormon frei.
- Luteinisierendes Hormon Releasing-Faktor (LH-RF) (Luteinisierendes Hormon Releasing-Hormon (LH-RH), Gonadoliberin) setzt in der Hypophyse luteinisierendes Hormon sowie Follikel-stimulierendes Hormon (FSH) frei.
- Wachstumshormon Releasing-Faktor (Growth Hormone Releasing Hormone (GH-RH), Somatoliberin) setzt in der Hypophyse Wachstumshormon frei.
- Corticotropin Releasing-Faktor (CRF) setzt in der Hypophyse Corticotropin frei.
- Prolactin Releasing-Faktor (PRF) setzt in der Hypophyse Prolactin frei.

- Prolactin Release-Inhibition-Faktor (PIF) hemmt die Ausschüttung von Prolaktin in der Hypophyse. Dieses Hormon scheint mit Dopamin identisch zu sein.
- Wachstumshormon Release-Inhibiting-Faktor (GH-RIF, Somatostatin) hemmt die Ausschüttung von Wachstumshormonen in der Hypophyse.

9.2 Hormone der Hypophyse

Die Hypophyse besteht aus drei Teilen, dem Vorder-, Zwischen- und Hinterlappen. Beim Menschen ist der Hypophysenzwischenlappen kaum entwikkelt. Den Hypophysenvorderlappen bezeichnet man auch als Adenohypophyse, den Hinterlappen als Neurohypophyse.

9.2.1 Hypophysenvorderlappen hormone (HVL-Hormone)

Der Hypophysenvorderlappen produziert die glandotropen Hormone, die die Hormondrüsen zur Hormonausschüttung anregen. Neben den glandotropen Hormonen werden aber auch effektorische Hypophysenhormone gebildet, die eine direkte Wirkung im Organismus besitzen (z. B. das Wachstumshormon). Chemisch handelt es sich bei den Hypophysenhormonen um Peptide oder Glykoproteine.

9.2.1.1 Thyreotropes Hormon (Thyreotropin, Thyreoidea Stimulating Hormone (TSH))

Thyreotropes Hormon steigert die Produktion und Freisetzung von Schilddrüsenhormonen. Es stimuliert die Aufnahme von Iodid in die Schilddrüse. Therapeutisch wird es eingesetzt um die Aufnahme von radioaktivem Iod (^{131}I) bei der Behandlung von Schilddrüsentumoren zu erhöhen.

9.2.1.2 Corticotropes Hormon (Corticotropin, Adrenocorticotropes Hormon (ACTH))

ACTH fördert die Produktion und Sekretion von Glucocorticoiden in der Nebennierenrinde, senkt dadurch den Cholesterol- und Ascorbinsäuregehalt in der Nebennierenrinde. Die Lipolyse (Abbau von Fett) wird gesteigert. Die ACTH-Ausschüttung wird durch Streß stark stimuliert. ACTH wurde aus tierischen Hypophysen gewonnen, ein synthetisches ACTH-Präparat ist *Synacthen®. Als Peptid kann ACTH nur parenteral verabreicht werden. Zur Verlängerung der Wirkungsdauer wird Zink zugesetzt (Depotpräparate). Die Anwendung von ACTH ist nur bei intakter Nebennierenrinde sinnvoll, bei Nebenniereninsuffizienz (Morbus Addison) ist es unwirksam. ACTH wird als Arzneimittel selten gegeben, da die direkte Anwendung der Glucocorticoide besser zu steuern ist. Man verwendet es, wenn nach langdauernder Therapie mit Glucocorticoiden die Nebennierenrinde ihre Funktion eingestellt hat und wieder angeregt werden muß.

Zur diagnostischen Überprüfung der Funktion des Hypophysenvorderlappens bei Verdacht auf Unterfunktion oder Tumorbefall kommt ein synthetisches humanes Corticoliberin oder Corticotropin-Releasing-Hormon zum Einsatz.

9.2.1.3 Follikelstimulierendes Hormon (FSH, Follitropin)

FSH stimuliert bei der Frau die Reifung des Follikels im Eierstock, beim Mann fördert es die Spermatogenese.

9.2.1.4 Luteinisierendes Hormon (Lutropin, LH, Interstitialzellen-stimulierendes Hormon (ICSH)

Das Luteinisierende Hormon stimuliert bei der Frau die Estrogenbildung im Eierstock (Ovar), löst den Eisprung (Ovulation) aus und ist an der Bildung des Gelbkörpers (Corpus luteum, s. S. 187) beteiligt. Beim Mann fördert LH die Produktion von Testosteron in den Leydigschen Zwischenzellen im Hoden (daher der Name Interstitialzellen-stimulierendes Hormon).

Synthetische LH-RH-Analoga werden bei fortgeschrittenem Prostatakarzinom zur Unterdrückung der Sexualhormonausschüttung eingesetzt. Die kontinuierliche und ausreichend hoch dosierte Gabe bewirkt eine »chemische Kastration«, die bei Absetzen des Präparates reversibel ist.

Präparatebeispiele:

Buserelin	(*Profact®),
Gonadorelin	(*Kryptocur®),
Gonadorelin-6-D-Trp	(*Decapeptyl®),
Goserelin	(*Zoladex®),
Leuprorelin	(*Carcinil®).

Der LH-RH-Agonist Nafarelin (*Synarela®) – er wirkt rund 200mal stärker als LH-RH – ist zur Behandlung der Endometriose zugelassen, einer schmerzhaften, aber gutartigen Erkrankung der Gebärmutterschleimhaut.

9.2.1.5 Prolactin (Luteotropes Hormon, LTH, Lactotropin)

Prolactin hat seinen Namen durch seine Eigenschaften erhalten, das Wachstum der Milchdrüsen und die Milchproduktion zu fördern. Darüber hinaus besitzt Prolactin aber noch vielfältige andere Wirkungen auf den Organismus, die noch nicht ganz geklärt sind.

FSH, LH und Prolactin werden zusammengefaßt als Gonadotropine. Sie können aus dem Urin von Frauen in der Menopause (nach Ausbleiben der Menstruation im Alter) gewonnen werden, da diese Frauen vermehrte Gonadotropine ausscheiden. Präparate sind *Humegon® und *Pergonal 500®. Gonadotropine werden gegen Sterilität, die auf Hypophysenunterfunktion zurückzuführen ist, eingesetzt. Andere Anwendungsgebiete sind Amenorrhoe und Kryptorchismus bei kleinen Jungen (Zurückbleiben der Hoden in der Bauchhöhle).

Zu den Gonadotropinen zählt man weiterhin auch noch das Choriongonadotropin (Human Chorionic Gonadotropin, HCG), das nicht aus der Hypophyse stammt, sondern während der Schwangerschaft von den Chorionzotten der Plazenta gebildet wird. Es entspricht in seiner Wirkung etwa dem LH. Handelspräparate sind *Predalon® und *Primogonyl®, die mit den gleichen Indikationen wie die anderen Gonadotropine eingesetzt werden.

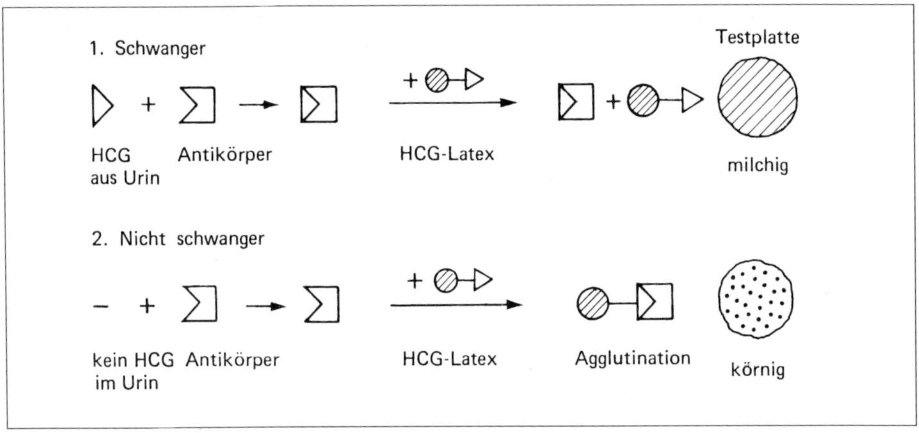

Abb. 9.2 Prinzip des Schwangerschaftstestes durch HCG-Nachweis.

Im Urin Schwangerer kann bereits wenige Tage nach dem Ausbleiben der Menstruation HCG nachgewiesen werden. Bei diesen Tests handelt es sich um Antigen-Antikörper-Reaktionen, die durch Kupplung von HCG an Träger (Latex-Partikel, Erythrozyten) in Form von Agglutinationen sichtbar gemacht werden. Das Schema in Abbildung 9.2 gibt das Prinzip eines solchen Latextestes wieder. Heute werden für die Durchführung von Schwangerschaftstests in der Apotheke oder durch Laien einfach durchzuführende Testsets mit hoher Aussagesicherheit auf der Basis von monoklonalen Antikörpern gegen HCG angeboten (evatest®, B-Test®). Der Urin sollte in Einmalgefäßen aufgefangen werden, da diese frei von Spülmittelresten sind, die ein positives Ergebnis vortäuschen könnten. Den Testsets sind häufig bereits Urinbecher beigefügt. Schließlich sollte das Ergebnis des Testes nicht allein durch die Feststellung »positiv« oder »negativ« mitgeteilt werden, da hierbei Mißverständnisse auftreten können. Ein solcher Test erlaubt die Aussage »Schwangerschaft kann angenommen werden« oder dessen Gegenteil.

Substanzen, die die Prolactinsekretion aus dem Hypophysenvorderlappen hemmen, sind die Mutterkornalkaloidderivate Bromocriptin (*Pravidel®) und Metergolin (*Liserdol®). Ihre Indikationen lauten: Primäres und sekundäres Abstillen, Galaktorrhö, Amenorrhö, prolactinbedingte Unfruchtbarkeit bei Frauen und Fruchtbarkeits-, Libido- und Potenzstörungen des Mannes.

9.2.1.6 Wachstumshormon (Somatropin, somatropes Hormon STH, human growth hormone HGH)

Somatropin ist kein glandotropes Hormon. Es fördert nicht die Ausschüttung eines anderen Hormons, sondern wirkt direkt (effektorisches Hypophysenhormon). Somatropin stimuliert das Wachstum der Knochen, fördert den Fettabau (Lipolyse), stimuliert die Protein-Synthese und hemmt die Glykolyse, so daß es zu einem starken Anstieg des Blutzuckerspiegels kommt, wenn zu hohe STH-Spiegel vorliegen.

Somatropin zeichnet sich durch eine hohe Artspezifität aus, STH vom Rind z. B. ist beim Menschen wirkungslos. Ein Mangel an STH führt zum Minderwuchs, der mit gentechnisch gewonnenem Somatropin (*Genotropin®, *Humatrope®) behandelt werden kann. Überproduktion führt im Jugendalter zu Riesenwuchs, im Erwachsenenalter zu Akromegalie (verstärktes Wachstum der Knochenenden).

Diagnostika zur Untersuchung der Funktionsfähigkeit der wachstumshormonbildenden Zellen des Hypophysenvorderlappens bei Verdacht auf Wachstumshormonmangel sind das synthetisch hergestellte Somatoliberin und Sermorelin (*Geref®), ein Analog des Wachstumshormon-Releasing-Faktors Somatorelin.

9.2.1.7 Lipotropes Hormon (Lipotropin)

Das lipotrope Hormon fördert den Abbau der Fette (Lipolyse) und erhöht den Spiegel der freien Fettsäuren im Blut. Besondere Bedeutung hat es weiterhin als gemeinsame Vorstufe des ACTH und der Endorphine (s. S. 84). Die Aufklärung dieses Endorphin/Enkephalin-Systems ist noch nicht abgeschlossen.

9.2.2 Hypophysenhinterlappenhormone (HHL-Hormone)

Die beiden wichtigsten Hormone des Hypophysenhinterlappens sind Oxytocin und Vasopressin. Es handelt sich um zwei chemisch sehr ähnliche, zyklische Nonapeptide, die im Hypothalamus gebildet werden, längs der Nervenbahnen vom Hypopthalamus in die Hypophyse transportiert werden und dort im Hinterlappen gespeichert werden.

9.2.2.1 Vasopressin (Adiuretin, antidiuretisches Hormon ADH)

Physiologische Aufgabe des Vasopressins ist die Rückresorption von Wasser in den Tubuli der Niere (s. S. 164).

9.2.2.2 Oxytocin

Physiologische Aufgabe des Oxytocins ist die Kontraktion der Uterusmuskulatur, außerdem bewirkt es das Einschießen der Milch in die Brustmilchgänge. Die Empfindlichkeit des Uterus für Oxytocin hängt stark von den jeweiligen Estrogen- und Gestagenspiegeln ab: Estrogen steigern die Empfindlichkeit, während Gestagene den Uterus unempfindlicher machen. Am Ende der Schwangerschaft reagiert der Uterus daher wegen der hohen Estrogenproduktion der Plazenta sehr empfindlich auf Oxytocin. Oxytocin wird im Körper rasch durch das Enzym Oxytokinase abgebaut.

Aus diesem Grund wird Oxytocin zur Geburtseinleitung, bei Wehenschwäche sowie in der Nachgeburtsperiode zur Lösung der Plazenta und Verringerung von Blutverlusten in Form von intravenösen Dauertropfinfusionen angewendet. Handelspräparate sind *Orasthin® und *Syntocinon®. Letzteres wird als Nasenspray eingesetzt und dient der Erleichterung der Laktation.

9.2.2.3 Derivate der Hypophysenhinterlappenhormone

Ornipressin (*Por 8 Sandoz®) unterscheidet sich in einer Aminosäure von Vasopressin und ist ein synthetisches Peptid. Es wirkt stark gefäßkontrahierend, aber nicht antidiuretisch. Im Gegensatz dazu besitzt das ebenfalls synthetische Vasopressin-Derivat Desmopressin

(*Minirin®) starke antidiuretische Wirkung, ohne die glatte Muskulatur zu beeinflussen.

9.3 Schilddrüsenhormone

Die Schilddrüse ist eine etwa 30 g schwere Hormondrüse, die die Luftröhre hufeisenförmig umschließt. Sie ist in der Lage, das Iodid aus dem Blut anzureichern und mit Hilfe des Enzyms Iodid-Peroxidase zu elementarem Iod zu oxidieren. Aus Iod und der Aminosäure Tyrosin werden dann in der Schilddrüse die beiden Hormone Triiodthyronin (T 3, Liothyronin) und Thyroxin (T 4, Levothyroxin, Tetraiodthyronin) gebildet. Beide Schilddrüsenhormone sind in der Schilddrüse an das Speicherprotein Thyreoglobulin gebunden, von dem sie – unter dem Einfluß von thyreotropem Hormon (TSH) aus der Hypophyse – ins Blut abgegeben werden. Die beiden Schilddrüsenhormone erhöhen den Energieumsatz der Zellen und steigern die Protein-Biosynthese. Triiodthyronin ist etwa 3- bis 4mal stärker wirksam als Thyroxin, wirkt schneller und kürzer.

Als Funktionsstörungen der Schilddrüse können Überfunktion (Hyperthyreose) oder Unterfunktion (Hypothyreose) auftreten.

- **Hyperthyreose**
  Bei zu hohem Schilddrüsenunterhormonspiegel ist der Grundumsatz der Zellen stark gesteigert. Symptome sind erhöhte Körpertemperatur und Pulsfrequenz, Nervosität, Gewichtsverlust und häufig ein Hervorstehen der Augäpfel (Exophthalmus). Dieses Krankheitsbild bezeichnet man als Morbus Basedow.
- **Hypothyreose**
  Bei Schilddrüsenfunktion ist der Grundumsatz herabgesetzt, begleitet von Antriebsarmut und Schläfrigkeit. Durch den niedrigen Hormonspiegel kommt es zu einem starken Anstieg der TSH-Ausschüttung in der Hypophyse, den die Schilddrüse mit einer vermehrten Hormonproduktion beantworten will. Da bei der Hypothyreose die Schilddrüse meistens nicht mehr voll funktionsfähig ist, kommt es bei diesem verzweifelten »Leerlauf« zu einer Vergrößerung der Schilddrüse, dem Kropf (Struma). Ein Kropf tritt auch auf als Folge von Iodidmangel in der Nahrung. In Gebieten mit geringem Iodidgehalt im Trinkwasser ist die prophylaktische Gabe von Iodid als Zusatz zum Kochsalz sinnvoll. Eine angeborene Hypothyreose führt zum Kretinismus (Idiotie), wenn sie unbehandelt bleibt. Bei später auftretender Hypothyreose im Erwachsenenalter kommt es zum Myxödem (Aufschwemmung des Bindegewebes).

9.3.1 Therapie der Hypothyreose

Eine Hypothyreose wird mit Schilddrüsenhormonen behandelt. Als Handelspräparate sind sowohl Thyroxin (*Euthyros®) als auch Triiodthyronin (*Thybon®) erhältlich. Beide Hormone unterscheiden sich in ihren pharmakokinetischen Eigenschaften erheblich, Thyroxin erreicht sein Wirkungsmaximum erst nach mehreren Tagen und hat eine biologische Halbwertszeit von etwa einer Woche. Triiodthyronin wirkt schneller, seine Halbwertszeit beträgt etwa einen Tag. Zur Vermeidung der Kumulationsgefahr, die bei Thyroxin-Gabe besteht, kombiniert man heute beide Hormone miteinander (*Thyroxin-T 3®, *Novothyral®).

Die Anwendung von Schilddrüsenhormonen als Schlankheitsmittel zum »Entfetten« ist ein Mißbrauch, der lebensgefährlich sein kann, da starke Tachykardie zu erwarten ist.

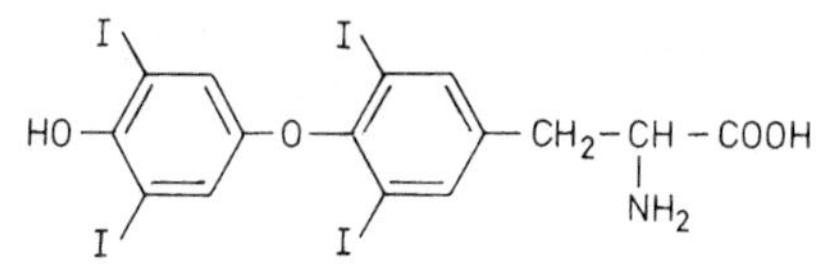

Thyroxin

9.3.2 Therapie der Hyperthyreose

Die Arzneimittel, die die Funktion der Schilddrüse hemmen, werden allgemein als Thyreostatika bezeichnet.

9.3.2.1 Natriumperchlorat

Natriumperchlorat ($NaClO_4$) hemmt die Aufnahme von Iodid in die Schilddrüse. Dadurch steht zur Hormonproduktion nicht mehr ausreichend Iod zur Verfügung, der Hormonspiegel fällt. Als Reaktion darauf kann allerdings die TSH-Ausschüttung so stark ansteigen, daß es zur Kropfbildung kommen kann. Um dies zu verhindern, gibt man gleichzeitig mit den Thyreostatika kleine Mengen Triiodthyronin, die die TSH-Ausschüttung dämpfen. Ein Handelspräparat mit dem Inhaltsstoff Natriumperchlorat ist *Irenat®. Nebenwirkungen sind Gastrointestinalstörungen und Allergien.

9.3.2.2 Thiouracile

Thiouracile hemmen den Einbau des Iod in Tyrosin. Auch hier ist zur Kropfvermeidung die gleichzeitige Gabe kleiner T-3-Mengen sinnvoll. Präparate dieser Gruppe sind Methylthiouracil (*Thyreostat®) und Propylthiouracil (*Propycil®). Nebenwirkungen sind Übelkeit, Durchfall sowie Leukopenie.

9.3.2.3 Mercaptoimidazol

Die Mercaptoimidazole Thiamazol (*Favistan®) und Carbimazol (*Neo-Thyreostat®) wirken wie die Thiouracile, aber stärker. Thiouracile und Mercaptoimidazole sollten nicht in der Schwangerschaft oder Stillzeit gegeben werden, da sie in die Muttermilch übertreten und beim Säugling eine Hypothyreose auslösen können.

9.3.2.4 Radioiod ^{131}I

Radioaktives Iod wird bei Schilddrüsentumoren eingesetzt. Es kumuliert in der Schilddrüse und strahlt dort so, daß die umliegenden Zellen dadurch zerstört werden. Es ist aber nie möglich, eine gute Selektivität zu erzielen, so daß in jedem Falle gesunde Zellen und andere Organe mitgeschädigt werden.

9.3.3 Thyreocalcitonin

Außer dem Thyroxin und dem Triiodthyronin produziert die Schilddrüse noch ein drittes Hormon mit ganz anderen Funktionen, das Thyreocalcitonin. Es fördert die Phosphatausscheidung durch die Niere und senkt den Calciumspiegel des Blutes. Ein hoher Calciumspiegel stimuliert die Schilddrüse, Thyreocalcitonin auszuschütten. Thyreocalcitonin spielt mit dem Hormon der Nebenschilddrüse, dem Parathormon, bei der Regulation des Calciumhaushaltes zusammen.

9.4 Nebenschilddrüsenhormone

Die vier Nebenschilddrüsen (Glandulae parathyreoidea) liegen an der Rückseite der Schilddrüse und produzieren das Parathormon. Dieses Hormon wird nicht gespeichert, sondern unmittelbar nach seiner Bildung ins Blut abgegeben. Parathormon erhöht:

- den Calcium-Spiegel des Blutes durch Freisetzen von Calcium aus den Knochen,
- Calcium-, Magnesium- und Phosphat-Resorption aus dem Dünndarm,
- die Phosphatausscheidung durch die Niere (Hemmung der tubulären Rückresorption).

Die Regulation der Parathormon-Produktion wird direkt vom Calcium-Spiegel ohne Beteiligung der Hypophyse gesteuert. Bei Mangel an Parathormon kommt es zur Hypercalcämie mit Krämpfen (Tetanie), bei Überproduktion wird zuviel Calcium aus den Knochen freigesetzt, so daß Knochenverbiegungen (Osteomalazie, Osteoporose) auftreten. Bei Tetanie gibt man als Arzneimittel das Dihydrotachysterol (*AT 10®), das wie Parathormon wirkt. Die jeweilige Dosis wird individuell unter Kontrolle des Calcium-Spiegels ermittelt. Bei Unterdosierung besteht weiterhin Tetanie mit Krampfgefahr, bei Überdosierung kann es zu Kalkniederschlägen in den Gefäßen (vor allem denen der Niere) kommen.

9.4.1 Calcitonin

Zur Therapie der Hypercalcämie, speziellen Formen der Osteoporose sowie des Morbus Paget, einer schleichenden Knochenkrankheit, sind Calcitonin-Präparate vom Lachs (*Calcitonin, *Calsynar®, *Karil®) und vom Schwein (*Calcitonin) sowie auch Humancalcitonin (*Cibacalcin®) im Handel.

9.4.2 Hemmstoffe der Nebenschilddrüsenhormone

Bei Tumorerkrankungen, die zu einer fortschreitenden Knochenzerstörung sowie einer gefährlichen Erhöhung des Serumcalciumspiegels führen, werden Hemmstoffe der Nebenschilddrüsenhormone wie Etidronsäure (*Diphos®), Clodronsäure (*Ostac®) und Pamidronsäure (*Aredia®) eingesetzt.

9.5 Pankreashormone

Die Bauchspeicheldrüse hat zwei unterschiedliche Aufgaben:

1. Produktion von Hydrogencarbonat und der Enzyme Trypsin, Chymotrypsin, Lipase und α-Amylase, die als Verdauungsenzyme in den Dünndarm sezerniert werden (exokrine Funktion, s. S. 41).
2. Produktion der Hormone Insulin und Glucagon in den Langerhansschen Inseln (endokrine Funktion).

Die Zellen der Langerhansschen Inseln werden in zwei Gruppen eingeteilt:

- die α-Zellen (etwa 20%), die Glucagon produzieren,
- die β-Zellen (etwa 80%), die Insulin produzieren.

9.5.1 Glucagon

Glucagon ist ein Peptidhormon, das aus 29 Aminosäuren besteht. Es steigert den Abbau von Glykogen und damit den Glucosespiegel des Blutes.
Handelsname: *Glucagon Lilly

9.5.2 Insulin

Insulin ist ein Peptidhormon, das aus 51 Aminosäuren besteht. Das Insulin verschiedener Tiere unterscheidet sich nur geringfügig von dem des Menschen. Es fördert die Aufnahme von Glucose in die Zellen, wodurch der Blutzuckerspiegel sinkt. Weiterhin stimuliert es den Glykogenaufbau aus Glucose und hemmt die Gluconeogenese aus Aminosäuren. Fett- und Proteinsynthese werden angeregt.

Mit Hilfe des Insulins wird ein konstanter Blutglucosespiegel von etwa 70 bis 120 mg pro 100 ml Blut (mg%) aufrechterhalten.

9.5.3 Diabetes mellitus

Der Diabetes mellitus (Zuckerkrankheit) ist eine der häufigsten Krankheiten der Industrieländer. Es handelt sich um eine Stoffwechselkrankheit, die durch einen relativen oder absoluten Mangel an Insulin hervorgerufen wird. Beim absoluten Insulinmangel produziert das Pankreas zu wenig Insulin, beim relativen Insulinmangel überwiegen Insulinantagonisten wie Glucagon, das Wachstumshormon STH oder Corticosteroide.

Der Diabetes mellitus vom Typ I (= insulinabhängiger Diabetes, juveniler Diabetes) ist eine Autoimmunerkrankung mit genetischer Prädisposition. Der typische Verlauf einer solchen Erkrankung, bei der die insulinbildenden Betazellen in der Bauchspeicheldrüse zerstört werden, ist gekennzeichnet durch eine jahrelange Latenzphase. Der Autoimmunprozeß ist heute diagnostisch durch Bestimmung von Inselzell-Antikörpern, Insulin-Antikörpern sowie spezifischen Autoantigenen nachweisbar.

Durch den Mangel an Insulin kann Glucose nicht mehr in die Zellen des Organismus eingeschleust werden und verbleibt im Blut, der Blutzuckerspiegel steigt an. Bei Konzentrationen über 160 bis 180 mg% wird die Nierenschwelle für Glucose überschritten. Die Carrier für die Glucose-Rückresorption aus dem Tubulus sind gesättigt und können die Glucose nicht mehr aus dem Primärharn zurücknehmen; es kommt zur Glucosurie. Da Glucose aus osmotischen Gründen Wasser mit sich zieht, tritt Polyurie (große Harnmengen) und als Folge davon Durst auf. Wegen der erhöhten Glucose-Konzentrationen im Harn besteht die Gefahr von Harnblasen- und Nierenbeckenentzündungen. Der Nachweis von Glucose im Urin kann als indirekter Nachweis einer Hyperglykämie zur Diagnose herangezogen werden. Dieser kann mit Urin-Teststäbchen durchgeführt werden. Bei regelmäßiger Durchführung dieses einfachen Tests kann ein Diabetes mellitus in seinem Frühstadium erkannt und rechtzeitig behandelt werden.

Unter einem latenten Diabetes mellitus versteht man den Zustand, bei dem bei normaler Ernährung die Blutglucosekonzentration nicht erhöht ist, unter einer »Glucosebelastung« (Trinken einer Glucoselösung) der Blutzuckerspiegel sich aber nur sehr langsam wieder auf den Normalwert einpendelt. Beim manifesten Diabetes mellitus tritt bereits bei normaler Ernährung Hyperglykämie und Glucosurie auf.

Beim Diabetes mellitus kann man prinzipiell zwei Formen unterscheiden:

- Beim jugendlichen Typ-I-Diabetes sind die β-Zellen des Pankreas nicht funktionstüchtig oder gar nicht vorhanden, so daß kein Insulin produziert wird (absoluter Insulinmangel).
- Beim Altersdiabetes Typ II sind die β-Zellen geschwächt, d. h. sie sind prinzipiell noch funktionstüchtig, produzieren aber zu wenig Insulin (relativer Insulinmangel). Eine neuere Theorie führt den Altersdiabetes auf defekte Rezeptoren für Insulin bzw. auf zu geringe Rezeptorendichte zurück. Der überhöhte Blutglucose-Spiegel und die gestörte Aufnahmefähigkeit der Zellen für Glucose bedingen eine ganze Reihe von Stoffwechselreaktionen, die im gesunden Organismus nicht stattfinden. Um den Energiebedarf zu decken, findet eine gesteigerte Lipolyse der Fette zu Fettsäuren und weiterem Abbau zur Acetyl-Coenzym A statt, das normalerweise in den Citronensäure-Zyklus eingeschleust und weiter abgebaut wird. Fällt nun aber mehr Acetyl-Coenzym A im Stoffwechsel an, als im Citronensäure-Zyklus abgebaut werden kann, wird das überschüssige Acetyl-Coenzym A in die Ketokörper Aceton und Acetessigsäure umgewandelt. Es tritt eine Azidose auf, die das Zentralnervensystem schädigen kann. Daraus kann sich ein komatöser Zustand, das Coma diabeticum, entwickeln. Die Patienten sind benommen oder bewußtlos, ihre Ausatmungsluft riecht obstartig nach Aceton, zur Kompensation der Azidose ist die Atmung vertieft (Kussmaulsche Atmung), damit mehr CO_2 abgeatmet wird.

Die Pathogenese des Coma diabeticum ist in Abbildung 9.3 zusammengestellt.

Diabetiker müssen mit Erkrankungen der Blutgefäße, sogenannten diabetischen Angiopathien, rechnen. Die Gefäße der Augennetzhaut (Erblindungsgefahr), der Niere (Glomerulosklerose, Hyper-

Verminderte Glucose-Versorgung der Zellen	→ Gesteigerte Lipolyse → Anstieg der freien Fettsäuren → Abbau zu Acetyl-Coenzym A → „Überlastung“ des Citratcyclus → Bildung von „Ketokörpern“ (Aceton, Acetessigsäure, β-Hydroxybuttersäure) → Azidose → ZNS-Schädigung → Coma diabeticum

Abb. 9.3 Pathogenese des Coma diabeticum.

tonie, Albuminurie) und der Zehen (Gangrän, Absterben des unterversorgten Gewebes) sind besonders häufig von diesen arteriosklerotischen Veränderungen betroffen.

Die Ernährungsgewohnheiten spielen eine wichtige Rolle bei der Entstehung des Diabetes mellitus. 80% der Altersdiabetiker sind übergewichtig. Häufig reicht bereits eine Gewichtsreduktion auf das Normalgewicht zur Besserung der Stoffwechsellage aus.

Der Diabetiker muß genau darauf achten, was er ißt und möglichst mit Hilfe einer Kalorientabelle den Energiehaushalt kontrollieren. Große Mahlzeiten sollten vermieden und statt dessen 5 bis 6 kleinere Mahlzeiten über den Tag verteilt werden. Auf die Kohlenhydratzufuhr muß besonders geachtet werden. Glucose, Saccharose (Rohrzukker) und Maltose müssen ganz gemieden werden, da sie sehr schnell resorbiert werden und zu plötzlichen Blutzuckerspiegelspitzen führen. Kohlenhydrate können in Form von Stärke aufgenommen werden. Zur Berechnung der Kohlenhydratmenge wird in Tabellen die sog. Broteinheit verwendet (BE) (s. Band 5).

Zum Ersatz von Saccharose gibt es zwei prinzipielle Möglichkeiten:

- *Zuckeraustauschstoffe.* Zuckeraustauschstoffe werden im Körper insulinunabhängig abgebaut. Solche Substanzen sind Fructose oder Sorbitol. Beide brauchen bei den Broteinheiten nicht berücksichtigt zu werden, wohl aber bei der Kalorienberechnung.
- *Süßstoffe.* Süßstoffe sind synthetische Substanzen, die kalorienfrei sind und sehr stark süßen. So ist Saccharin etwa 300mal süßer als Rübenzucker, hat allerdings einen etwas metallischen Beigeschmack. Cyclamat (Assugrin feinsüß®) ist schwächer süßend, etwa zehnmal so stark wie Rübenzucker. In zahlreichen Präparaten sind beide Süßstoffe Saccharin/Cyclamat im Verhältnis 1:10 kombiniert (Natreen®, Assugrin vollsüß®). Ein weiterer Süßstoff ist Aspartam (Nutra-Sweet®), ein Dipeptid aus Phenylalaninmethylester und Asparaginsäure. Es ist 180mal süßer als Rübenzucker und hat keinen metallischen Beigeschmack wie Saccharin.

9.5.4 Behandlung des Diabetes mellitus

Zur Behandlung des Diabetes mellitus gibt es zwei Möglichkeiten: die Substitutionstherapie mit Insulin oder die Gabe oraler Antidiabetika. Beim jugendlichen Diabetes muß Insulin gegeben werden, da die β-Zellen nicht mehr funktionieren. Orale Antidiabetika erhöhen die Insulinproduktion der β-Zellen und sind Mittel der Wahl beim Altersdiabetes.

9.5.4.1 Insulintherapie

Insulin kann als Peptid nur parenteral appliziert werden. Heute werden gereinigte und standardisierte Extrakte aus dem Pankreas von Rindern und Schweinen sowie Humaninsulin verwendet. Ein Milligramm Insulin entspricht 23 I. E. (internationale Einhei-

Präparat	Quelle	Depotprinzip	Wirkungsdauer
*Depot-Insulin®	Rind	Aminochinurid	12–18 h
*Depot-Insulin S®	Schwein	Aminochinurid	12–18 h
*Depot-H Insulin®	Mensch	Protamin	12–18 h
*Komb-Insulin	Rind	Aminochinurid	9–14 h
*Insulin Lente®	Rind/Schwein	Zink	>24 h
*Insulin Ultralente®	Rind	Zink	>34 h

ten). Eine internationale Einheit (1 I. E.) ist die Menge Insulin, die den Blutzucker eines 2 kg schweren Kaninchens in drei Stunden auf 45 mg% herabsetzt.

Reines standardisiertes Insulin (Normalinsulin, »Altinsulin«) kann therapeutisch verwendet werden. Die Wirkung setzt nach 30 bis 60 Minuten ein und hält bis zu 7 Stunden an. Altinsulin war früher vor allem indiziert zum Einstellen eines Diabetikers sowie – intravenös appliziert – als schnelle Hilfe beim Coma diabeticum. In der modernen Behandlung des Diabetes wird ein möglichst bedarfsgerechtes Profil der Insulinzufuhr angestrebt, so daß der individuelle Bedarf durch häufige Blutzuckerbestimmungen ermittelt und durch Insulininjektionen mit Hilfe von Pens oder Pumpen gedeckt wird.

Der Handel bietet neben verschiedenen Insulinen tierischen Ursprungs (*Insulin Hoechst vom Rind, *Insulin S Hoechst vom Schwein) gentechnisch gewonnene Humaninsuline (*H-Insulin Hoechst, *Humaninsulin Normal, *Insulin Actrapid HM) an. Bei Insulin lispro (*Humalog®) handelt es sich ein rekombinantes, schnell wirkendes Analog von Humaninsulin. Die Wirkung ist mit 2–5 Stunden kürzer als die von Normalinsulin.

Depotinsuline sind Zubereitungen, die aufgrund technologischer Maßnahmen eine über viele Stunden anhaltende Wirkung zeigen. Insulin wird zu diesem Zwecke an Zink, das basische Eiweiß Protamin, Humanglobin oder Aminochinurid (Surfen) gebunden. Auf diese Weise können Präparate mit unterschiedlicher Wirkungsdauer hergestellt werden. Einige Beispiele sind in der Tabelle oben zusammengestellt.

Heute haben die Humaninsuline die früher verwendeten tierischen Insuline weitgehend verdrängt. Neben den üblichen Insulinkonzentrationen von 40 I. E. pro Milliliter sind verschiedene Spezialzubereitungen mit 100 I. E./ml für Injektionshilfen (sogenannte »Pens«) im Handel. Beispiele: *Insulin Protaphan® HM Novo-Let®, *Humaninsulin Profil® II für Pen, *Depot-H15-Insulin 100 Hoechst® für Opti-Pen®.

Bei Insulinüberdosierung kommt es zu starker Abnahme der Glucosekonzentration im Blut. Bei Blutzuckerspiegeln unter 60 mg% treten Symptome wie Schweißausbruch, Herzklopfen, Kopfschmerz und Bewußtlosigkeit auf (hypoglykämischer Schock). Der Diabetiker muß, sobald er solche Symptome bemerkt, sofort Zucker oder Traubenzucker schlucken, um einen

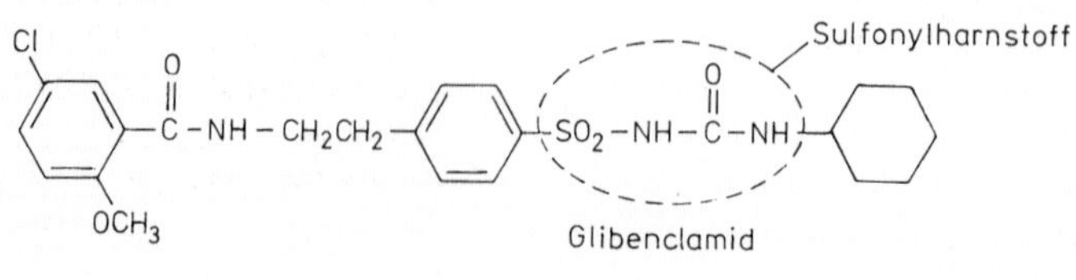

hypoglykämischen Schock zu vermeiden.

9.5.4.2 Orale Antidiabetika

Orale Antidiabetika stimulieren die Insulinproduktion der β-Zellen und sind daher nur beim Typ-II-Diabetes indiziert. Gleichzeitig setzen sie Insulin aus seiner Plasmaeiweiß-Bindung frei. An Nebenwirkungen treten gastrointestinale Störungen, Alkoholunverträglichkeit und Leukopenien auf. Wegen der starken Plasmaeiweißbindung kann es mit zahlreichen anderen Arzneimitteln zu Interaktionen kommen, da die Antidiabetika aus ihrer Proteinbindung verdrängt werden (z. B. durch Phenylbutazon, Salicylate, Sulfonamide). Die wichtigsten Präparate sind:

*Euglucon N (Glibenclamid)
*Rastinon® (Tolbutamid)
*Glutril® (Glibornurid)
*Glibenese (Glipizid)

Die genannten Antidiabetika sind chemische Derivate des Sulfonylharnstoffs (Formel oben):

Die früher eingesetzten Biguanide sind bis auf Metformin (*Glucophage S®) wegen einer möglicherweise lebensbedrohenden Nebenwirkung, der Lactatazidose (Anreicherung von Milchsäure), aus dem Handel genommen worden. Metformin sollte nur eingesetzt werden, wenn alle anderen Mittel versagt haben. Eine günstige Nebenwirkung ist seine Appetithemmung.

Ein neues Wirkungsprinzip in der Behandlung des Diabetes mellitus ist der Alpha-Glucosidasehemmer *Acarbose* (*Glucobay®). Dieser hemmt beispielsweise das Enzym Saccharase, welches das Disaccharid Saccharose in Glucose und Fructose spaltet. Durch Verzögerung des Kohlenhydratabbaus im Darm werden die beim Diabetiker unphysiologisch hohen Blutzuckerspiegel nach den Mahlzeiten vermieden. Da Acarbose die Insulinsekretion nicht direkt beeinflußt, besteht keine Gefahr, daß der Blutzuckerspiegel unter den Normalwert gesenkt wird.

9.6 Nebennierenrindenhormone

Die Nebennieren liegen oberhalb der Nieren und bestehen aus dem Nebennierenmark, das Adrenalin ausschütten kann (s. S. 78), und der Nebennierenrinde, die Steroidhormone produziert. Unter Steroiden faßt man eine Gruppe von Substanzen zusammen, die als chemische Gemeinsamkeit das Steran-Grundgerüst besitzen.

Die Nebennierenrinde besteht aus drei Zonen:

- Die Zona glomerulosa produziert die Mineralocorticoide,
- die Zona fasciculata produziert die Glucocorticoide,
- die Zona reticularis produziert in geringen Mengen Androgene.

Die Nebennierenrindenhormone und ihre Derivate werden auch als Corticosteroide oder Corticoide bezeichnet.

9.6.1 Glucocorticoide

Die Nebennierenrinde produziert am Tag etwa 15 bis 60 mg des Hormons Cortisol (Hydrocortison) sowie 1 bis 2 mg Corticosteron. Die Hormonausschüttung wird durch das adrenocorticotrope Hormon (ACTH) der Hypophyse reguliert.

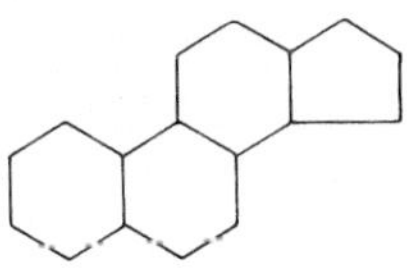

Steran

Die Wirkung des Cortisols ist vielfältig:

- Abbau von Eiweiß (Proteolyse) und Neusynthese von Glucose (Gluconeogenese)
- Erhöhung des Blutzuckerspiegels und der Glykogenbildung in der Leber
- Senkung der Nierenschwelle für Glucose (»Corticoid-Diabetes«)
- Hemmung entzündlicher Prozesse (antiphlogistische Wirkung)
- Hemmung des Immunsystems und verminderte Antikörperbildung (immunsuppressive Wirkung)
- Hemmung der Calcium-Resorption und Steigerung der Calcium-Mobilisation aus den Knochen
- Erhöhte Rückresorption von Natrium sowie vermehrte Ausscheidung von Kalium (mineralocorticoide Wirkung).

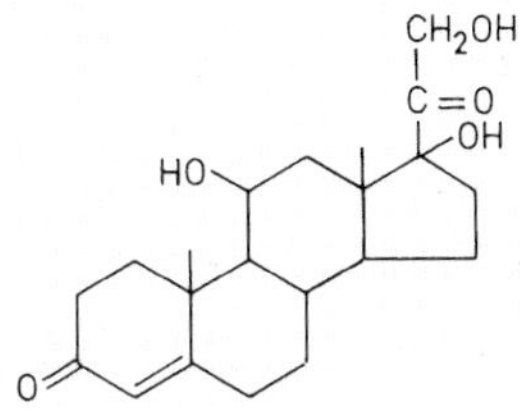

Cortisol

Im Blut ist das Cortisol zu 95% an ein Transport-Eiweiß, das Transcortin, gebunden. Cortisolmangel (Morbus Addison) äußert sich in Hypoglykämie, Hypotonie, Tachykardie, Müdigkeit und Schwäche. Ein zu hoher Corticoidspiegel führt zum Cushing-Syndrom mit Gewichtszunahme, Vollmondgesicht, schlechter Wundheilung und Steroiddiabetes.

Als Arzneimittel werden neben Cortisol (Hydrocortisonacetat) vor allen Dingen partialsynthetische Derivate eingesetzt. Bei ihrer Anwendung als Antiphlogistika und Antiallergika ist die Beeinflussung des Stoffwechsels durch die Hormonwirkung unerwünscht. Durch Veränderungen am Molekül wie z. B. der Einführung von Methyl- und Hydroxylgruppen sowie Fluoratomen ist es gelungen, Derivate mit sehr geringer mineralcorticoider Wirkung zu erhalten. Die Wirkung auf den Eiweiß-, Kohlenhydrat- und Fettstoffwechsel bleibt aber weiterhin erhalten und ist der Grund für mögliche Nebenwirkungen, die besonders ausgeprägt sind bei systemischer Anwendung.

Bei Infektionen sollten Glucocorticoide – wenn überhaupt – nur zusammen mit Antibiotika angewendet werden, da sich wegen der immunsuppressiven Wirkung die Infektion sonst noch leichter ausbreiten kann. Bei längerer Anwendung von Corticoiden verkümmert die Nebennierenrinde, da kein ACTH mehr in der Hypophyse produziert wird. Aus dem gleichen Grund sollten Corticoid-Präparate nie plötzlich abgesetzt werden, da es einige Zeit dauert, bis die Nebennierenrinde ihre volle Funktionsfähigkeit zurückerlangt hat.

Bei der Dosierung von Corticoiden sollte nach Möglichkeit der physiologische Tagesrhythmus berücksichtigt werden. Da der Cortisol-Blutspiegel morgens am höchsten ist, sollte auch der größte Teil der Corticoid-Dosen am frühen Vormittag eingenommen werden.

Bei den Corticoidderivaten kann man unterscheiden zwischen Substanzen, die vorwiegend systemisch oder vorwiegend lokal eingesetzt werden.

- *Vorwiegend systemisch eingesetzte Glucocorticoide*

Prednison	(*Decortin®, *Hostacortin H)
Prednisolon	(*Decortin H®)
Methylprednisolon	(*Urbason®)

- *Vorwiegend lokal eingesetzte Glucocorticoide*

Fluocinolon	(*Jellin®)
Flumethason	(*Locacorten®)
Desoxymethason	(*Topisolon®)

- *Systemisch und lokal eingesetzte Glucocorticoide*

Triamcinolon	(*Volon, *Delphicort®)
Triamcinolonacetonid	(*Volon A®)
Dexamethason	(*Millicorten®, *Fortecortin®)
Betamethason	(*Betnesol®, *Celestan®)
Fluocortolon	(*Ultralan®)

Es soll darauf hingewiesen werden, daß Triamcinolonacetonid eine andere Substanz ist als Triamcinolon und auch kein Pro-drug für Triamcinolon darstellt. Triamcinolonacetonid hat weitaus stärkere Glucocorticoidwirkung als Triamcinolon.

Akute Nebenwirkungen bei einmaliger Anwendung der Glucocorticoide sind relativ selten, bei Daueranwendung dagegen die Regel. Es tritt das Cushing-Syndrom auf mit Aufschwemmung, Corticoid-Diabetes, Osteoporose, Glaukom, verminderter Infektabwehr und psychischen Symptomen. Diese Nebenwirkungen sind bei systemischer Anwendung natürlich eher zu erwarten als bei lokaler Applikation. Trotzdem ist es gefährlich, äußerlich anzuwendende Corticoid-Präparate zu verharmlosen, weil vor allem bei großflächiger Anwendung erhebliche Mengen resorbiert werden. In der Apotheke wird manchmal von Patienten nach der Abgabe von Corticoidsalben ohne Verschreibung gefragt, da es sich ja »nur um eine Salbe« handele. Diesen Patienten muß klargemacht werden, daß es sich bei den Corticoiden um hochwirksame Arzneimittel handelt, deren unkontrollierte Daueranwendung zu schweren Nebenwirkungen führt.

9.6.2 Mineralcorticoide

Als physiologisches Mineralcorticoid wird das Aldosteron in der Zona glomerulosa der Nebennierenrinde gebildet. Es fördert die Natriumrückresorption in der Niere und erhöht die Ausscheidung von Kalium und H^+. Die Ausschüttung von Aldosteron wird kaum durch ACTH, sondern in erster Linie durch das Renin-Angiotensin-System geregelt (s. S. 200).

Therapeutisch werden die Mineralcorticoide nur selten eingesetzt, Indikation ist Nebenniereninsuffizienz (zusammen mit Glucocorticoiden), Hypotonie und starkes Erbrechen mit großen Salzverlusten.

9.7 Sexualhormone

Die Sexualhormone gehören wie die Nebennierenrindenhormone chemisch zu den Steroiden. Man unterscheidet weibliche und männliche Sexualhormone.

9.7.1 Weibliche Sexualhormone

9.7.1.1 Ovarien und menstrueller Zyklus

Die Ovarien (Eierstöcke) sind etwa pflaumengroß und liegen an der seitlichen Wand des kleinen Beckens. In ihrem Bindegewebe liegen die sogenannten Follikel, die aus der Eizelle und dem Follikelepithel bestehen. Je nach ihrem Entwicklungszustand unterscheidet man Primär-, Sekundär-, Tertiär- und reife Graafsche Follikel. Jedes Ovar enthält bei der Geburt etwa 200000 Primärfollikel, von denen im Leben der Frau aber nur etwa 200 bis 300 zur Reife kommen.

Das Heranreifen der Follikel führt zum menstruellen Zyklus. Dieser durchläuft folgende Stadien:

1. Tag	Beginn der Regelblutung
5.–13. Tag	Wachstum des Follikels im Eierstock (Ovar), hervorgerufen durch FSH aus der Hypophyse. Estrogenproduktion der Follikelepithelzellen, hervorgerufen durch LH aus der Hypophyse.
13.–16. Tag	Follikel ist reif und platzt (»Eisprung«, Ovulation), die Eizelle wird in die Bauchhöhle ausgeschwemmt und vom Eileiter aufgenommen. Durch den Eileiter wandert die Eizelle in die Gebärmutter (Uterus). Nach der Ovulation wird im Ovar der Rest des geplatzten Follikels, die ehemaligen Follikelepithelzellen, unter dem Einfluß von LH zum sogenannten Gelbkörper (Corpus luteum) umgebildet. Das Corpus luteum produziert Progesteron, ein Gestagen. Mit dem Eisprung und der Zunahme an Progesteron steigt die morgendliche Körpertemperatur um etwa 0.5°C. Dieser Temperaturanstieg kann zur Schwangerschaftsverhütung ausgenutzt werden (Temperatur-Methode nach Knaus-Ogino, s. S. 194).

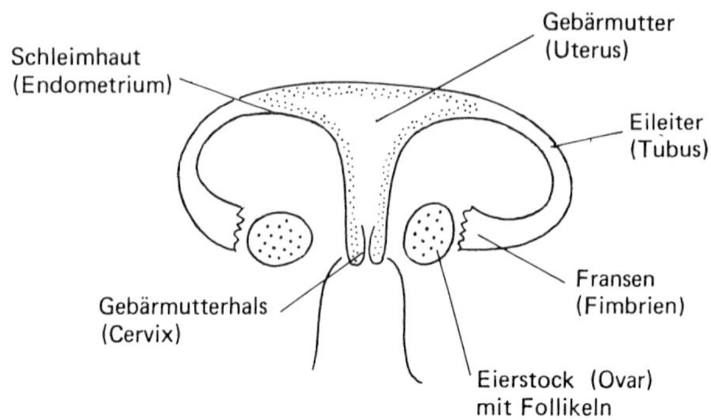

Abb. 9.4 Schematischer Überblick über das weibliche Fortpflanzungsorgan.

17.–28. Tag	Die Uterusschleimhaut (Endometrium) ist während der Follikelreifung proliferiert und gewachsen. Sie ist nun bereit, die befruchtete Eizelle, die aus dem Eileiter kommt, aufzunehmen. Bleibt die Eizelle unbefruchtet, stirbt sie schnell ab und der Gelbkörper stellt seine Progesteron-Produktion ein. Der Progesteron-Spiegel sinkt.
1.–4. Tag	Die nicht »genutzte« Uterusschleimhaut wird abgestoßen und ausgeschieden (Menstruation).

Im Falle einer Schwangerschaft wird dieser Zyklus unterbrochen. Die befruchtete Eizelle gräbt sich mit Hilfe eiweißspaltender Enzyme in das Endometrium ein (Nidation) und wächst dort zum Embryo heran. Das Corpus luteum produziert weiterhin Progesteron, so daß keine Menstruation auftritt und durch die Unterdrückung der hypophysären FSH- und LH-Ausschüttung auch keine neue Ovulation stattfindet.

9.7.1.2 Estrogene

Das wichtigste Estrogen des weiblichen Körpers ist das Estradiol. In kleineren Mengen findet man auch das Estron.

Die Estrogene haben bei der Frau folgende Wirkungen:

- Ausprägung der weiblichen Geschlechtsorgane,
- Proliferation der Uterusschleimhaut,
- Viskositätsverringerung des Zervikalschleims, was den Spermien den Weg zur Eizelle erleichtert,
- Beeinflussung der psychischen und sexuellen Verhaltensweise,
- Hemmung der FSH-Ausschüttung in der Hypophyse.

Estradiol selbst kann als Arzneimittel nicht verwendet werden; es wird in der Leber schnell metabolisiert. Eine Ausnahme stellt die transdermale Anwen-

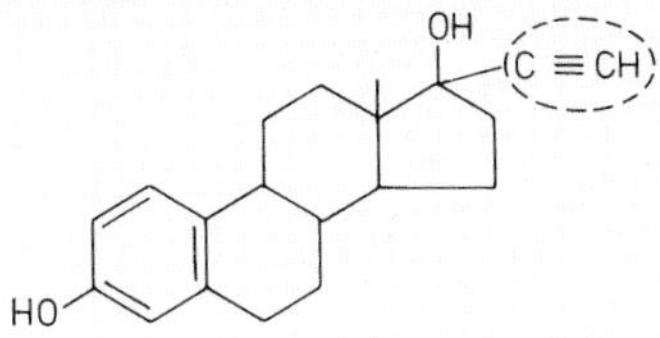

17 α-Ethinylestradiol

dung mittels eines Membranpflasters (Estraderm® TTS) dar. Estradiolester können intramuskulär eingesetzt werden, z. B. Estradiolbenzoat (*Progynon). Oral wirksam sind die 17-Ethinylderivate des Estradiols.

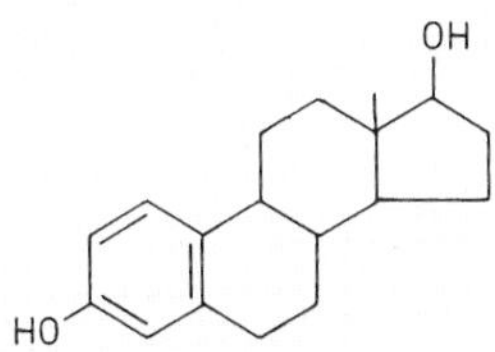

Estradiol

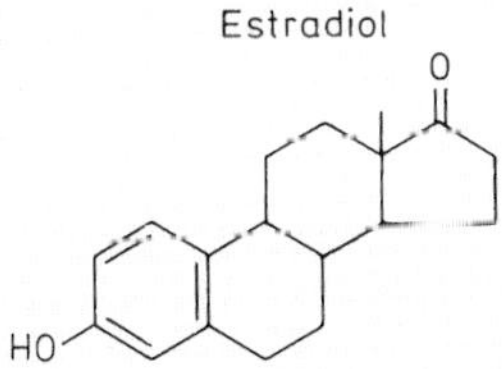

Estron

17α-Ethinylestradiol (*Progynon C®) wird eingesetzt bei Ovarialinsuffizienz, Hypogenitalismus, Amenorrhoe und zur Laktationshemmung (Abstillen) sowie in Kombination mit Gestagenen zur Empfängnisverhütung, weiterhin beim Eintreten des Klimakteriums, wenn die ovarielle Estrogenproduktion absinkt und als Reaktion darauf der Gonadotropinspiegel ansteigt. Auch Akne kann manchmal auf eine Estrogentherapie günstig ansprechen. Schließlich werden Estrogene auch beim Mann verwendet, da sie eine günstige Wirkung beim Prostatakarzinom gezeigt haben. Eingesetzt werden hier Stilbenderivate wie z. B. Fosfestrol (*Honvan®), die zwar keine Steroide sind, aber dennoch eine östrogene Wirkung aufweisen. Nebenwirkungen der Estrogene bei der Frau sind eine Verkümmerung der Ovarien auf Grund der Hemmung der Gonadotropinausschüttung, gesteigerte Menstruationsblutung wegen verstärkter Proliferation der Uterusschleimhaut sowie Gewichtszunahme durch Natrium- und Wasserretention.

Manche Stilbenderivate zeigen antiestrogene Wirkungen. Sie erhöhen die Gonadotropinausschüttung und können zur Ovulationsauslösung eingesetzt werden. Ein solches Antiestrogen ist Clomiphen (*Dyneric®).

9.7.1.3 Gestagene

Das vom Corpus luteum gebildete Gestagen ist das Progesteron.

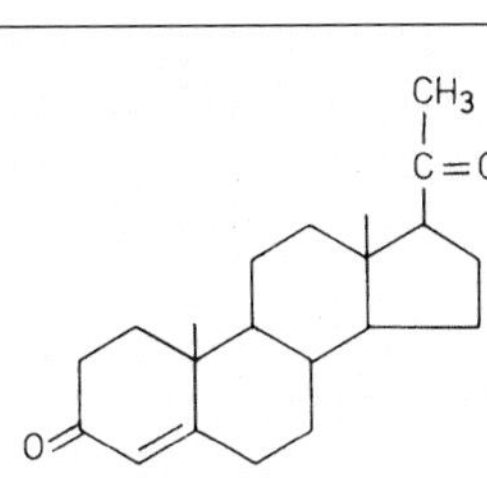

Progesteron

Während der Schwangerschaft werden große Mengen Progesteron in der Plazenta gebildet. Progesteron hat folgende Aufgaben und Wirkungen:

- Umwandlung der Uterusschleimhaut von der Proliferationsphase in die Sekretionsphase,
- Erhöhung der Viskosität des Zervikalschleims, so daß Spermien nur schwer durchdringen können,
- Erhöhung der Körpertemperatur um etwa 0,5°C,
- Auslösung der Menstruation bei Abfall des Progesteron-Spiegels,
- Erhaltung der Schwangerschaft.

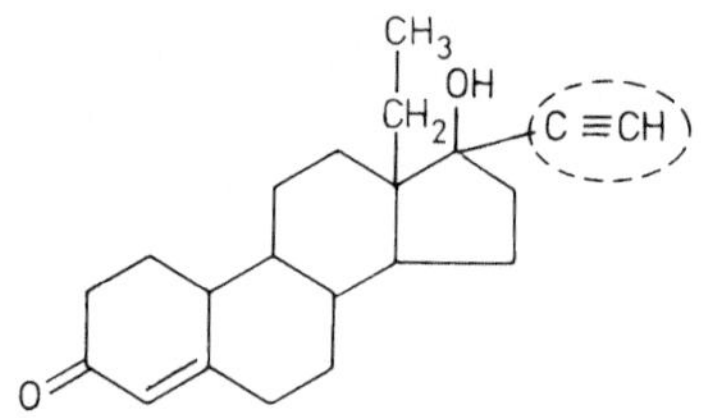

Norgestrel

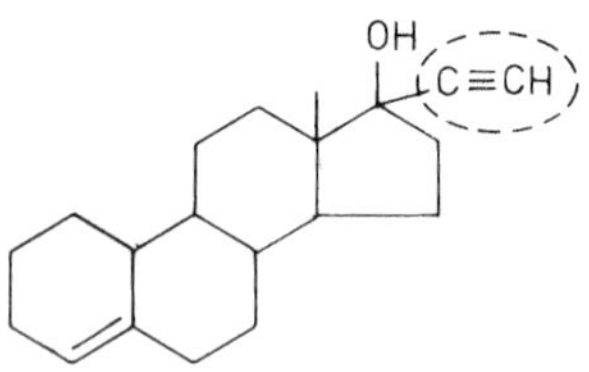

Lynestrenol

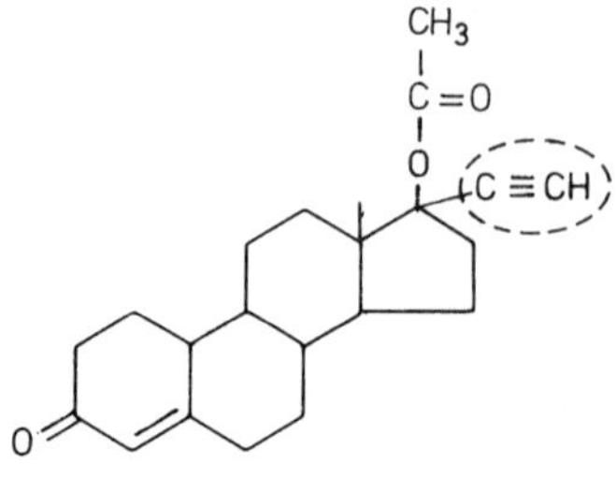

Norethisteronacetat

Genau wie die Estrogene sind auch die Gestagene mit einem 17-Ethinyl-Substituenten zur oralen Anwendung geeignet. Eingesetzt werden die Derivate Norgestrel, Lynestrenol und Norethisteronacetat (s. Formelabbildung links).

Indikationen für Gestagenpräparate sind Ausbleiben der Regelblutung (Amenorrhoe), zu seltene Menstruation (Oligomenorrhoe) oder Menstruationsbeschwerden (Dysmenorrhoe). Während der Schwangerschaft kann es durch hohe Gestagengaben zu Mißbildungen beim Feten kommen (Herzfehler, Extremitätenfehlbildungen). Bei Amenorrhoe dürfen sie nur angewendet werden, wenn eine Schwangerschaft sicher ausgeschlossen ist. Die Anwendung von Gestagenpräparaten als Schwangerschaftstest ist nicht zu verantworten. Sie sollte auf sekundäre Amenorrhoen beschränkt bleiben, bei denen die Regelblutung länger als 4 Monate ausgeblieben ist, ohne daß die Frau schwanger ist.

9.7.1.4 Hormonelle Kontrazeption

Die weitaus größere Bedeutung der Sexualhormone als Arzneimittel besteht heute in ihrer Anwendung zur Empfängnisverhütung (»Anti-Baby-Pille«). Dabei kommen verschiedene Prinzipien der Wirkung zum Tragen:

- Durch Gabe von Estrogenen und Gestagenen wird die Gonadotropinausschüttung in der Hypophyse gehemmt, so daß keine Ovulation stattfinden kann.
- Durch den Gestagen-Anteil wird der Zervikalschleim viskos und ist für die Spermien schwer zu durchdringen.

Tab. 9.1 Übersicht über hormonelle Kontrazeptiva (Auswahl).

Ein-Phasen-Präparate				
Estrogen (mg)		*Gestagen* (mg)		*Präparat*
Ethinylestradiol	0.035	Norgestimat	0.25	*Cilest®
Ethinylestradiol	0.03	Gestoden	0.075	*Femovan®
Ethinylestradiol	0.03	Desogestrel	0.15	*Marvelon®
Ethinylestradiol	0.03	Gestoden	0.075	*Minulet®
Ethinylestradiol	0.04	Lynestrenol	2.00	*Yermonil®
17α-Ethinylestradiol	0.05	Norethisteronacetat	2.50	*Etalontin®
17α-Ethinylestradiol	0.05	Norethisteronacetat	1.00	*Orlest®
17α-Ethinylestradiol	0.05	Lynestrenol	2.50	*Lyndiol®
17α-Ethinylestradiol	0.04	Lynestrenol	2.00	*Yermonil®
17α-Ethinylestradiol	0.05	Norgestrel	0.50	*Eugynon®, *Stediril®
17α-Ethinylestradiol	0.05	Norgestrel	0.25	*Neogynon®, *Stediril-d®
17α-Ethinylestradiol	0.03	Norgestrel	0.15	*Microgynon®
Mestranol	0.05	Norethisteron	1.00	*Ortho-Novum 1/50®

Zwei-Phasen-Präparate			
1. Phase	17α-Ethinylestradiol	0.05 mg	*Ovanon®
2. Phase	17α-Ethinylestradiol	0.05 mg	
	Lynestrenol	2.50 mg	
1. Phase	17α-Ethinylestradiol	0.05 mg	*Sequilar®, *Perikursal*®
	Norgestrel	0.05 mg	
2. Phase	17α-Ethinylestradiol	0.05 mg	
	Norgestrel	0.125 mg	

»Mini-Pille«		
Norgestrel	0.03 mg	*Microlut®
Norethisteron	0.035 mg	*Micronovum®

- Die Einnistung der befruchteten Eizelle in die Uterusschleimhaut wird gehemmt.

- Die Motilität der Eileiter und damit die Wanderungsgeschwindigkeit der Eizelle ist verlangsamt.

Nach ihrer Zusammensetzung unterscheidet man folgende hormonelle Kontrazeptiva:

a) Ein-Phasen-Präparate

Bei diesen Präparaten handelt es sich um festgelegte Estrogen/Gestagen-Kombinationen, die über 21 oder 22 Tage eingenommen werden. Beim Absetzen für 6 oder 7 Tage tritt – bedingt durch den Abfall des Gestagenspiegels – eine Abbruchblutung auf. Bei »28er Präparaten« wird in der Zeit der Unterbrechung der Hormonzufuhr ein Plazebo gegeben (meist durch eine andere Farbe gekennzeichnet), um den täglichen Einnahmerhythmus nicht zu unterbrechen. Es ist einleuchtend, daß diese Tabletten in der angegebenen Reihenfolge eingenommen werden müssen, um einen sicheren Empfängnisschutz zu gewährleisten. Die kontrazeptive Wirksamkeit der Ein-Phasen-Präparate kommt durch alle vier angegebenen Mechanismen zustande, so daß es sich bei diesen Präparaten um sehr sichere Empfängnisverhütungsmittel handelt.

1996 gerieten kombinierte orale Kontrazeptiva mit niedrig dosierten Gestagenen der sogenannten dritten Generation (*Desogestrel oder *Gestoden) in die Schlagzeilen, nachdem verschiedene Studien auf einen möglichen Zusammenhang zwischen der Einnahme derartiger Mittel und dem gehäuften Auftreten von Beinvenenthrombo sen und Lungenembolien hingewiesen hatten. Die deutsche Zulassungsbehörde empfahl zur Risikominimierung, daß ein Einsatz dieser »Pillen« bei Erstanwenderinnen unter 30 Jahren unterbleiben sollte.

b) Zwei-Phasen-Präparate

Bei Zwei-Phasen-Präparaten wird versucht, den physiologischen Verhältnissen etwas näher zu kommen als mit Ein-Phasen-Präparaten. So wird in der ersten Zyklushälfte hauptsächlich Estrogen ohne oder mit wenig Gestagen und in der zweiten Hälfte dann eine Estrogen-Gestagen-Kombination in ähnlicher Zusammensetzung wie in Ein-Phasen-Präparaten gegeben. Der Nachteil ist, daß in der ersten Hälfte der Empfängnisschutz auf die Ovulationshemmung beschränkt bleibt. Die Sicherheit ist daher etwas verringert.

c) Drei-Phasen-Präparate

Die Drei-Phasen-Präparate sind noch besser dem weiblichen Zyklus angepaßt. Handelsnamen sind beispielsweise *Trinordiol®, TriNovum®, *Tristep® und *Triquilar®. Im Präparat *Triquilar® wird wie folgt dosiert (in mg):

	Estrogen (17α-Ethinylestradiol)	**Gestagen** (Norgestrel)
1. Phase (6 Tage)	0.03	0.05
2. Phase (5 Tage)	0.04	0.075
3. Phase (10 Tage)	0.03	0.125

d) »Minipille«

Bei der Minipille wird kontinuierlich ohne Einnahmepause eine kleine Menge Gestagen gegeben. Die Ovulation ist nicht unterdrückt, so daß es zu einer echten Menstruation kommt. Die empfängnisverhütende Wirkung beruht nur auf der Veränderung des Zervikalschleims, der verringerten Einnistungsbereitschaft der Uterusschleimhaut und der herabgesetzten Tubenmotilität. Als Vorteile der Minipille sind die zu vernachlässigenden Nebenwirkungen zu nennen. Es ist wichtig, daß zur Aufrechterhaltung eines sicheren Gestagenspiegels die Tablette immer zur gleichen Tageszeit eingenommen wird.

e) Depot-Präparate zur Injektion

Eine über Monate wirksame Empfängnisverhütung läßt sich mit intramuskulärer Injektion von Gestagen (*Depo-Clinovir®) erreichen. Diese Depot-Präparate gewähren zwar nicht ganz die Sicherheit der Ein-Phasen-Präparate, schalten jedoch Einnahmefehler aus. Vorteilhaft ist die kontrollierbare Hormonzufuhr. Daher gingen sich solche Präparate besonders für die Kontrazeption in den Entwicklungsländern, wo die Bevölkerungsexplosion ein existentielles Problem darstellt und die Frauen nur schwer an regelmäßige Tabletteneinnahme zu gewöhnen sind.

f) Depot-Präparate zur Implantation
Bei diesen Präparaten handelt es sich um Intrauterinpessare (s. S. 195), die kontinuierlich kleine Mengen Progesteron freisetzen (*Biograviplan®). Sie werden nur einmal im Jahr erneuert. Nebenwirkungen sind selten, es handelt sich um ein Art lokaler Applikation.

g) Postkoitale Kontrazeption
Eine Schwangerschaftsverhütung nach der Konzeption kann durch Gabe hoher Dosen von Estrogen erreicht werden (»Pille danach«). Hierzu werden spätestens 72 Stunden nach dem Geschlechtsverkehr 5 Tage lang täglich hohe Dosen von Estrogenen verabreicht. Die Nebenwirkungen sind allerdings beträchtlich (Erbrechen).

Die Entwicklung einer Schwangerschaft kann innerhalb von 48 Stunden nach ungeschütztem Geschlechtsverkehr durch Gabe einer Hormonkombination wie sie der eines Ein-Phasen-Kontrazeptivums entspricht (Levonorgestrel 0,25 mg/Ethinylestradiol 0,05 mg; Handelsname: *Tetragynon®), verhindert werden. Zwei Dragees sind innerhalb von max. 48 Stunden nach dem Koitus einzunehmen, zwei weitere 12 Stunden später. Als Nebenwirkung kann vereinzelt Spannungsgefühl in den Brüsten auftreten, selten auch Erbrechen.

Auch Prostaglandine werden zu diesen Zwecken eingesetzt. In der Klinik wird mit ihnen auch ein Schwangerschaftsabbruch durchgeführt. Bei der Anwendung solcher Maßnahmen tritt neben der medizinischen Problematik auch die Frage auf, wo die Grenze zwischen Kontrazeption und Schwangerschaftsabbruch zu ziehen ist. In jedem Falle aber dürfen solche Behandlungen nie auf eigene Faust ohne Arzt durchgeführt werden. Eigenmächtiges Verhalten ist sich selbst gegenüber unverantwortlich.

Die Nebenwirkungen der hormonellen Kontrazeptiva sind im Verhältnis zu ihrer breiten Anwendung relativ gering. Die Thrombosegefahr ist allerdings sicherlich erhöht und auf den Estrogenanteil zurückzuführen. Bei der ersten Anwendung tritt manchmal Übelkeit auf. Weitere Begleiterscheinungen sind Gewichtszunahme, Spannungsgefühl in den Brüsten und Appetitsteigerung. Eine Vielzahl verschiedener anderer Nebenwirkungen ist häufig psychisch bedingt (»Pillenmüdigkeit«). Die Auswahl des Präparates, das für die jeweilige Frau am geeignetesten ist, richtet sich nach der individuellen Verträglichkeit, Kontraindikationen sind bestehende oder vorausgegangene Thrombosen und schwere Leberfunktionsstörungen. Die Beseitigung von Dysmenorrhöen und prämenstruellen Beschwerden sowie die Besserung einer Akne können erwünschte Nebenwirkungen sein. Die früher propagierte »Pillenpause«, d. h. das regelmäßige Absetzen der Ovulationshemmer nach einigen Monaten zur Kontrolle der Ovulationsfähigkeit, sind ohne Nutzen und haben zu vielen unerwünschten Schwangerschaften geführt. Sie sollten daher nicht empfohlen werden.

Der Empfängnisschutz kann beeinträchtigt werden, wenn die Frau gleichzeitig mit Barbituraten, Phenytoin oder dem Tuberkulosemittel Rifampicin behandelt wird. Diese Mittel bewirken eine Enzyminduktion in der Leber, wodurch die Abbaugeschwindigkeit der Hormone beschleunigt wird.

9.7.1.5 Andere Methoden der Empfängnisverhütung

Neben der hormonellen Kontrazeption, die einseitig auf die Frau beschränkt ist und daher von manchen Frauen abgelehnt wird, gibt es noch eine Reihe anderer Methoden zur Empfängnisverhütung. Trotz der heute verbesserten Sexualaufklärung besteht häufig Unwissenheit über die Anwendung dieser Methoden, so daß der Pharmazeut auch auf diesem Gebiet eine Beraterfunktion wahrnehmen kann.

a) Kalendermethode

Eine Befruchtung ist nur möglich im Zeitraum von etwa 2 bis 3 Tagen zur Zeit der Ovulation. Dieser Zeitraum kann bei einem stabilen Zyklus einigermaßen sicher vorausgesagt werden, obwohl diese Sicherheit natürlich nicht mit der der oralen Kontrazeptiva zu vergleichen ist. Man bestimmt über einige Monate die Dauer der Menstruationsintervalle und zieht dann vom längsten Zyklus 11 und vom kürzesten Zyklus 18 Tage ab. In der Zeit zwischen den so berechneten Tagen ist die Wahrscheinlichkeit einer Befruchtung erhöht. Ein Beispiel: Der längste Zyklus dauert 29 Tage, der kürzeste 26 Tage. Die Wahrscheinlichkeit einer Befruchtung ist zwischen dem 8. (26-18) und dem 18. (29-11) Tag erhöht.

b) Temperaturmethode nach Knaus-Ogino

Die Ovulation ist in der Regel mit einem Temperaturanstieg von etwa 0,5°C verbunden. Durch Messung der Basalt-Temperatur am Morgen vor dem Aufstehen kann der Termin der Ovulation erkannt werden. Ist die Temperatur an drei aufeinanderfolgenden Tagen erhöht, ist in der verbleibenden Zeit des Zyklus keine Befruchtung mehr zu erwarten. Die Anwendung dieser Methode in der ersten Zyklushälfte ist problematisch, da der Ovulationstermin durch die Temperaturmessung nicht vorhergesagt werden kann. Zur Messung der Temperatur sind in der Apotheke spezielle Thermometer erhältlich, bei denen die Skala weiter gespreizt ist als bei normalen Fieberthermometern, um das Ablesen dieser kleinen Temperaturdifferenz zu erleichtern.

c) Präservative

Präservative (Kondome) bestehen aus dünnem Gummi und werden vor dem Geschlechtsverkehr über das männliche Glied gestreift, so daß keine Spermien in die Vagina gelangen können. Bei sorgfältiger Anwendung ist diese Methode sehr sicher. Viele Präservative sind zusätzlich noch mit einer spermiziden Flüssigkeit beschichtet.

Ein weiterer Vorteil der Verwendung von Präservativen liegt in ihrem Schutz gegen sexuell übertragbare Krankheiten (u. a. Syphilis, HIV).

Vor rund zehn Jahren wurden in den Medien erstmals Kondome für die Frau vorgestellt. Grundprinzip ist die Kombination des herkömmlichen Kondoms mit der erprobten Diaphragmatechnik. Die in den USA entwickelten sockengroßen Frauenkondome spielen am deutschen Markt bislang keine Rolle.

d) Intrauterinpessare
Intrauterinpessare (IUP) werden vom Frauenarzt in den Uterus eingesetzt und verhindern zum einen durch mechanische Reizung der Uterusschleimhaut die Einnistung befruchteter Eizellen. Zum anderen geben sie kontinuierlich Cu^{2+}-Ionen ab. Sie müssen nach ca. 3 Jahren ausgewechselt werden. Handelspräparate sind Kupfer T 200®, Multiload Cu 250®. Auch diese Methode ist relativ sicher, wird aber von einigen Frauen nicht vertragen (Kupfer-Allergie, Lageveränderung des Pessars, verstärkte Blutungen).

e) Spermizide
Nonoxinol ist ein Cellulosepolyschwefelsäure-Ester mit spermienabtötender Wirkung. Es wird angewendet in Form von Ovula (Patentex N, A-gen 53®), die vor dem Geschlechtsverkehr in die Scheide eingeführt werden. Die Sicherheit dieser Methode ist nicht vergleichbar mit der der hormonellen Kontrazeptiva, auch wenn manche Hersteller mit solchen Aussagen werben. Eine höhere Sicherheit kann erreicht werden, wenn Nonoxinol in Form von Cremes in Kombination mit einem Diaphragma angewendet wird. Dieses wird mit der spermiziden Creme beschichtet und über den Muttermund gestülpt. Es ist hierbei wichtig, daß das Diaphragma nach dem Geschlechtsverkehr ausreichend lange in der Scheide verbleibt.

9.7.2 Männliche Sexualhormone

9.7.2.1 Androgene

Das physiologische männliche Sexualhormon ist das Testosteron. Es wird in den Zellen gebildet, die zwischen den Spermien produzierenden Hodenkanälchen liegen (Leydigsche Zwischenzellen). Die Stimulation der Testosteron-Produktion erfolgt über das Interstitialzell-stimulierende Hormon (ICSH, identisch mit LH). Testosteron fördert die Entwicklung der sekundären männlichen Geschlechtsmerkmale, steigert die Eiweißsynthese, bewirkt den Geschlechtstrieb (Libido) und wirkt auf die Psyche ein.

Testosteron wird in Form seiner Ester eingesetzt bei Androgenmangel, Hypogonadismus und Impotenz. Zur Steigerung der Spermatogenese nutzt man den »Rebound-Effekt« beim Absetzen eines Testosteron-Präparates. Durch den Abfall des Testosteron-Spiegels kommt es zu einem Anstieg der FSH-Ausschüttung in der Hypophyse, was zu einer verbesserten Spermiogenese führt. Bei Frauen sind mit Testosteron-Präparaten Erfolge bei inoperablen Mamma- und Ovarialkarzinomen erzielt worden. Als Nebenwirkungen treten hier Virilisierungserscheinungen (Stimmbruch, Zunahme der Behaarung) auf. Handelspräparate sind *Testoviron® und *Proviron® mit dem Androgen Mesterolon.

9.7.2.2 Antiandrogene

Antiandrogene konkurrieren kompetitiv mit dem Testosteron um die Androgenrezeptoren. Sie unterdrücken Libido und Spermatogenese und werden eingesetzt bei Hypersexualität sowie bei Virilisierungserscheinungen der Frau (Hirsutismus). Ein solches Antiandrogen ist Cyproteronacetat (*Androcur®). Neben seinen antiandrogenen Eigenschaften wirkt es auch noch als starkes Gestagen und ist in *Diane®, einem Kontrazeptivum, enthalten.

9.7.2.3 Anabolika

Anabolika sind Arzneimittel, die die Proteinsynthese fördern. Es handelt sich um Testosteronderivate, die daher als Nebenwirkungen androgene Effekte zeigen. Anabolika werden eingesetzt bei Eiweißmangelzuständen (bei chronischen Infektionskrankheiten, schlecht heilenden Wunden, nach Knochenbrüchen, Magersucht). Bei Frauen können als Nebenwirkungen Virilisierungserscheinungen auftreten. Anabolika werden manchmal von Leistungssportlern zur Vermehrung der Muskelmasse mißbraucht (Dopingmittel). Als Anabolika werden eingesetzt:

*Deca-Durabolin®	(Nandrolondecanoat)
*Primobolan®	(Metenolon)

9.8 Gewebshormone

Gewebshormone sind Substanzen, die nicht von speziellen Hormondrüsen gebildet werden, sondern von verschiedenen Zellen des Gewebes.

9.8.1 Histamin

Histamin entsteht im Körper durch Decarboxylierung der Aminosäure Histidin (s. u.).

Diese Reaktion und die Speicherung des Histamins findet vor allem in bestimmten Gewebezellen (Mastzellen) sowie in den basophilen Leukozyten statt. Die höchsten Konzentrationen an Histamin findet man beim Menschen in Lunge, Haut und Magen-Darm-Trakt. Histamin wird aus den Speicherzellen freigesetzt:

- bei allergischen Reaktionen,
- durch bestimmte chemische Histaminliberatoren (z. B. Tubocurarin, Thiopental),
- durch Zellzerstörung (z. B. bei Verletzungen).

Die Wirkungen des Histamins sind vielfältig. Es existieren zwei prinzipiell unterschiedliche Histamin-Rezeptoren-Typen, die mit H_1 und H_2 bezeichnet werden. Stimulation der H_1-Rezeptoren bewirkt Kontraktion der glatten Muskulatur von Bronchien, Darm und Uterus, Erschlaffung der glatten Mus-

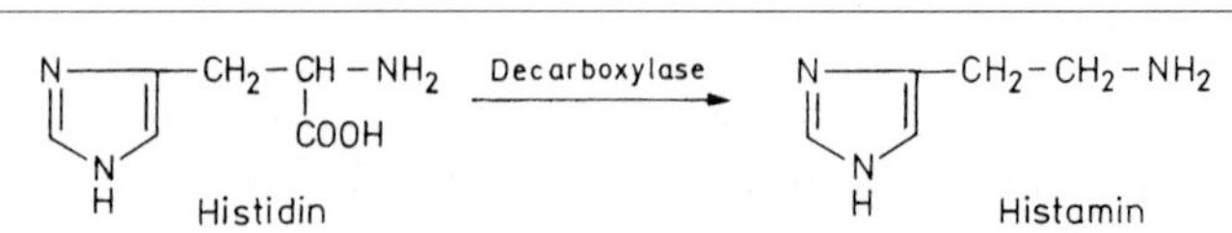

kulatur der Gefäße und erhöhte Permeabilität der Kapillargefäße, so daß Plasma ins Gewebe austreten kann. (Quaddelbildung, Ödeme). Die Stimulation der H_2-Rezeptoren bewirkt dagegen eine Steigerung der Magensaftsekretion sowie der Herzfrequenz.

Die Wirkung des Histamins an den beiden Rezeptoren kann durch Antihistaminika aufgehoben werden. Je nachdem, welche Rezeptoren betroffen sind, unterscheidet man H_1- und H_2-Antihistaminika. Eine andere Möglichkeit der Hemmung des Histamins wird bei der Anwendung von Cromoglicinsäure (*Intal®), Spagluminsäure (*Naaxia®) oder Nedocromil (*Tilade®) ausgenutzt. Diese Substanzen hemmen die Ausschüttung des Histamins aus den Mastzellen. Sie werden bei Asthma bronchiale zur Hemmung der Bronchokonstriktion eingesetzt (s. S. 115).

Zur Anwendung bei saisonaler allergischer Rhinitis sind die Wirkstoffe Cromoglicinsäure und Nedocromil in Form von Augentropfen und Nasensprays rezeptfrei verfügbar.

Handelsnamen:
DNCG Stada, Vividrin®, Irtan®.

9.8.1.1 H_1-Antihistaminika

H_1-Antihistaminika verdrängen Histamin kompetitiv vom H_1-Rezeptor. Die Synthese, Freisetzung und der Abbau von Histamin werden nicht beeinflußt, H_2-Antihistaminika werden eingesetzt bei allergischen Reaktionen und Symptomen, die durch eine Histaminausschüttung hervorgerufen werden wie Heuschnupfen, Insektenstiche, Sonnenbrand oder allergisches Asthma bronchiale. Wegen ihrer zentral dämpfenden Wirkung werden sie weiterhin als Antiemetika (s. S. 55) und als Schlafmittel (s. S. 97) verwendet. Antihistaminika sind auch Bestandteile zahlreicher Grippemittel (s. S. 116). Handelspräparate:

Tavegil®	(Clemastin)
Benadryl®	(Diphenhydramin)
Avil®	(Pheniramin)
Soventol®	(Bamipin)
Mereprine®	(Doxylamin)
Systral®	(Chlorphenoxamin)
Fenistil®	(Dimetinden)
Omeril®	(Mebhydrolin)

Zu den nicht oder nur wenig sedierenden Antihistaminika zählen

Astemizol	(Hismanal®)
Cetirizin	(Zyrtec®)
Loratadin	(Lisino®)
Terfenadin	(Teldane®, Heuschnupfen Systral®)

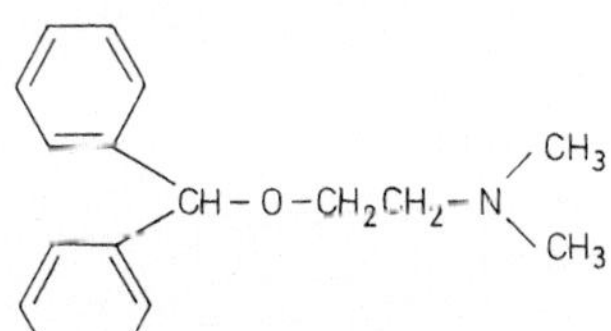

Diphenhydramin

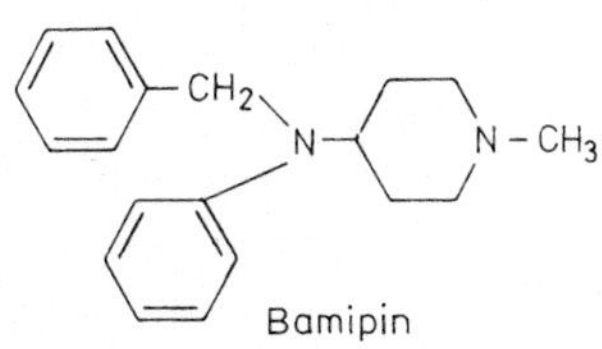

Bamipin

Ein H_1-Rezeptorenblocker zur lokalen Anwendung bei allergischer Rhinitis ist Azelastin (*Allergodil®). Diese Substanz soll zusätzlich zur Antihistaminwirkung auch die Mediatorfreisetzung hemmende Eigenschaften besitzen (vgl. Cromoglicinsäure S. 116).

Ein weiterer neuer Histamin-H_1-Antagonist, der in den Darreichungsformen Augentropfen und Nasenspray angeboten wird, ist Levocabastin (*Livocab®). Die Wirkung soll besonders rasch einsetzen und in ihrer Stärke den Glucocorticoiden Beclomethason und Flunisolid vergleichbar sein.

9.8.1.2 H_2-Antihistaminika

H_2-Antihistaminika verdrängen Histamin kompetitiv vom H_2-Rezeptor. Sie hemmen die durch Histamin bewirkte Säuresekretion des Magens und können daher bei Hyperazidität sowie bei Ulcus ventriculi et duodeni (Magen- und Darmgeschwür) eingesetzt werden. Hierzu gehören Cimetidin (*Tagamet®), Ranitidin (*Zantic®, *Sostril®), Roxatidin (*Roxit®), Nizatidin (*Nizax®) und Famotidin (*Ganor®, *Pepdul®) (s. S. 48).

9.8.2 Serotonin

Serotonin ist wie Histamin ein biogenes Amin, das durch Decarboxylierung einer Aminosäure entsteht. Es kontrahiert die glatte Muskulatur von Bronchien, Darm, Uterus sowie Gefäßen und wird bei Blutungen aus den Thrombozyten freigesetzt. Im Zentralnervensystem fungiert es als Neurotransmitter.

Als Arzneimittel werden Serotonin-Antagonisten eingesetzt, die Serotonin von den Rezeptoren verdrängen. Das Haupteinsatzgebiet dieser Substanzen ist die Migräne-Prophylaxe; außerdem steigert es den Appetit. Serotonin-Antagonisten sind:

Methysergid (*Deseril retard®)
Pizotifen (*Sandomigran®, *Mosegor®)

Nebenwirkungen sind zentrale Dämpfung sowie atropinartige Wirkungen (z. B. Mundtrockenheit).

Eine neue Substanz zur Behandlung der akuten Migräneattacke und des Cluster-Kopfschmerzes ist das Serotoninanalogon Sumatriptan (Imigran®). Der Wirkstoff ist kontraindiziert bei Migräne mit Halbseitensymptomatik und Lähmungen der Augenmuskulatur.

9.8.3 Prostaglandine

Prostaglandine sind ungesättigte, hydroxylierte Fettsäuren, die im Organismus aus der Arachidonsäure (vierfach ungesättigte C_{20}-Fettsäure) gebildet werden. Man unterscheidet Prosta-

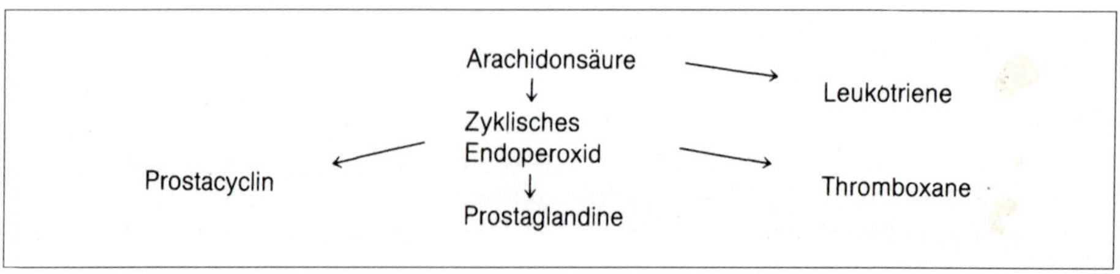

glandine (Abkürzung PG) mit unterschiedlichen chemischen Grundkörpern (Abkürzung A, B, C, D, E, F und G). Bei ihrer Bezeichnung wird neben diesen Kennbuchstaben auch noch die Zahl und Lage der Doppelbindungen angegeben. Ein wichtiges Prostaglandin ist z. B. $PGF_{2\alpha}$.

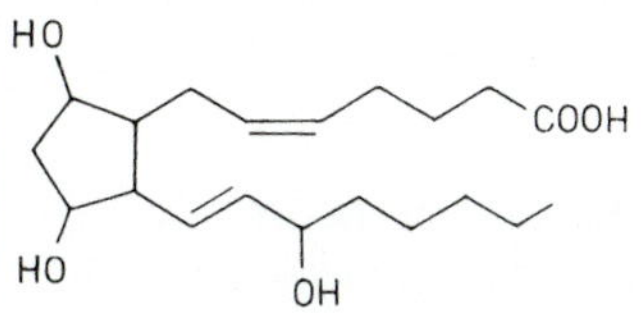

$PGF_{2\alpha}$

Die Biosynthese der Prostaglandine aus der Arachidonsäure läuft über ein zyklisches Endoperoxid als Zwischenprodukt. Aus diesem Zwischenprodukt können neben den Prostaglandinen auch die Prostacycline und die Thromboxane hervorgehen (s. u.).

Prostaglandine haben eine Reihe unterschiedlicher Wirkungen im Organismus. Sie sind bei der Entstehung von Entzündungen und Fieber beteiligt und sensibilisieren die Schmerzrezeptoren. Arzneimittel, die die Entstehung der Prostaglandine hemmen (Acetylsalicylsäure, Pyrazolone, Indometacin) wirken daher antiphlogistisch, analgetisch und antipyretisch (s. S. 86). PGF_2 und PGE_2 wirken uteruskontrahierend und werden zum Schwangerschaftsabbruch eingesetzt. Ein Handelspräparat ist *Minprostin E_2.

Ein synthetisches Prostaglandin-E_1-Derivat ist das gebärmutterhalserweiternde Gemeprost, das in Form von Vaginalzäpfchen (*Cergem®) in der Gynäkologie zur Vorbereitung von Eingriffen in das hintere Scheidengewölbe zum Einsatz kommt.

Thromboxane und Prostacycline sind Gegenspieler bezüglich ihrer Wirkung auf die Thrombozytenaggregation und die Gefäße. Thromboxan wird in den Thrombozyten gebildet (Name), fördert die Thrombozytenaggregation und kontrahiert die Gefäße. Prostacyclin wird in der Gefäßwand gebildet, hemmt die Thrombozytenaggregation und erweitert die Gefäße.

Ein zur Behandlung schwerer Durchblutungsstörungen zugelassener Prostacyclin-Analogon ist Iloprost (*Ilomedin®). Die Leukotriene sind ebenfalls Abbauprodukte der Arachidonsäure. Sie sind mitverantwortlich für allergische und rheumatisch-entzündliche Reaktionen und stehen im Verdacht, Koronarspasmen und Bronchialasthma auszulösen.

9.8.4 Kinine

Kinine sind Peptide, die aus den Kininogenen mit Hilfe der Protease Kallikrein gebildet werden. Die beiden wichtigsten Kinine sind Kallidin (10 Aminosäuren) und Bradykinin (9 Aminosäuren). Die Inaktivierung der Kinine erfolgt durch das Converting-Enzyme, das auch im Renin-Angiotensin-System eine Rolle spielt (s. u.). Kinine sind bei der Entzündungsentscheidung beteiligt, sie erzeugen starke Schmerzen und wirken auch bei allergischen Reaktionen mit. Wie Histamin erweitern sie die Blutgefäße und erhöhen deren Permeabilität, während die glatte Muskulatur der Bronchien, des Uterus und des Darmes kontrahiert wird.

Aprotinin (Trasylol®) hemmt Kallikrein und dadurch die Kininbildung. Außerdem hemmt es auch andere Proteasen wie das Plasmin, so daß auch die Fibrinolyse beeinträchtigt wird. Ein Einsatzgebiet ist daher der Mangel an Blutgerinnungsfaktoren (Verbrauchskoagulopathie).

Angiotensinogen —Renin→ Angiotensin I —Converting Enzyme→ Angiotensin II

9.8.5 Renin und Angiotensin

Das Renin/Angiotensin-System dient der Aktivierung des Nebennierenrindenhormons Aldosteron (s. S. 187). Renin ist eine Protease, die im iuxtaglomerulären Apparat der Niere gebildet wird und im Plasma aus dem Angiotensinogen das Angiotensin I freisetzt. Dieses wird durch das Converting Enzyme in das aktive Angiotensin II umgewandelt, das in der Nebennierenrinde Aldosteron freisetzt. Weiterhin wirkt Angiotensin II gefäßkontrahierend.

Captopril (*Lopirin®) hemmt das Converting Enzyme und wird als Mittel gegen erhöhten Blutdruck eingesetzt (s. S. 159).

9.8.6 Gastrointestinale Gewebshormone

Die Hormone Gastrin, Sekretin und Cholecystokinin-Pankreozymin werden von bestimmten Zellen des Gastrointestinaltraktes ans Blut abgegeben. Diese Hormone werden im Kapitel »Magen-Darm-Trakt« ausführlich besprochen (s. S. 40).

10

Arzneimittel gegen Infektionskrankheiten

Eine Infektion ist der Befall des Organismus mit Erregern, z. B. Bakterien, Pilzen, Protozoen, Würmern oder Viren, die sich im Körper einnisten, vermehren und die Symptome der jeweiligen Infektionskrankheit bewirken. Gegen jede dieser Erregergruppen gibt es spezifische Arzneimittel, die in der Folge besprochen werden. Zur Infektionsprophylaxe können auch Desinfektionsmittel eingesetzt werden. In jedem Fall werden Substanzen angewandt, die die Erreger abtöten, den Wirtsorganismus aber möglichst unversehrt lassen sollen. Man nennt diesen Therapieansatz nach Paul Ehrlich das »Prinzip der selektiven Toxizität«.

Resistenz
Die Ausbildung von Resistenzen stellt ein großes Problem bei der Arzneimitteltherapie von Infektionskrankheiten dar. Ein Krankheitserreger ist resistent, wenn er von dem jeweiligen Arzneimittel nicht (mehr) angegriffen wird.

Man unterscheidet verschiedene Formen der Resistenz.

- Natürliche Resistenz
  Von natürlicher Resistenz wird gesprochen, wenn ein Krankheitserreger von vornherein nicht von einem antiinfektiösen Mittel beeinflußt wird. So haben z. B. Tuberkelbakterien eine natürliche Resistenz gegen Penicillin.
- Primäre Resistenz
  Aus der Krankheitserregerpopulation, die normalerweise sensibel gegen ein Arzneimittel ist, sind einige Keime aus genetischen Gründen nicht sensibel und werden durch das entsprechende Arzneimittel nicht abgetötet. Sie vermehren sich und bilden eine neue Population, die dann komplett unempfindlich ist.
- Sekundäre Resistenz
  Die im Falle der Primärresistenz von vornherein vorhandenen resistenten Mutanten werden bei der Sekundärresistenz erst während der Arzneimitteltherapie durch Mutation gebildet.

Resistenzen können schnell ausgebildet werden (Streptomycin-Typ) oder langsam über mehrere Stufen (Penicillin-Typ).

Unter Kreuzresistenz versteht man, daß Bakterien, die gegen bestimmte Antibiotika resistent geworden sind, auch gegen andere Antibiotika resistent sind, die den gleichen Wirkungsmechanismus haben (z. B. Penicillin und Cephalosporine, verschiedene Aminoglykoside).

10.1 Arzneimittel gegen bakterielle Infektionen

10.1.1 Bakteriell verursachte Infektionskrankheiten

Bakterien sind Einzeller ohne Zellkern (Prokaryonten). Ihre Größe beträgt etwa 0,2–5 µm. Sie treten in unterschiedlicher Form auf, z. B. als Kugel, Stäbchen oder in Spiralform. Manche Bakterien sind begeißelt oder haben Fimbrien, die ihnen beim Anhaften an den Wirtsorganismus helfen. Die Zellwand der Bakterien ist fest und besteht aus einer plastischen Schicht (Proteine, Lipoproteine und Lipopolysaccharide) sowie der Mureinschicht, die aus Aminozuckerbestandteilen aufgebaut ist. Diese Mureinschicht kann mit der sog. Gramfärbung unter dem Mikroskop sichtbar gemacht werden. Je nach dem Ausmaß der Ausbildung der Mureinschicht unterscheidet man daher grampositive und gramnegative Bakterien (Abb. 10.1).

10.1.1.1 Kokken

Kokken sind Kugelbakterien, die grampositiv (Staphylokokken, Streptokokken, Pneumokokken) oder gramnegativ (Gonokokken, Meningokokken) sein können.

a) Staphylokokken
Staphylokokken lagern sich zu traubenförmigen Haufen zusammen. Man muß unterscheiden zwischen pathogenen und nicht pathogenen Staphylokokken. Apathogene Staphylokokken sind auf der gesunden Haut und Schleimhaut zu finden. Typische Eintrittstellen für pathogene Staphylokokken sind Haarfollikel (Eiterpickel), Schleimhaut und Haut (Wundinfektionen).

b) Streptokokken
Streptokokken können sich nur in einer Ebene teilen und treten daher in Kettenform auf. Auch sie können apathogen auf den Schleimhäuten vorhanden sein. Typische Streptokokkeninfektionen sind Scharlach, Mandelentzündungen, Mittelohrentzündungen, Nebenhöhlenentzündungen sowie akutes rheumatisches Fieber (s. S. 89). Streptokokken spielen weiterhin eine wichtige Rolle bei der Entstehung der

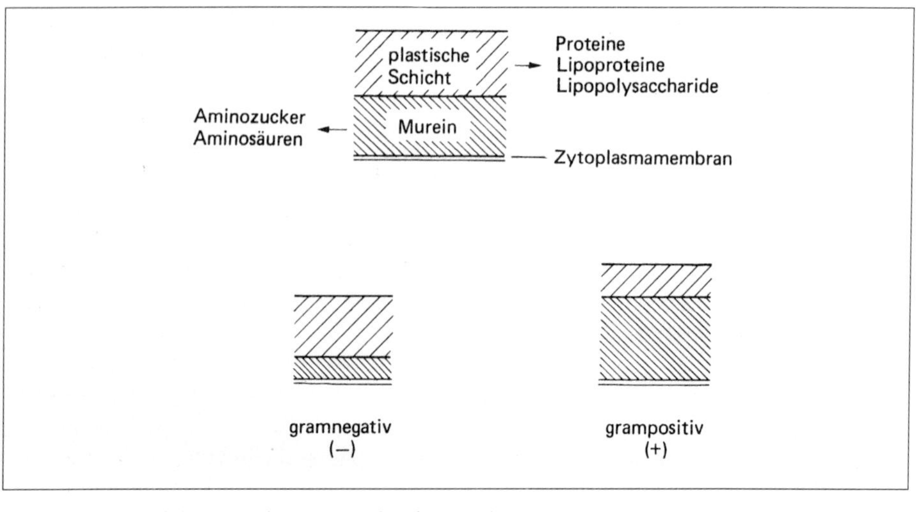

Abb. 10.1 Prinzipieller Aufbau der Bakterienwand.

Karies, da sie nicht entfernte Nahrungsreste (z. B. Glucose) in organische Säuren umwandeln, die den Zahnschmelz angreifen.

c) Pneumokokken
Pneumokokken treten paarförmig auf und verursachen eine bakterielle Pneumonie (Lungenentzündung), Nebenhöhlenentzündungen und Otitis media (Mittelohrentzündung).

d) Gonokokken
Gonokokken sind gramnegative Kokken. Sie werden beim Geschlechtsverkehr übertragen und sind die Erreger der Gonorrhoe (Tripper). Symptom ist eine eitrige Entzündung der Urethralschleimhaut. Beim Mann können Prostata und Nebenhoden, bei der Frau Uterus und Eierstöcke mitbefallen sein. Typische Symptome sind Brennen beim Wasserlassen; bei der Frau verläuft die Gonorrhoe auch häufig symptomlos. Bei der Geburt können Gonokokken auf die Augen des Säuglings übertragen werden und dort eine eitrige Konjunktivitis hervorrufen. Zur Prophylaxe wurde daher bei der Geburt die Crédé'sche Prophylaxe durchgeführt, bei der eine Silbernitratlösung ins Auge getropft wurde.

e) Meningokokken
Meningokokken erzeugen die Gehirnhautentzündung (Meningitis), die vor allem bei Jugendlichen auftritt. Zur aktiven Immunisierung gegen Meningitis, ausgelöst durch Meningokokken der Gruppen A, C, W_{135} und Y, steht der Impfstoff *Mencevax® ACWY zur Verfügung.

10.1.1.2 Korynebakterien

Korynebakterien sind grampositive, keulenförmige (Koryne = Keule) Stäbchenbakterien. Sie sind die Erreger der Diphtherie, einer Infektionskrankheit, die sich durch weiße Flekken auf den Mandeln und im Rachen äußert und dann durch Schwellung zu Atembehinderung und Erstickungstod führen kann. Die bei der Infektion freigesetzten Diphtherietoxine schädigen weiterhin Herz, Leber und Nieren. Eine Ansteckung ist auch durch kontaminierte Gegenstände möglich.

10.1.1.3 Mykobakterien

Mykobakterien sind schwer färbbare Stäbchenbakterien. Zu ihnen gehören die Erreger der Tuberkulose (*Mycobacterium tuberculosis*) und der Lepra (*Mycobacterium leprae*). Die Tuberkelbakterien wurden 1882 von Robert Koch entdeckt. Sie können durch Tröpfcheninfektion oder peroral über die Nahrung übertragen werden. Im Prinzip können alle Organe tuberkulös erkranken, meist sind aber die Lungen befallen. Da sich die Tuberkelbakterien im Organismus verkapseln und dort Jahre überdauern können, verläuft die Krankheit in Schüben. Scheidet der Infizierte Tuberkelbakterien aus, spricht man von einer »offenen« Tuberkulose. Mit Hilfe eines Tuberkulin-Testes kann geprüft werden, ob Antikörper gegen Tuberkelbakterien vorhanden sind. Die Tuberkulose-Impfung (BCG-Impfung mit **B**acillus **C**almette **G**uerin, einer nicht pathogenen Mutante) bietet keinen Vollschutz, setzt aber das Infektionsrisiko deutlich herab. Sie wird bei Neugeborenen durchgeführt. Die Lepra ist eine typische Tropenkrankheit (»Aussatz«), bei der vor allem die Haut betroffen ist.

10.1.1.4 Enterobakterien

Enterobakterien sind gramnegative Stäbchenbakterien, die im Darm leben. Sie können pathogen oder apathogen sein.

a) Salmonellen
Salmonellen werden aufgenommen beim Verzehr verdorbener Speisen. Vor allem Speiseeis ist eine häufige Infektionsquelle. Als Symptom tritt eine Gastroenteritis mit Erbrechen, Durchfall und Fieber auf. Salmonellen sind auch die Erreger von Typhus und Paratyphus. Diese Krankheiten sind jedoch nicht auf den Magen-Darm-Trakt beschränkt, da diese Salmonellenarten auch die Lymphknoten besiedeln und ins Blut übertreten. Die Letalität betrug früher etwa 15%, heute ist sie dank vorbeugender hygienischer Maßnahmen und spezifischer rechtzeitiger Therapie auf 1–2% gesenkt worden.

Für die aktive Immunisierung gegen *Salmonella-typhi*-Infektionen stehen ein Impfstoff zur oralen Applikation (*Typhoral L®) sowie ein Impfstoff aus gereinigtem Kapselpolysaccharid zur parenteralen Anwendung (*Typhim-Vi®) zur Verfügung.

b) Shigellen
Shigellen (Ruhrbakterien) werden ebenfalls peroral aufgenommen und führen zu einer Kolitis mit Leibschmerz, Krämpfen und Fieber sowie einem wäßrig-schleimigen, blutigen Durchfall mit bis zu 50 Stuhlentleerungen am Tag.

c) Escherichia coli
Escherichia coli sind physiologische Darmbakterien, die aber zu Infektionen führen, wenn sie z. B. in den Urogenitalbereich gelangen. Nach Darmperforation verursachen die Colibakterien eine Bauchfellentzündung (Peritonitis).

d) Klebsiella
Klebsiella-Bakterien besiedeln ebenfalls physiologisch den Darm, verursachen aber an anderen Körperstellen Infektionskrankheiten wie Pneumonien, Nebenhöhleninfektionen und Urogenitalinfektionen.

e) Proteus mirabilis
Proteus mirabilis ist ein Enterobakterium, das Harnwegsinfektionen und andere Infektionen verursacht. Es stellt in Krankenhäusern ein Problem dar, da *Proteus* gegen viele Antibiotika resistent ist (Hospitalkeim).

10.1.1.5 Pseudomonas

Pseudomonas aeruginosa ist ein gramnegatives Stäbchenbakterium, das häufig an Oberflächeninfektionen (z. B. bei Verbrennungen) beteiligt ist, aber auch zu Harnwegsinfektionen oder Lungenentzündung führen kann. Wegen seiner Resistenz ist auch *Pseudomonas* ein Problemkeim. Mit dem Cephalosporin Cefsulodin (*Pseudocef®) sowie dem Carbapenem Meropenem (*Meronem®) stehen heute Spezialwirkstoffe für die Therapie derartiger Infektionen zur Verfügung.

10.1.1.6 Vibrio cholerae

Vibrio cholerae ist der Erreger der Cholera. Es handelt sich um gramnegative Stäbchen, die peroral übertragen werden. Ursache für

Cholerainfektionen ist meist ungenügende Abwasserhygiene. Die Vibrionen vermehren sich im Dünndarm und produzieren ein Toxin, das die Darmschleimhaut zur Wassersezernierung anregt. Als Folge treten schwere Brechdurchfälle auf. Unbehandelt liegt die Letalität über 50%.

10.1.1.7 Brucellaceen

Brucellaceen sind kleine gramnegative Stäbchen.

a) Yersinia pestis
Yersinia pestis ist der Erreger der Pest, die durch Parasiten (Flöhe) von Tieren auf Menschen übertragen werden kann. Symptome sind Lymphknotenschwellung, Fieber und Kreislaufversagen sowie bei Sepsis schneller Tod. Die Pest ist sehr ansteckend (Ausscheidung der Erreger über die Lungen).

b) Brucella
Brucella-Infektionen werden durch den Kontakt mit Haustieren oder brucellenhaltiger Milch übertragen. Häufig befallene Berufsgruppen sind Tierärzte, Molkereiarbeiter, Landwirte und Metzger. Symptome sind Fieber, Schüttelfrost, Leberschäden sowie Nekrosen an Herz und Milz.

c) Haemophilus
Haemophilus ducreyi ist der Erreger des Ulcus molle (weicher Schanker), einer Geschlechtskrankheit. 1 bis 3 Tage nach der Infektion treten Knötchen oder Geschwüre auf. Ulcus molle ist eine relativ seltene Geschlechtskrankheit. *Haemophilus influenzae* ist ein physiologischer Schleimhautparasit, der aber auch zu Otitis, Bronchitis oder Sinusitis führen kann. Ein Impfstoff zur aktiven Immunisierung gegen *Haemophilus influenzae* Typ b bei Kindern (ab dem 3. Lebensmonat) ist *HIB-Vaccinol®.

d) Bordetella pertussis
Bordetella pertussis ist der Erreger des Keuchhustens. Keuchhusten wird durch Tröpfcheninfektion übertragen. Nach überstandener Infektion bleibt dauernde Immunität zurück. Eine Impfung ist möglich. Handelsnamen:

*Acel-P Lederle®, *Pertuvac®.

10.1.1.8 Bacillus anthracis

Bacillus anthracis ist der Milzbrandererreger. Die Milz der an Milzbrand verendeten Tiere ist dunkel verfärbt (Name), der Mensch infiziert sich beim Kontakt mit den kranken Tieren. Man unterscheidet Hautmilzbrand und Lungenmilzbrand (Wollsortiererkrankheit). Die Krankheit verläuft häufig tödlich.

10.1.1.9 Clostridien

Clostridien sind anaerobe grampositive Stäbchen, die überall in der Erde vorkommen.

a) Gasbrand-Clostridien
Gasbrand-Infektionen treten auf, wenn Schmutz in offene Wunden gelangt. Je nach Eindringtiefe der Keime treten die Symptome nur an der Haut oder als Ödem oder gar Allgemeininfektion auf, die unbehandelt tödlich ist.

b) Clostridium tetani
Clostridium tetani verursacht den Wundstarrkrampf, nachdem Schmutz mit den Erregern in offene Wunden gelangt ist. Symptome sind Krämpfe, die durch geringste Reize ausgelöst werden können, Muskelstarre und Schluckbeschwerden, der Tod tritt

durch Zwerchfellähmung ein. Zur Therapie muß künstlich beatmet werden. Eine Impfung mit γ-Globulin, das reich an Tetanus-Antikörpern ist (Tetagam N®), kann zum Zeitpunkt der Verletzung noch hilfreich sein. Die Schutzimpfung gegen Tetanus sollte eine Routine-Impfung sein, um möglichst jeden vor einer Tetanusinfektion zu schützen. Die beiden ersten Impfungen werden im Abstand von 6 Wochen gegeben, nach einem Jahr erfolgt eine Auffrischungsimpfung. Zur Erhaltung der Immunität muß dann nur noch alle 5–10 Jahre aufgefrischt werden (Präparat: Tetanol®).

c) Clostridium botulinum
Clostridium botulinum bildet das Botulismustoxin, das vor allem über Lebensmittel vom Menschen aufgenommen wird. Infektionsquellen sind Konserven (Hülsenfrüchte, Fleisch, Meeresprodukte), wo unter den anaeroben Verhältnissen reichlich Botulismustoxin entstehen kann. Das Toxin greift an der motorischen Endplatte an, wo es die Acetylcholinproduktion blockiert (s. S. 106). Symptome sind Lähmungserscheinungen. Botulismustoxin spielt als Bestandteil biologischer Waffen eine makabre Rolle. In der Augenheilkunde wird es seit kurzer Zeit in der Behandlung des Lidkrampfes (Blepharospasmus) eingesetzt.

10.1.1.10 Rickettsien

Rickettsien sind kleine, bakterienähnliche Parasiten, die sich nur intrazellulär vermehren können. Ihre Übertragung auf den Menschen erfolgt durch Läuse, Mücken und Zecken (Fleckfieber) oder aerogen über infizierte Haustiere (Q-Fieber).

10.1.1.11 Chlamydien

Auch Chlamydien sind nur intrazellulär (in Wirtszellen) existenzfähig. Die bedeutendste Infektionskrankheit, an der sie beteiligt sind, ist die Psittakose (Papageienkrankheit), die von Vögeln (Sittiche, Tauben, Hühner) übertragen wird. Die Erreger werden mit dem Vogelkot ausgeschieden und vom Menschen mit dem Staub eingeatmet. Symptom ist eine Pneumonie.

10.1.1.12 Spirochäten

Spirochäten sind spiralige, schwer färbbare Mikroorganismen. Der wichtigste Vertreter ist *Treponema pallidum*, der Erreger der Syphilis (Lues). Die Infektion wird beim Geschlechtsverkehr übertragen. Etwa drei Wochen nach der Infektion tritt an der Infektionsstelle ein schmerzloses Knötchen (Ulcus durus) auf, einige Wochen später unspezifische Allgemeinsymptome am ganzen Körper (Hautausschläge, Haarausfall, Lymphknotenschwellungen) und dann, oft erst nach Jahren, Organmanifestationen mit kardiovaskulären und neurologischen Symptomen. Die Zahl der Erkrankungen Syphilis und Gonorrhoe steigt derzeit wieder an, genaue Schätzungen sind wegen der großen Dunkelziffer schwierig.

10.1.2 Penicilline

Das Antibiotikum Penicillin wurde 1928 von Alexander Fleming zufällig entdeckt. Fleming züchtete Staphylokokken-Kulturen, die anfingen zu schimmeln, nachdem sie einige Zeit stehengelassen wurden. Dort, wo der Schimmelpilz (*Penicillium notatum*) gewachsen war, waren alle Staphylo-

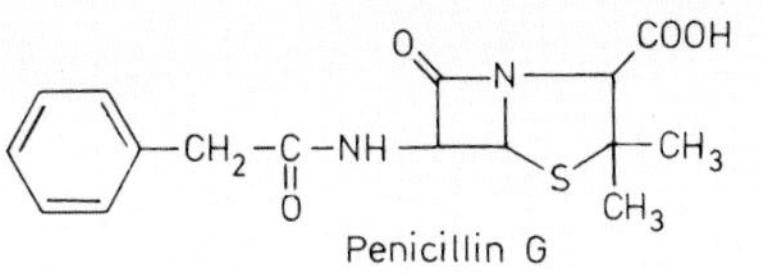

kokken abgetötet. Fleming schloß richtig, daß ein Inhaltsstoff des Pilzes für diesen antibakteriellen Effekt verantwortlich sein mußte. Aber erst am Ende des zweiten Weltkrieges wurden Penicilline therapeutisch einsetzbar. Das natürlich gebildete Penicillin ist Benzylpenicillin (Penicillin G), das chemisch weiter derivatisiert werden kann.

Viele Bakterien bilden das Enzym Penicillinase, das die Penicilline hydrolytisch spalten und damit unwirksam machen kann (s. u.).

Den Mechanismus der Penicillin-Wirkung stellt man sich etwa so vor: Bei der Synthese der Mureinschicht der Zellwand werden Peptidbruchstücke aneinandergeknüpft. Verknüpfungsstelle sind die Aminosäuren D-Alanin und Glycerin, verknüpfendes Enzym eine Transpeptidase. Die Penicilline hemmen diese Transpeptidase, so daß die Mureinschicht nicht quervernetzt werden kann. Es bildet sich eine »Laufmasche« in der Mureinschicht, die Bakterienzelle stirbt ab.

Aus dem Mechanismus wird klar, daß Penicilline nur auf wachsende Bakterienzellen einwirken können. Für Wirtszellen (z. B. menschliche Zellen) besteht keine Gefahr, weil diese keine Mureinschicht besitzen.

Die Penicilline können in folgende Gruppen eingeteilt werden:

10.1.2.1 Penicillin G

Penicillin G (Benzylpenicillin, *Tardocillin®, *Megacillin forte®) ist säurelabil und muß daher parenteral appliziert werden. Seine Halbwertszeit beträgt nur 30 bis 60 Minuten. Eine verlängerte Wirkdauer kann durch Bildung schwerlöslicher Salze erzielt werden. Als Kationen eignen sich Procain, Clemizol und Benzathin. Eine andere Möglichkeit zur Wirkungsverlängerung ist die gleichzeitige Gabe von Probenecid. Penicillin wird wie Probenecid durch tubuläre Sezernierung ausgeschieden, beide Substanzen konkurrieren um denselben Carrier (s. S. 24), so daß Probenecid die Elimination des Penicillins verzögert.

10.1.2.2 Oral-Penicilline, die Penicillinase-labil sind

In diese Gruppe gehören das Phenoxymethylpenicillin (*Penicillin V, *Iso-

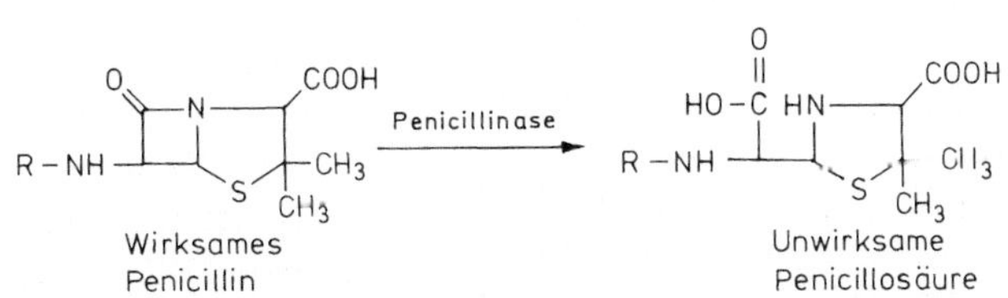

Tab. 10.1 Penicillin-Derivate

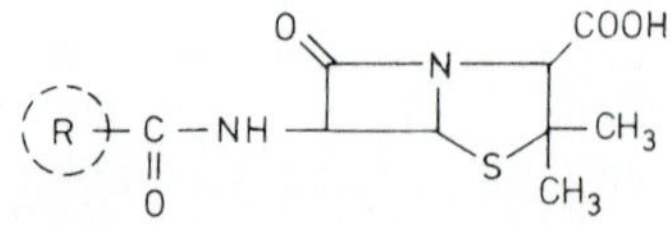

R		
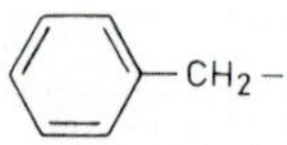	Penicillin G	*Tardocillin® *Megacillin
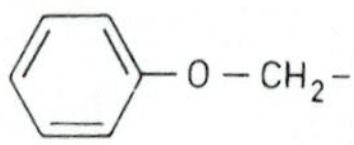	Phenoxymethylpenicillin	*Isocillin® *Megacillin oral®
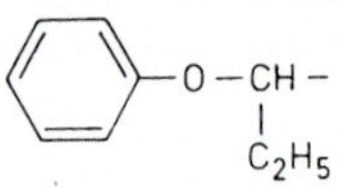	Propicillin	*Baycillin®
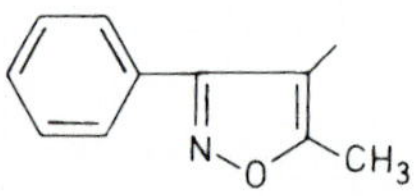	Oxacillin	*Stapenor®
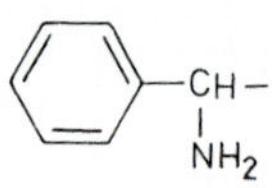	Ampicillin	*Binotal®
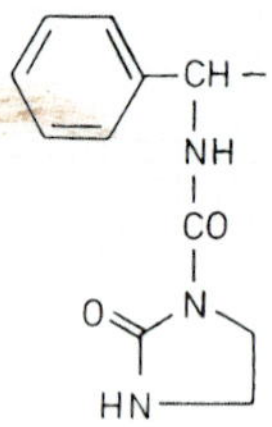	Azlocillin	*Securopen®
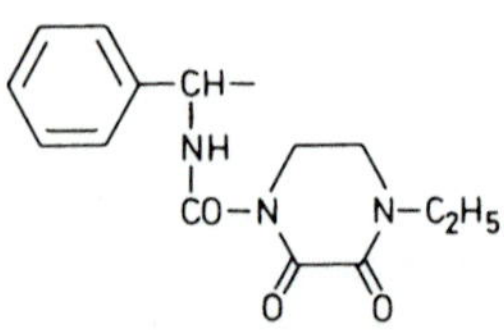	Piperacillin	*Pipril®

cillin®) sowie das Propicillin (*Baycillin®). Beide Substanzen können oral gegeben werden, werden aber von Penicillinase leicht abgebaut.

Indikationen für diese beiden Gruppen sind Streptokokken- und Pneumokokkeninfektionen. Gonokokken sind inzwischen resistent, ebenso viele Staphylokokken.

10.1.2.3 Penicillinase-resistente Penicilline

Die Penicilline Oxacillin (*Stapenor®) und Dicloxacillin (*Dichlor-Stapenor®) sind Penicillinase-stabil und können daher bei allen Penicillinase-bildenden Erregern (vor allem Staphylokokken) eingesetzt werden. In die gleiche Gruppe gehört das Flucloxacillin (*Staphylex®). Die Wirksamkeit ist gegenüber Penicillin G vermindert.

10.1.2.4 Breitbandpenicilline

Das erste Penicillin mit einem Wirkungspektrum, das auch viele gramnegative Bakterien einschließt, war Ampicillin (*Binotal®), das sich vor allem zur parenteralen Therapie eignet. Bei oraler Gabe ist Amoxicillin (*Clamoxyl®) wegen der besseren Resorbierbarkeit vorzuziehen. Es wird eingesetzt bei Infektionen des Respirationstraktes, der Gallenwege und der Harnwege. Ein noch größeres Wirkspektrum hat Carbenicillin, das auch bei Pseudomonas- und Proteus-Infektionen geeignet ist. Die neuesten Penicilline sind die Acylureidopenicilline mit guter Verträglichkeit und geringer Toxizität: Azlocillin (*Securopen®), Mezlocillin (*Baypen®) und Piperacillin (*Pipril®). Sie können nur parenteral angewendet werden und sind indiziert bei Pseudomonasinfektionen. Alle Breitbandpenicilline sind nicht penicillinaseresistent. *Augmentan® enthält eine Kombination von Amoxicillin und dem Penicillasehemmer Clavulansäure. Neuere β-Lactamase-Inhibitoren sind Sulbactam und Tazobactam. Diese Substanzen besitzen selbst keine antibakterielle Aktivität, erweitern jedoch das Wirkungsspektrum der Kombinationspartner (Mezlocillin, Piperacillin, Cephalosporine) bei mittelschweren bis schweren Infektionen beträchtlich.

Beispiele für Kombinationen:
Ampicillin + Sulbactam (*Unacid®)
Piperacillin + Tazobactam (*Tazobac®)

Nebenwirkungen der Penicilline
Zunächst muß festgehalten werden, daß Penicilline eine große therapeutische Breite und wenig Nebenwirkungen aufweisen. Trotz der geringen Toxizität muß die Verschreibungspflicht wie bei allen anderen Antibiotika streng eingehalten werden. Als schwerwiegende Nebenwirkung kann eine Penicillin-Allergie auftreten, bei der die Therapie sofort abgebrochen werden muß. Sie kann als Sofortreaktion auftreten, die sich in Kreislaufkollaps und anaphylaktischem Schock äußert oder als Spätreaktion nach Tagen zu Urtikaria und Ödemen führen. Bei der Erstanwendung eines Penicillins sollte der Patient unter Aufsicht sein. Eine lokale Anwendung fördert die allergische Reaktion und ist obsolet.

Weitere Nebenwirkungen sind gastrointestinale Beschwerden.

Die Resorption der Penicilline kann durch Nahrungsbestandteile beeinflußt werden. Auf die Interaktion mit Probenecid wurde bereits hingewiesen (s. S. 24). Die Halbwertszeit der Penicilline ist verlängert durch Indometacin, Phenylbutazon, Salicylate und Sulfonamide.

Wenn die Penicillin-Therapie zu zeitig abgebrochen wird, besteht die Gefahr, daß sich überlebende Keime wieder ausbreiten und die Infektion erneut aufflackert. Deshalb ist bei der Abgabe ein entsprechender Hinweis stets angebracht, die Therapie nicht eigenmächtig abzubrechen und die Antibiotika ausreichend lange einzunehmen.

10.1.3 Cephalosporine

Die Cephalosporine ähneln in ihrer Chemie den Penicillinen und werden mit diesen zur Gruppe der β-Lactam-Antibiotika zusammengefaßt.

Die Zahl der Cephalosporinpräparate ist sehr groß und unübersichtlich. Sie werden heute ebenso häufig verordnet wie die Penicilline. Auch sie werden tubulär sezerniert, ihr Wirkungsmechanismus ist identisch, allergische Nebenwirkungen sind zu erwarten. Bei Penicillin-Allergie können Cephalosporine als Ersatz eingesetzt werden. Die Wahrscheinlichkeit, daß eine Allergie auftritt, ist aber bei einem Patienten, der gegen Penicillin allergisch ist, höher als beim Nichtallergiker.

Die Cephalosporine können nach ihrer Eigenschaft, von β-Lactamasen inaktiviert zu werden, eingeteilt werden, ferner nach der Breite ihres Wirkspektrums und ihrer Applikationsart (oral, parenteral).

Sogenannte Breitspektrum-Cephalosporine werden bei lebensbedrohlichen Infektionen (u. a. Infektionen im Bauchraum, Meningitiden) mit multiresistenten Problemkeimen parenteral eingesetzt. Zu diesen Medikamenten der Reserve zählen beispielsweise

Cefepim	(*Maxipime®)
Ceftazidim	(*Fortum®)
Cefuroxim	(*Zinacef®)

Ein Reservemedikament für die parenterale Behandlung von Pseudomonas-Infektionen (vgl. Seite 204) ist Cefsulodin (*Pseudocef®).

Für die Therapie weniger schwerer Infektionen im Bereich der Atemwege, des HNO-Trakts sowie der Harn- oder Gallenwege kommen beispielsweise folgende Oral-Cephalosporine in Betracht:

Cefaclor	(*Panoral®)
Cefadroxil	(*Bidocef®)
Cefalexin	(*Oracef®)
Cefixim	(*Cephoral®)
Ceftibuten	(*Keimax®)

Bei den folgenden Wirkstoffen handelt es sich um oral applizierbare Prodrugs:

Cefetametpivoxil	(*Globocef®)
Cefuroximaxetil	(*Elobact®, *Zinnat®)
Cefpodoximproxetil	(*Orelox®, *Podomexef®)

10.1.3.3 Andere β-Lactam-Antibiotika

Neben Penicillin und Cephalosporinen sind derzeit noch β-Lactam-Antibioti-

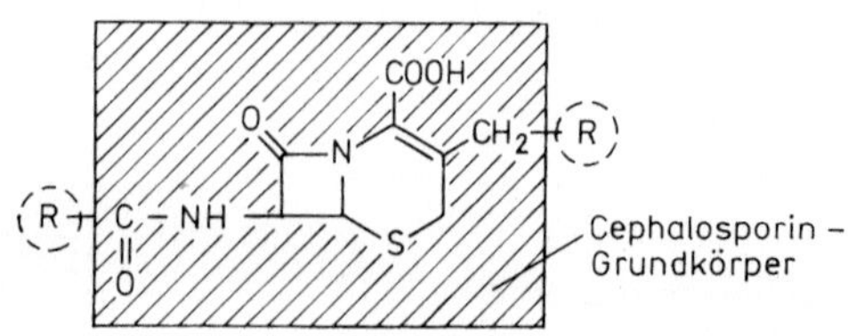

Grundstrukturen von

Monobactamen

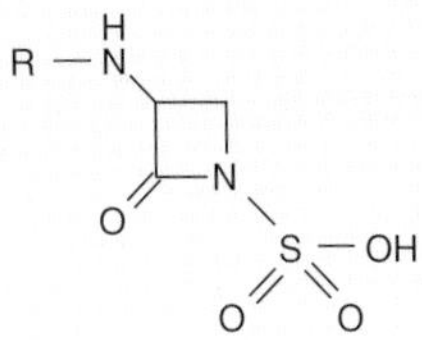

Carbacephemen

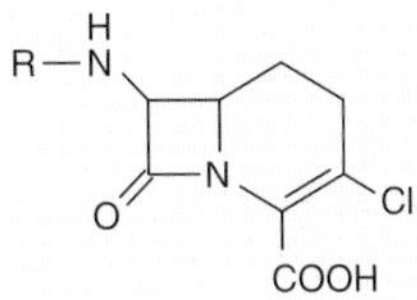

Carbapenemen

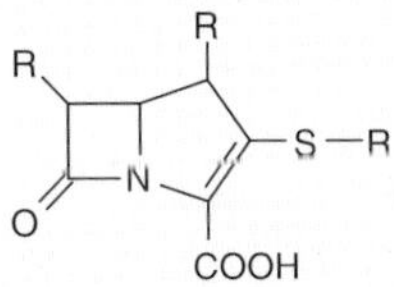

ka aus der Gruppe der Monobactame, der Carbacepheme sowie der Carbapeneme im Handel.

Monobactame sind monocyclische β-Lactam-Antibiotika. Sie sind stabil gegen β-Lactamase und wirken gegen gramnegative Erreger und Pseudomonas, nicht aber bei grampositiven Bakterien. Die wichtigste Substanz dieser Gruppe ist Aztreonam (*Azactam®).

In den *Carbapenemen* ist der Schwefel im Penicillin durch Kohlenstoff ersetzt. Carbapeneme haben ein sehr breites Wirkungsspektrum, werden allerdings rasch enzymatisch inaktiviert. Der wichtigste Vertreter dieser Gruppe ist Imipenem, das in Kombination mit dem Peptidasehemmer Cilasterin als *Zienam® im Handel ist.

Carbacepheme weisen eine enge chemische Strukturverwandtschaft zu den Cephalosporinen auf. Die bakterizide Wirkung dieser oral applizierbaren Substanzen mit breitem Spektrum und guter Verträglichkeit beruht – wie bei den anderen β-Lactam-Antibiotika – auf der Störung der Zellwandsynthese von Bakterien. Ein Handelspräparat ist Loracarbef (*Lorafem®).

Ein relativ neuer Vertreter dieser Wirkstoffklasse ist das Meropenem (*Meronem®), zugelassen für den Einsatz in der Therapie schwerer Infektionen wie Sepsis oder Meningitis.

10.1.4 Tetracycline

Die Tetracycline haben ihren Namen auf Grund ihrer chemischen Struktur bekommen, denn ihr Grundgerüst besteht aus vier Ringen:

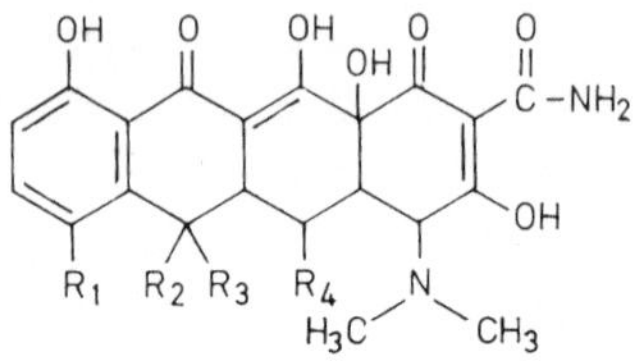

Es handelt sich um Breitspektrumantibiotika, die gegen viele gramnegative und grampositive Bakterien wirksam sind. Nicht wirksam sind Tetracycline gegen Pseudomonas und Proteus sowie gegen Pilze, Protozoen und Viren. Tetracycline verhindern die Anlagerung der t-RNS an das Ribosom, greifen also in die Proteinsynthese ein. Resistenzen entwickeln sich nur langsam. Indikationen für die orale Therapie sind vor allem Mischinfektionen oder Infektionen mit unbekanntem Erreger. Nebenwirkungen sind gastrointestinale Beschwerden wie Übelkeit, Erbrechen und Durchfall, die durch die Störung der physiologischen Darmflora oder auch durch direkte Schleimhautreizung hervorgerufen werden können. Tetracycline haben eine hohe Affinität zu Calcium und können sich in Knochen, Zähne und Nägel einlagern. Werden sie Kindern gegeben, deren Zähne noch wachsen, kommt es zu irreversiblen Verfärbungen. Wegen der hohen Affinität zu Calcium und anderen Metallionen dürfen Tetracycline nicht zusammen mit Milch, Milchprodukten und Antacida eingenommen werden, da sie dann nur schlecht resorbiert werden können. Die wichtigsten Tetracycline sind:

*Achromycin®,
*Hostacyclin® (Tetracyclin)
*Aureomycin® (Chlortetracyclin)
*Vibramycin® (Doxycyclin)
*Klinomycin® (Minocyclin)

Doxycyclin wird für die orale Therapie bevorzugt. Da es vor allem über die Galle ausgeschieden wird, kann es auch bei eingeschränkter Nierenfunktion gegeben werden. Doxycyclin sollte mit viel Flüssigkeit (Wasser) eingenommen werden. Für die parenterale Therapie eignet sich Rolitetracyclin.

10.1.5 Chloramphenicol und Derivate

Chloramphenicol (*Paraxin®) ähnelt in seinem Wirkungsspektrum den Tetracyclinen. Wegen seines schlechten Geschmacks werden Palmitinsäureester als Prodrugs eingesetzt.

Chloramphenicol ist ein Breitspektrumantibiotikum, das vor allem gegen Salmonellen-Infektionen (Typhus, Paratyphus), Fleckfieber oder Meningitis eingesetzt wird. Wegen seiner erheblichen Nebenwirkungen wird Chloramphenicol nur dann angewandt, wenn bakterielle Resistenzen gegen Penicillin oder Tetracyclin bestehen. Es treten schwere Blutbildschädigungen (Agranulozytose, Thrombopenie) auf, die tödlich sein können.

Auch Chloramphenicol hemmt die Proteinsynthese an den Ribosomen. Es

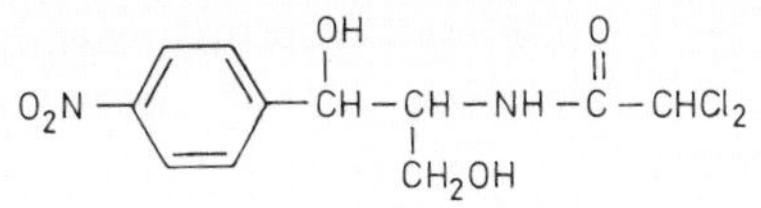

Chloramphenicol

wird rasch und vollständig resorbiert und zum Chloramphenicolglucuronid metabolisiert. Bei Früh- und Neugeborenen reicht die Aktivität der glucuronidierenden Enzyme noch nicht aus, um Chloramphenicol hinreichend schnell zu metabolisieren, so daß es zur Kumulation kommen kann (Grey-Syndrom). Symptome sind eine Graufärbung der Haut, Leibschmerzen und Kreislaufkollaps. Chloramphenicol sollte nie zusammen mit anderen potentiell hämatotoxischen Arzneimitteln (Zytostatika, Phenylbutazon, Phenothiazine) angewandt werden.

In der Behandlung von Tieren, die der Gewinnung von Lebensmitteln dienen, darf Chloramphenicol wegen der Rückstandsproblematik nicht mehr eingesetzt werden.

10.1.6 Aminoglykosid-Antibiotika

Diese Gruppe von Antibiotika beinhaltet Substanzen, deren Bausteine Aminozucker und basisch substituierte Cyclohexan-Derivate sind, die durch glykosidische Bindung miteinander verknüpft sind. Antibiotika dieser Gruppe sind:

Neomycin	(*Bykomycin®)
Kanamycin	(*Kanamytrex®)
Gentamycin	(*Refobacin®, *Sulmycin®)
Framycetin	(*Leukase N®)
Tobramycin	(*Gernebcin®)
Amikacin	(*Biklin®)

Auch die Aminoglykoside zeichnen sich durch ein breites Wirkungsspektrum aus. Weil sie nach oraler Gabe nicht resorbiert werden, eigenen sie sich zur Behandlung von Darminfektionen.

Streptomycin wird in Kombination mit anderen Antibiotika als Tuberkulostatikum eingesetzt.

Neomycin und Framycetin werden lokal auf Haut und Schleimhaut sowie am Auge angewandt; auch der Einsatz bei Darminfektionen kann als Lokaltherapie aufgefaßt werden.

Kanamycin ist Ersatzmittel bei Tuberkulose. Weitere Indikationen sind Infektionen von Haut und Augen. Aus Hautwunden wird es rasch absorbiert.

Gentamycin wird bei schweren Harnwegsinfektionen eingesetzt, ebenso bei Allgemeininfektionen hospitalisierter Patienten. Lokal wird es als Augensalbe, Augentropfen, Creme oder Puder verwendet.

Als Nebenwirkungen treten nach Anwendung der Aminoglykoside neurotoxische Symptome auf. Typisch sind Hörschäden, die mit einem Verlust der Hörfähigkeit im Hochtonbereich beginnen und bis zur Taubheit führen können. Aminoglykoside bewirken weiterhin Nierenschäden. Säuglinge und Kleinkinder sowie stillende Mütter dürfen keine Aminoglykoside einnehmen.

Aminoglykoside stören die Proteinsynthese an den Ribosomen und bewirken die Bildung von »Nonsens«-Proteinen. Mit manchen Penicillinen ist ein Wirkungssynergismus zu beobachten. Die Ototoxizität ist verstärkt, wenn Aminoglykoside miteinander kombiniert werden. Auch die Kombination mit Furosemid oder Etacrynsäure erhöht das Risiko. Da Neomycin durch eine Einschränkung der Vitamin K-Produktion die Gerinnungszeit verlängern kann, muß bei gleichzeitiger Anwendung die Dosis von Cumarinderivaten verringert werden.

10.1.7 Weitere antibakteriell wirkende Antibiotika

10.1.7.1 Makrolide

Die Makrolide bestehen aus den drei Bausteinen:

a) Makrozyklischer Lacton-Ring (C_{12}–C_{16}),
b) Aminozucker,
c) Neutralzucker

In diese Gruppe gehören die Wirkstoffe:

Erythromycin (*Paediathrocin®)
Spiramycin (*Selectomycin®)
Roxithromycin (*Rulid®)
Clarithromycin (*Cyllind®, *Klacid®)
Azithromycin (*Zithromax®)

Bei diesem Antibiotika handelt es sich eher um Schmalspektrumantibiotika. Sie sind indiziert bei Infektionen mit grampositiven Erregern, die gegen Penicilline und Tetracyline resistent sind oder bei Penicillin-Allergie. Resistenzen werden schnell ausgebildet. Nach oraler Gabe kann es zu Durchfall und Leibschmerzen kommen, bei längerer Anwendung können Leberschäden auftreten. Oralpräparate sollen wegen der schlechten Resorbierbarkeit nüchtern eingenommen werden, wegen ihrer Säurelabilität jedoch nicht mit Fruchtsäften. Erythromycinstinoprat (*Erysec®) ist das Acetylcysteinsalz von Erythromycinpropionat. Nach oraler Gabe wird aus diesem Doppel-Prodrug neben dem säurestabilen Makrolidantibiotikum das Mukolytikum Acetylcystein freigesetzt.

10.1.7.2 Lincomycin

Lincomycin (*Albiotic®) wird bei Resistenz gegen Penicillin und andere Antibiotika eingesetzt, z. B. bei Staphylokokkeninfektionen. Nebenwirkungen sind starker Durchfall und Kolitis. Ein partialsynthetisches Derivat mit besseren Resorptionseigenschaften ist Clindamycin (*Sobelin®).

10.1.7.3 Spectinomycin

Spectinomycin (*Stanilo®) ist ein Antibiotikum, das vorwiegend zur Behandlung der Gonorrhoe eingesetzt wird. Eine einmalige Injektion (Männer 2 g, Frauen 4 g) führt in 95% der Fälle zum Erfolg. Als Nebenwirkungen treten lokale Schmerzreaktionen, Übelkeit und selten Exantheme auf.

10.1.7.4 Polypeptid-Antibiotika

Auch eine Reihe von Polypeptiden zeigen antibakterielle Wirksamkeit. Sie können nicht oral angewandt werden.

a) Bacitracin
Bacitracin (in *Nebacetin® und *Frubienzym®) ist ein Dodekapeptid (12 Aminosäuren), das bei Infektionen von Haut und Schleimhaut verwendet wird. Nach Resorption wirkt es nephrotoxisch.

b) Polymyxine
Die Polymycine sind Dekapeptide, die als Reserveantibiotika bei therapieresistenten gramnegativen Problemkeimen (Pseudomonas) eingesetzt werden (*Otosporin® Ohrentropfen). Nach Resorption wirken sie neurotoxisch und nephrotoxisch. Polymycin E ist identisch mit Colistin. Weitere Reserveantibiotika aus dieser Gruppe sind Vancomycin (*Vancomycin CP Lilly, *Vancomycin Lilly Enterocaps) und Teicoplanin (*Targocid®).

c) Tyrothricin
Tyrothricin besteht aus zwei Peptiden, dem Tyrocidin und dem Gramicidin. Es wird aus *Bacillus brevis* gewonnen. Tyrothricin ist Bestandteil von Halsschmerztabletten (Dorithricin®), Tyrosolvetten®). Gramidicin allein wird im *Volonimat® mit dem Corticosteroid-Derivat Triamcinolon kombiniert. Anwendung nur lokal gegen grampositive Erreger.

10.1.8 Chemotherapeutika

Antibakteriell wirksame Arzneimittel können aus historischen Gründen in die Gruppe der Antibiotika und die der Chemotherapeutika eingeteilt werden. Antibiotika sind Substanzen, die aus Mikroorganismen isoliert werden, während Chemotherapeutika synthetisch hergestellt sind. Da aber fast alle Antibiotika zumindest theoretisch heute auch synthetisch gewonnen werden können, ist diese Unterscheidung fragwürdig. Die Chemotherapeutika können zumindest nicht von irgendwelchen Mikroorganismen produziert werden. Alle bisher besprochenen Arzneimittel, die antibakteriell wirken, sind klassische Antibiotika, die (mit Ausnahme von Chloramphenicol) auch heute aus Kostengründen immer noch aus Mikroorganismen gewonnen werden. Die folgenden Substanzen sind Chemotherapeutika.

10.1.8.1 Sulfonamide

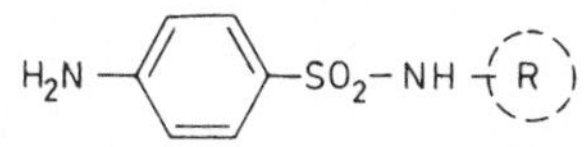

Sulfonamide ähneln chemisch der p-Aminobenzoesäure, die von den Bakterien zur Synthese der Folsäure benötigt wird. Durch kompetitive Veränderung der p-Aminobenzoesäure wird die Folsäuresynthese verhindert, das Bakterium wird geschädigt. Zur Verdrängung der p-Aminobenzoesäure ist eine hohe Anfangsdosis (Stoßtherapie) sinnvoll. Für den Menschen sind Sulfinamide relativ untoxisch, weil er ohnehin keine Folsäure synthetisieren kann, sondern diese als Vitamin aufnimmt (s. S. 244)

Auf Grund der Entwicklung neuerer und besserer Antibiotika ist die Bedeutung der Sulfonamide stark zurückgegangen. Indikationen sind Harnwegsinfektionen, Bakterienruhr, Ulcus molle, Meningokokkenmeningitis und Gallenwegsinfektionen; die schwer resorbierbaren Sulfonamide können bei Darminfektionen eingesetzt werden. Bei lokaler Applikation besteht Allergiegefahr. Neugeborene dürfen keine Sulfonamide erhalten, da diese das Bilirubin aus seiner Eiweißbindung verdrängen. Es kommt zum Ikterus, der auch die Hirnkerne befällt (Kernikterus). Wegen der ausgeprägten Plasmaproteinbindung kommen zahlreiche Interaktionen mit anderen Arzneimitteln vor, auf die im Einzelfall zu prüfen ist. Sulfonamide werden zu Acetylsulfonamiden metabolisiert, die in der Niere auskristallisieren und so zu Nierenschäden führen können. Auf ausreichende Flüssigkeitszufuhr muß daher geachtet werden.

Das derzeit mit Abstand am meisten eingesetzte Sulfonamid-Präparat ist das Cotrimoxazol, eine Kombination aus Sulfamethoxazol und Trimethoprim (*Bactrim®, *Eusaprim®). Dieses ist eine der wenigen sinnvollen fixen Arzneimittelkombinationen. Das Sulfonamid Sulfamethoxazol verhindert durch den kompetitiven Antagonismus mit der p-Aminobenzoesäure die Bildung von Folsäure, Trimethoprim verhindert nun weiterhin die Reduktion von dennoch gebildeter Folsäure in ihre aktive Form Tetrahydrofolsäure. Die Indikationsliste entspricht der der Sulfonamide, die Therapieerfolge sind mit der Kombination besser.

10.1.8.2 Nitrofuran-Derivate

Nitrofurantoin (*Furadantin®, *Uro-Tablinen®) ist eine antibakterielle Substanz, die hauptsächlich bei Harnwegsinfektionen eingesetzt wird. Sie wird gut resorbiert und rasch mit dem Urin ausgeschieden, so daß dort antibakteriell wirksame Wirkstoffspiegel entstehen. Nebenwirkungen sind allergische Reaktionen und Magen-Darm-Beschwerden. Während der Therapie darf kein Alkohol getrunken werden.

Nitrofural (Furacin®) wird vor allem lokal bei Verbrennungen oder zur Wunddesinfektion eingesetzt. Allergien sind relativ häufig, es darf daher nicht länger als 8 Tage angewendet werden.

10.1.8.3 Chinolone (Gyrasehemmer)

Chinolone sind antibakteriell wirksam, da sie das bakterielle Enzym Gyrase hemmen, das nach der Bakterienteilung die Spiralisierung der Bakterien-DNA bewirkt. Die älteste Substanz dieser Gruppe ist die Nalidixinsäure (*Nogram®), die vor allem bei Harnwegsinfektionen eingesetzt wurde. Sie umfaßt ein relativ schmales Spektrum gramnegativer Keime, Resistenzen bilden sich schnell aus.

Neuere Substanzen mit breitem Wirkungsspektrum wurden durch Fluorierung gefunden.

Sie sind gegen gramnegative Erreger, grampositive Kokken, Haemophilus influenzae, Chlamydien und Mykoplasmen wirksam. Die Substanzen sollten nicht während der Schwangerschaft sowie an Kinder und Jugendliche in der Wachstumsphase verabreicht werden.

Zu den oral eingesetzten Gyrasehemmern zählen beispielsweise

Ciprofloxacin	(*Ciprobay®)
Fleroxacin	(*Quinodis®)
Norfloxacin	(*Barazan®)
Ofloxacin	(*Tarivid®)
Pefloxacin	(*Peflacin®)

10.1.8.4 Taurolidin

Ein antibakteriell wirkendes Breitspektrum-Chemotherapeutikum, das zur Lokaltherapie von schweren Infektionen im Bauchraum (u. a. Bauchfellentzündungen, geplatzter Blinddarm) eingesetzt wird, ist Taurolidin (*Taurolin®, *Taurolin®-Ringer).

10.1.9 Tuberkulostatika

Die Tuberkulose ist eine chronische Infektion, bei der eine Langzeittherapie nötig ist. Die Behandlung unterscheidet sich grundlegend von der aller anderen Infektionskrankheiten, denn der Erreger, *Mybacterium tuberculosis*, ist widerstandsfähig gegen die meisten Antibiotika. Da Resistenzen häufig sind, setzt man zu Beginn der Tuberkulosebehandlung eine Dreierkombination ein, nach einigen Monaten wird dann eine Zweierkombination gegeben und zum Schluß nur ein Tuberkulostatikum. Die gängigste Dreierkombination ist zur Zeit Rifampicin + Ethambutol + Isoniazid.

10.1.9.1 Rifampicin

Rifampicin (*Rifa®), *Rimactan®) wird partialsynthetisch aus dem aus Mikroorganismen gewonnen Rifamycin hergestellt. Da es potentiell teratogen ist, darf es nicht in der Schwangerschaft gegeben werden. Außerdem kann Rifamycin, ähnlich wie die Barbiturate, eine Enzyminduktion bewirken, die den Abbau anderer, gleichzeitig genommener Arzneimittel (Antikoagulantien, Kontrazeptiva), beschleunigt.

Strukturell verwandt mit Rifampicin ist Rifabutin (*Mycobutin®). Auch diese Substanz zählt zur Gruppe der Ansamycinantibiotika. Sie kann bei Rifampicinresistenz gegeben werden.

10.1.9.2 Ethambutol

Ethambutol (*Myambutol®) wird nur in Kombination mit anderen Tuberkulostatika eingesetzt. Nebenwirkungen sind Sehstörungen und Erhöhung des Harnsäurespiegels.

10.1.9.3 Isoniazid

Isoniazid (Isonicotinsäurehydrazid, INH, *Tebesium®) ist ein sehr wirksames Tuberkulostatikum mit geringer Toxität. Allerdings werden Resistenzen rasch ausgebildet. Da Isoniazid leicht in den Liquor cerebrospinalis übergeht, ist es bei tuberkulöser Meningitis gut geeignet. Eine Besonderheit weist der Metabolismus der Isoniazid auf. Hauptmetabolit ist das N-Acetyl-Isoniazid. Hierbei gibt es aus genetischen Gründen zwei Acetylisierungsgeschwindigkeiten, so daß man die Menschen in schnelle und langsame Acetylierer einteilen kann. Nebenwirkungen sind Schwindel, Kopfschmerz, gastrointestinale Beschwerden und Allergien, der gleichzeitige Genuß von Alkohol muß vermieden werden.

10.1.9.4 Ethionamid

Ethionamid ist ein Ausweichpräparat, wenn Resistenzen gegen Isoniazid bestehen. Unverträglichkeiten mit Übelkeit und Erbrechen sind häufig. Ein Verwandter des Ethionamid ist Prothionamid (*Ektebin®).

10.2 Arzneimittel gegen Pilzinfektionen

10.2.1 Durch Pilze verursachte Infektionskrankheiten

Pilze unterscheiden sich in vielen Eigenschaften von Bakterien, so daß zur Behandlung von Pilzinfektionen andere Therapiewege eingeschlagen werden müssen. Zwischen Pilzen und Bakterien bestehen folgende wichtige Unterschiede:

- Pilze sind eukaryontisch, d. h. sie besitzen einen Zellkern mit einer Kernmembran.
- Pilzzellen besitzen Chromosomen und teilen sich mitotisch.
- Die Zellwand von Pilzen besteht aus Chitin oder Cellulose.
- Der mittlere Durchmesser von Pilzzellen liegt bei etwa 10 µm. Sie sind also erheblich größer als Bakterien.
- Pilze sind allgemein unempfindlich gegen Antibiotika.

Pilzbesiedlung auf Haut und Schleimhaut ist normal. Pathogene Pilzinfektionen finden besonders häufig bei geschwächter Abwehrlage des Organismus statt.

Die wichtigsten pathogenen Pilze sind folgende:

10.2.1.1 Candida albicans

Candida albicans ist der Erreger des Soor, einer Pilzinfektion, die häufig solche Krankheiten begleitet, die durch allgemeine Resistenzschwäche gekennzeichnet sind. Befallen sind vor allem die Schleimhäute sowie Hautfalten. Typische Infektionsorte sind daher Mund, Rachen, Darm und Genitalbereich. Soor ist gekennzeichnet durch einen weißen Belag auf der Schleimhaut. Eine gefürchtete Candidose ist die bronchopulmonale Candida-Infektion.

10.2.1.2 Aspergillus fumigatus

Aspergillus kann ebenfalls bronchopulmonale Pilzinfektionen bewirken. Andere Infektionsorte sind Nebenhöhlen, Gehörgang, Hornhaut. Auch septische Systemmykosen können auftreten.

10.2.1.3 Dermatophyten

Dermatophyten besiedeln Haut, Haare und Nägel. Sie sind in der Lage, Keratin abzubauen. Dermatophyten verursachen Fußpilz (*Tinea pedis*), besiedeln die Kopfhaut (*Tinea capitis*) und rufen Nagelbettmykosen hervor. Fußpilz stellt eine weit verbreitete Pilzerkrankung dar. Schätzungen über die Verbreitungshäufigkeit in Europa liegen bei 30 bis 50%. In Gegenden, wo noch viele Menschen barfuß laufen, liegt die Fußpilzhäufigkeit unter 1% (z. B. Indien).

10.2.2 Antimykotika

Arzneimittel, die gegen Pilzinfektionen wirksam sind, bezeichnet man als Antimykotika.

10.2.2.1 Nystatin

Nystatin (Moronal®, Candio-Hermal®) ist ein Antimykotikum zur Behandlung von Candida-Infektionen in der Mundhöhle und im Genitalbereich. Nach oraler Gabe wird Nystatin nicht resorbiert. Wegen toxischer Nebenwirkungen (Nierenschäden) kann es als Injektion nicht systemisch angewendet werden.

10.2.2.2 Amphotericin B

Amphotericin B (*Ampho-Moronal®) hat einen ähnlichen Wirkungsbereich wie Nystatin. Bei schweren Organmykosen wird es in Form einer Dauerinfusion systemisch eingesetzt. Nebenwirkungen sind Nierenschäden, Fieber und Schüttelfrost.

10.2.2.3 Griseofulvin

Griseofulvin (*Fulcin S®, *Likuden M®) kann im Gegensatz zu den anderen Antimykotika oral angewendet werden. Da es sich in Epidermis, Haare und Nägel einlagert, ist es besonders gut zur Behandlung von Nagelbettmykosen geeignet, die lokal nur sehr schwer zu erreichen sind. Die Resorptionsrate von Griseofulvin ist stark abhängig von der Teilchengröße der Kristalle. Je kleiner die Kristalle sind, desto schneller und vollständiger ist die Resorption. Daher wird es heute in mikrokristalliner Form verwendet. Fettreiche Nahrung fördert die Resorption des Griseofulvins. An Nebenwirkungen treten gastrointestinale Beschwerden, Kopfschmerzen und Allergien auf. In der Schwangerschaft ist Griseofulvin, das auch erbgutschädigend wirken soll, kontraindiziert.

10.2.2.4 Imidazol-Derivate

Zur großen Gruppe der Imidazol-Antimykostika mit breitem Spektrum, hoher Wirkungsintensität unter guter (lokaler) Verträglichkeit gehört eine Reihe von Wirkstoffen, für die zum Teil die Verschreibungspflicht für die äußerliche Anwendung aufgehoben wurde, so daß sie in der Selbstmedikation angewendet werden können.

Bifonazol	(Mycospor®)
Clotrimazol	(Canesten®)
Econazol	(Epi-Pevaryl®)
Fenticonazol	(Lomexin®)
Isoconazol	(Travogen®)
Ketoconazol	(Nizoral®, Terzolin®)
Miconazol	(Daktar®), Epi-Monistat®)
Tioconazol	(Fungibacid®)

Seit kürzerer Zeit auf dem Markt und daher noch verschreibungspflichtig sind:

Croconazol	(*Pilzcin®)
Omoconazol	(*Fungisan®)
Sertaconazol	(*Zalain®)

Die Imidazol-Antimykotika Clotrimazol und Miconazol sind auch in vielen – zum Teil nicht verschreibungspflichtigen – Mitteln zur Behandlung von Candida-Infektionen der Vagina enthalten. Auf die Mitbehandlung des Sexualpartners ist zu achten.

Ketoconazol ist sowohl bei Oberflächen- als auch bei Organmykosen oral wirksam. Das Wirkungsspektrum umfaßt Dermatophyten, Hefen, Schimmelpilze und andere Pilze. Ein neueres Breitspektrum-Antimykotikum für die *innerliche* Anwendung bei lebensbedrohlichen Organmykosen (Candida, Kryptokokken), die insbesondere bei AIDS-Patienten häufig vorkommen, ist Fluconazol (*Diflucan®). Strukturell dem Fluconalzol ähnlich ist Itraconazol (*Sempera®), das bei verschiedenen Dermatomykosen zum Einsatz kommt, wenn eine äußerliche Behandlung nicht möglich ist.

10.2.2.5 Allylamine

Die Lokalantimykotika Tolnaftat (Tonoftal®) und Naftifin (Exoderil®) wirken vor allem bei Infektionen mit Dermatophyten und sind daher auch zur Fußpilztherapie geeignet. Tolnaftat ist unwirksam bei Candidainfektionen. Das erste oral einsetzbare Antimykotikum aus der Gruppe der Allylamine ist Terbinafin (*Lamisil®). Es ist bei schweren, auf eine lokale Behandlung nicht ansprechende Dermatophyteninfektionen indiziert.

10.2.2.6 Morpholine

Der erste Vertreter der neuen Wirkstoffklasse der antimykotisch wirkenden Morpholine ist Amorolfin (*Loceryl®). Es wird lokal aufgetragen (u. a.) als Nagellack gegen Nagelmykosen) und wirkt gegen ein breites Spektrum von Hefen, Dermatophyten und Schimmelpilzen.

10.2.2.7 Desinfektionsmittel mit antimykotischer Wirkung

Neben den genannten spezifischen Antimykotika werden auch Desinfektionsmittel aus der Gruppe der Phenole und Ampholytseifen (s. S. 232) zur Behandlung von Fußpilz eingesetzt. Solche Verbindungen sind Dichlorophen (Ovis Neu®), Dodecyltriphenylphosphoniumbromid (Myxal®) oder Undecylensäure (Benzoderm®). Diese Substanzen haben nicht die gleiche Wirkungsintensität wie die Imidazolderivate oder Tolnaftat.

10.3 Arzneimittel gegen Protozoenerkrankungen

Protozoen (»Urtiere«) sind Einzeller mit einem oder mehreren Zellkernen. Sie sind relativ groß (2–150 μm). Es handelt sich um eine sehr vielfältige Gruppe von Krankheitserregern. Die in außereuropäischen Ländern weitverbreitete Schlafkrankheit und die Chagas-Krankheit werden durch Protozoen (Trypanosomen) hervorgerufen.

10.3.1 Trichomonaden

Trichomonadeninfektionen der Vagina sind in Europa sehr häufig. Als Symptome treten gelbweißer Ausfluß, Urethritis und Vaginitis mit Juckreiz auf. Beim Mann bleibt die Trichomonadeninfektion meist symptomlos. Die Übertragung erfolgt normalerweise durch Geschlechtsverkehr, der Mann kann dabei als symptomfreier Zwischenwirt dienen (»Ping-Pong-Effekt«) und muß mitbehandelt werden. Bei der Abgabe von Trichomonadenmitteln ist dies deutlich zu machen, da sich manche Männer weigern, die Therapie durchzuführen, weil sie ja keine Beschwerden haben. Mittel der Wahl sind Metronidazol (*Clont®, Flagyl®) und Tinidazol (*Simplotan®). Männer werden nur oral behandelt, bei der Frau kommt noch die lokale Anwendung hinzu. Während der Einnahme dieser Präparate muß Alkohol gemieden werden, da Unverträglichkeit auftreten kann. Darauf ist bei der Abgabe hinzuweisen.

10.3.2 Amöben

Die Amöbe (*Entamoeba histolytica*) wird meist mit kontaminierten Speisen aufgenommen (Obst, Gemüse, Trinkwasser). Die Zysten bilden im Darm die sogenannte Minutaform aus, es kommt zur Amöbenruhr mit Leibschmerz, blutigem Durchfall und Kolitis. Aus den Minutaformen können sich die größeren Magnaformen entwickeln, die ins Blut übergehen und vor allem die Leber befallen.

Gegen Amöbenruhr werden eingesetzt Metronidazol (*Clont®) oder auch Tetracycline, die die Darmflora so verändern, daß sie den Amöben den Lebensraum entzieht.

10.3.3 Toxoplasma gondii

Die Toxoplasmose ist eine durch Protozoen hervorgerufene Infektionskrankheit, die vor allem in der Schwangerschaft sehr gefährlich ist. Die für den Säugling zu erwartenden Schädigungen richten sich danach, in welchem Stadium der Schwangerschaft die Infektion eingetreten ist. Erblindung und schwer zentralnervöse Störungen sowie Fehlgeburten können auftreten. Die Infektion erfolgt meist über rohes Fleisch. Katzen dienen dabei oft als Zwischenwirte, dann werden die Erreger durch den Katzenkot übertragen.

Gegen Toxoplasmose eingesetzte Arzneimittel (bei postnatalen Infektionen) sind Pyrimethamin (*Daraprim®) sowie Sulfonamide.

10.3.4 Plasmodium

Plasmodium ist der Erreger der Malaria, eine der am weitesten verbreiten Infektionskrankheiten der Menschheit. 1980 meldete die Weltgesundheitsorganisation noch 250 Millionen Malariaerkrankungen pro Jahr und 1 bis 2 Millionen Todesfälle. Die Hauptmalariagebiete sind das Amazonasgebiet, Mittelamerika, Zentralafrika und Südostasien. Die Malaria tritt in verschiedenen Formen auf, bedingt durch unterschiedliche Erreger.

a) Malaria tertiana

Erreger sind *Plasmodium vivax* und *Plasmodium ovale*. Die für Malaria typischen Fieberanfälle treten jeden dritten Tag auf.

b) Malaria quartana

Erreger ist *Plasmodium malariae*. Die Fieberanfälle treten jeden vierten Tag auf.

c) Malaria tropica

Malaria tropica ist die schwerste Form der Malaria. Erreger ist *Plasmodium falciparum*. Symptome sind Schwellungen von Milz und Leber, Hämolyse und unregelmäßige Fieberanfälle. Diese Malariaform kann in kurzer Zeit zum Tod führen.

Die Malaria wird übertragen durch den Stich der Anopheles-Mücke (Moskito). Die übertragenen sogenannten Sporozoiten der Plasmodien wandern in die Leber ein, vermehren sich dort (exoerythrozytäre Phase) und wandeln sich in die Merozoiten um. Diese befallen anschließend die Erythrozyten. In den roten Blutkörperchen verwandeln sich nun die Merozoiten über die Zwischenstufe der Trophozoiten in die Schizonten, die beim Platzen der Erythrozyten freigesetzt werden und den Fieberanfall hervorrufen. Die Schizonten wandeln sich wieder in Merozoiten um, die erneut Erythrozyten befallen. Auf diese Weise kommen die rhythmischen Fieberanfälle zustande. Aus den Trophozoiten können außer Schizonten auch durch Meiose haploide Gametozyten entstehen. Sticht nun eine Anopheles-Mücke einen Malariakranken, nimmt sie diese Makrogametozyten (weiblich) beim Stich auf. Im Magen der Mücke kommt es zur Reifung der Gameten und zur Kopulation, so daß sich in der Mücke wieder neue Sporozoiten ausbilden können. Es findet also im Menschen eine ungeschlechtliche und im Magen der Mücke eine geschlechtliche Vermehrung statt.

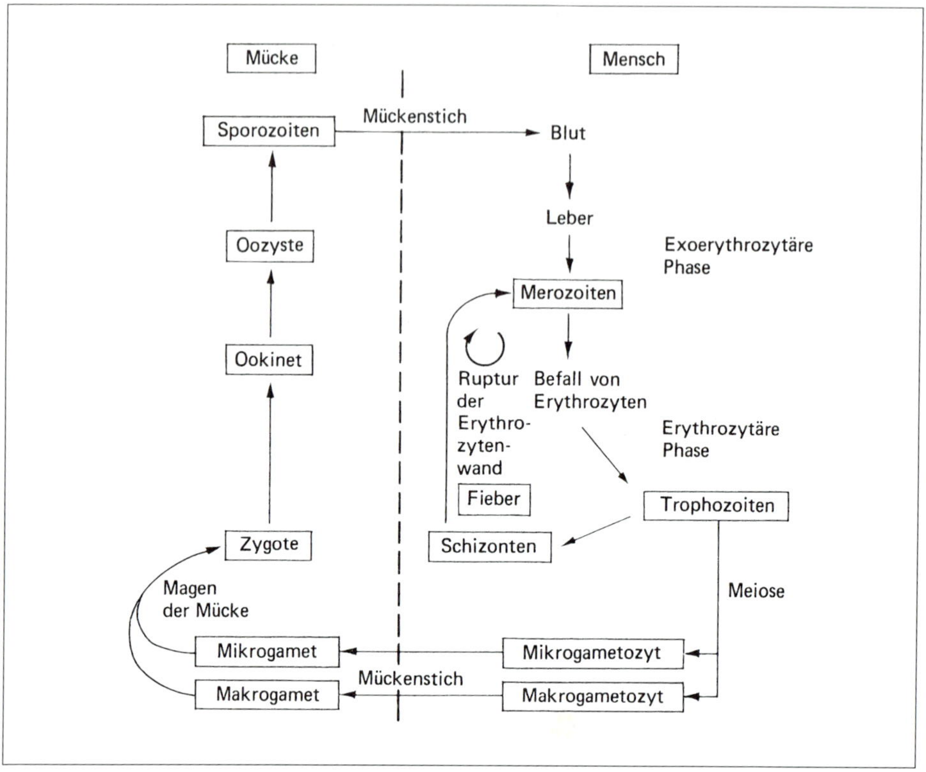

Abb. 10.2 Entwicklungszyklus der Plasmodien und Verlauf einer Malaria-Erkrankung.

Zur Behandlung der Malaria stehen heute eine Reihe von Arzneimitteln zur Verfügung, die in verschiedenen Entwicklungsphasen der Plasmodien angreifen. Das klassische Malariamittel Chinin und die 4-Aminochinoline wie z. B. Chloroquin (*Resochin®) greifen die Schizonten an. Primaquin wirkt gegen die überdauernden Gewebeschizonten und Gametozyten, wird aber wegen ausgeprägter Nebenwirkungen nur in schwersten Malariafällen eingesetzt. Für die Abgabe von Malariapräparaten in der Apotheke steht in Deutschland weniger die Malariatherapie als die Malariaprophylaxe im Vordergrund, denn immer mehr Menschen reisen in Malariagebiete. Normalerweise wird zweimal pro Woche eine Tablette *Resochin® und einmal pro Woche Pyrimethamin (*Daraprim®) eingenommen. Die Behandlung beginnt eine Woche vor der Abreise und dauert bis 6 Wochen nach der Rückkehr. An Nebenwirkungen treten gastrointestinale Beschwerden, Sehstörungen und Kopfschmerzen auf. Für manche Reiseziele, insbesondere bei längeren Aufenthalten, ist diese Prophylaxe wegen der zunehmenden Resistenzausbildung der Plasmodien gegen Chloroquin nicht mehr ausreichend. In diesem Falle wird nach speziellen Dosisrichtlinien Mefloquin (*Lariam®) gegeben.

Ein neu entwickelter und mit den bisherigen Malariamitteln strukturell nicht verwandter Wirkstoff ist Halofantrin (*Halfan®). Es zählt – wie Mefloquin, Chloroquin und Chinin – zu den rasch wirkenden Blutschizontoziden und wirkt nur auf das erythrozytäre Stadium der Erreger. 1993 wurde das Biguanidderivat Proguanil (*Paludrine®) zugelassen, das allerdings wegen der Gefahr der schnellen Resistenzentwicklung mit Chloroquin oder Sulfisoxazol kombiniert eingesetzt wird.

Neben dieser Chemoprophylaxe sollten beim Aufenthalt in Malariagebieten noch andere Vorsichtsmaßnahmen getroffen werden. Beim Schlafen ist darauf zu achten, daß man vollständig bedeckt ist (lange Ärmel, lange Hose, Moskitonetze), zum Vertreiben der Moskitos eignen sich Repellenzien, zum Abtöten Insektizide, z. B. Pyrethrum-Sprays.

10.3.5 Pneumocystis carinii

Bei Patienten mit schweren Immundefekten, wie beispielsweise AIDS, kann der zu den Protozoen zählende Erreger *Pneumocystis carinii* (PCP) eine lebensbedrohliche Form der Lungenentzündung hervorrufen. Für die Prophylaxe und Therapie dieser Pneumonie sowie für den Einsatz bei verschiedenen Tropenkrankheiten (Kala-Azar, Hautleishmaniose, Frühstadium der Schlafkrankheit) wurde Pentamidin (*Pentacarinat®) zugelassen.

Zur Akutbehandlung von leichten bis mäßig schweren Formen der PCP, insbesondere wenn eine Behandlung mit Cotrimoxazol nicht vertragen wird, eignet sich auch Atovaquon (*Wellvone®).

10.4 Arzneimittel gegen Wurmerkrankungen

Arzneimittel gegen Wurmerkrankungen nennt man Anthelmintika. Je nach Wurmart müssen unterschiedliche Substanzen eingesetzt werden.

10.4.1 Bandwürmer

Der Befall von Menschen mit Bandwürmern (Zestoden) ist häufig. Die wichtigsten Bandwurmarten sind der Rinderbandwurm (*Taenia saginata*) und der Schweinebandwurm (*Taenia solium*). Sie werden in Form von Larven (Finnen) beim Genuß von rohem oder halbrohem Fleisch vom Menschen aufgenommen. Diese Finnen stülpen den Kopf des Bandwurms (Scolex) aus, der sich mit Hilfe von Saugnäpfen im Darm festsetzt und wächst. Ein Bandwurm kann bis zu 10 Meter lang werden. Nach einigen Monaten stößt der Bandwurm mit Eiern gefüllte Glieder ab (etwa 1 cm groß), die in den Fäzes erscheinen. Symptome sind Hunger, Durchfall und Abmagerung.

Zur Therapie wird Niclosamid (Yomesan®) eingesetzt, das nicht resorbiert werden kann und den Wurmstoffwechsel hemmt. Als Nebenwirkung können Schleimhautreizungen auftreten. Ebenfalls können das Aminoglykosid-Antibiotikum Paromomycin

(*Humatin®) sowie Praziquantel (Biltricide®), Cesol®) eingesetzt werden.

Ein Befall mit dem Hunde- bzw. Fuchsbandwurm (Echinokokkose) kann wegen der Gefahr des krebsartigen Untergangs von Lebergewebe lebensbedrohlich werden. Neben Mebendazol (*Vermox®) ist Albendazol (Eskazole®) das einzige im Handel verfügbare Anthelmintikum, das bei Echinokokkosen wirkt. Albendazol weist gegenüber Mebendazol eine bessere Resorption und Penetration in die Zysten auf.

10.4.2 Fadenwürmer

Die Fadenwürmer (Nematoden), die für den Menschen eine Rolle spielen, sind Spulwürmer (Askariden) und Madenwürmer (Oxyuren).

10.4.2.1 Spulwürmer

Spulwürmer (Askariden) sind 15–40 cm lang und bleistiftdick. Der Mensch nimmt die Eier mit ungewaschenem Salat o. ä. auf. Die Eier entwickeln sich im Dünndarm zu den Larven, die über Blut, Leber, Lungenalveolen, Luftröhre durch den ganzen Organismus wandern und dabei zu geschlechtsreifen Würmern heranwachsen, die wieder in den Darm zurückkommen, um dort Eier zu legen. Symptome sind Erbrechen, Übelkeit, Durchfall, Fieber und Lungenentzündung. Zur Therapie wird vor allem Piperazin eingesetzt, das zu einer Lähmung der Askariden führt. Ebenfalls geeignet ist Pyrantelpamoat (*Helmex®). Pamoat (Embonat) ist ein Anion, das mit Basen schwerlösliche und unresorbierbare Salze bildet.

Zur Prophylaxe von Askarideninfektionen sollten Obst und Gemüse gründlich gewaschen werden. Durch Kochen werden die Eier abgetötet.

10.4.2.2 Madenwürmer

Madenwümer (Oxyuren) sind sehr viel kleiner als Spulwürmer (etwa 1 cm) und leben auf der Darmschleimhaut. Die Weibchen wandern zur Eiablage zum Anus. Die Eier bewirken einen starken Juckreiz, so daß vor allem bei Kindern, die sich kratzen und dann den Finger in den Mund stecken, Reinfektionen auftreten. Die klebrigen Eier können aber auch über andere Gegenstände (Spielzeug) weiterverbreitet werden. Symptome sind neben dem starken Juckreiz im Analbereich Gewichtsabnahme und das Auftreten der Madenwümer in den Fäzes. Zur Behandlung eignet sich Pyrviniumpamoat (Molevac®), das nur einmal in hoher Dosis gegeben werden muß. Als Nebenwirkung tritt eine unbedenkliche Rotfärbung der Fäzes auf, auf die schon vor der Behandlung hingewiesen werden sollte. Weiterhin wirksam ist Mebendazol (*Vermox®).

10.5 Arzneimittel gegen Virusinfektionen

Viren sind sehr kleine Gebilde (20–200 mm) im Grenzbereich zwischen lebender und toter Materie. Sie entfalten nur dann biologische Aktivität, wenn sie mit einem geeigneten Wirtsorganismus in Kontakt kommen.

Viren besitzen keine Zellstruktur, haben keinen Stoffwechsel und können sich nicht selbständig vermehren. Sie bestehen aus Nukleinsäure (DNA oder RNA) und einer Proteinhülle (Kapsid). Manche Viren tragen zusätzlich noch eine Lipidmembran, in die Protein eingelagert ist (umhüllte Viren). Zur Vermehrung befallen sie Wirtszellen und benutzen deren Fortpflanzungs- und Proteinsynthese-Systeme. Durch diesen Befall wird die Wirtszelle geschädigt und kann ihre normalen Funktionen nicht mehr wahrnehmen (Virusinfektion).

Der Organismus reagiert auf Virusinfektionen in vielfältiger Weise. Das Immunsystem wird aktiviert und erzeugt Antikörper, die spezifisch gegen den jeweiligen Virus gerichtet sind. Die Lymphozyten werden zur verstärkten Phagozytose angeregt. Eine nicht-immunologische Maßnahme ist die Freisetzung von Interferon, das von den mit Viren befallenen Zellen freigesetzt wird und die noch nicht befallenen Zellen zur Ausbildung eines schützenden antiviralen Proteins anregt. Die Interferon-Wirkung ist nicht virusspezifisch.

Interferon kann auf unterschiedliche Wegen gewonnen werden:

- Leukozyteninterferon
  Menschliche Leukozyten werden mit bestimmten Viren infiziert. Nach einer gewissen Inkubationszeit wird das gebildete Interferon abgetrennt.
- Fibroblasten-Interferon
  Interferon wird aus menschlichen Bindegewebszellen, die in Zellkulturen gezüchtet werden, nach Stimulation mit RNS gewonnen. Handelspräparat: *Fiblaferon®.
- Durch »Genchirurgie« gewonnenes Interferon; Colibakterien oder Hamsterzellen werden »operiert«, d. h. ihnen wird ein Stück DNA eingebaut, das sie zur Bildung menschlichen Interferons befähigt. Handelspräparat *Polyferon®.

Die ersten Therapieeinsätze von Interferon waren vielversprechend. Auch durch Viren ausgelöste Krebsarten konnten behandelt werden. Trotz dieser Erfolge sind die in der letzten Zeit durch die Medien verbreiteten euphorischen Meldungen, ein neues Wundermittel gegen Krebs sei gefunden, nicht gerechtfertigt und wecken bei Krebspatienten und deren Angehörigen falsche Hoffnungen. Um so schlimmer sind gar Meldungen, die behaupten, mit Interferon stehe nun ein Krebsmittel zur Verfügung, das aber so teuer sei, daß es sich nur die Superreichen leisten könnten. Wird also in der Apotheke nach Interferon gefragt, so muß diese Euphorie gedämpft werden. Interferon wirkt in erster Linie gegen Virusinfektionen, die Zusammenhänge mit Krebserkrankungen sind derzeit noch unklar.

10.5.1 Viruserkrankungen

Die Viruserkrankungen können in zwei Gruppen eingeteilt werden, je nachdem, ob das krankheitsauslösende Virus RNA oder DNA enthält.

10.5.1.1 RNA-haltige Viren

a) Picornaviren

Picornaviren sind sehr kleine Viren (pico-RNA-Viren). Zu den Picornaviren gehören die Poliomyelitisviren, die Rhinoviren und die Maul- und Klauenseucheviren.

Poliomyelitis (Kinderlähmung) kann durch drei verschiedene Poliomyelitisviren ausgelöst werden. Die Infektion erfolgt meist peroral, die Viren gelangen über das Blut ins Zentralnervensystem und bewirken so die Lähmungserscheinungen. Von den mit Poliomyelitisviren befallenen Menschen erkrankt nur etwa jeder 5000ste an Kinderlähmung, alle Infizierten scheiden die Viren aber aus und fördern so ihre Weiterverbreitung. In den Entwicklungsländern ist Kinderlähmung nahezu unbekannt, da die Bevölkerung dort wegen der schlechteren hygienischen Verhältnisse durchseucht und immun ist. Ein Säugling bekommt von der Mutter für etwa ein Jahr Antikörper mit, infiziert sich in diesem Jahr und erwirbt so eine eigene aktive Immunität. Bei uns wird zur Prophylaxe die Poliomyelitis-Schluckimpfung (*Oral-Virelon T 1®) durchgeführt, die vor allen drei Erregerarten schützt. Die Dauer des Impfschutzes beträgt etwa 10 Jahre.

Rhinoviren verursachen Schnupfen. Es sind über 70 verschiedene Typen bekannt, so daß eine Impfung nicht möglich ist. Rhinoviren werden durch Tröpfcheninfektion übertragen, die Inkubationszeit (d. i. die Zeit zwischen Infektion und Auftreten der Symptome) beträgt etwa 24 Stunden. Nachdem der Schnupfen abgeklungen ist, besteht für kurze Zeit eine typenspezifische Immunität.

b) Arboviren

Arboviren werden durch Arthropoden (Insekten, Spinnen) übertragen. In diese Gruppe gehören die Enzephalitis-Viren, die über Mücken oder Zekken auf Mensch und Tier übertragen werden und gefährliche Gehirnhautentzündungen hervorrufen können. In der Bundesrepublik ist FSME-Impfstoff erhältlich, der vor der durch Zekken übertragenen **F**rüh**s**ommer-**M**eningo**e**ncephalitis schützt. In Südamerika und Afrika übertragen Mücken das Gelbfiebervirus, das das lebensgefährliche Gelbfieber hervorruft. Vor Reisen in diese Länder muß daher unbedingt eine Gelbfieber-Impfung durchgeführt werden, die für 10 Jahre Schutz bringt.

c) Myxoviren

Zu den Myxoviren gehören die Grippeviren und die Mumpsviren.

Die *Grippeviren* werden durch Tröpfcheninfektion übertragen und führen zur Virusgrippe mit Fieber, Schüttelfrost, Kopf- und Gliederschmerz und Erkrankungen der Luftwege. Die Virusgrippe darf nicht mit dem sogenannten grippalen Infekt verwechselt werden, der durch Bakterien verursacht wird (s. S. 117). Da Grippeviren sehr mutationsfreudig sind, bietet die Grippeimpfung keinen absoluten Schutz vor der Virusgrippe, setzt aber die Erkrankungswahrscheinlichkeit herab. Der Grippeimpfstoff wird jährlich neu zusammengesetzt und berücksichtigt die jeweils aktuellen Mutanten. Die Grippeimpfung ist deshalb jedes Jahr zu wiederholen.

Auch die *Mumpsviren* werden durch Tröpfcheninfektion übertragen. Nach langer Inkubationszeit (etwa 3 Wochen) kommt es zur typischen Schwellung der Ohrspeicheldrüsen und Fieber. An Komplikationen können Gehirnhaut- oder Hodenentzündungen auftreten. Nach der Erkrankung bleibt lebenslang Immunität gegen Mumps zurück. Eine Schutzimpfung ist möglich.

d) Myxoähnliche Viren

In die Gruppe der myxoähnlichen Viren gehören die Erreger von Masern und Röteln.

Auch das *Masernvirus* wird durch Tröpfcheninfektion übertragen, die Inkubationszeit beträgt 10 bis 12 Tage, dann tritt zunächst Fieber auf. Zwei Tage später kommt es zum typischen Masernexanthem, das 3–5 Tage anhält. Zusätzlich können Rachenentzündung und Bronchitis sowie in schweren Fällen Masernenzephalitis auftreten. Masern sind eine hochansteckende Krankheit, nach der lebenslange Immunität zurückbleibt. Auch gegen Masern kann geimpft werden.

Röteln werden durch das Rubellavirus hervorgerufen, das durch Tröpfcheninfektion übertragen wird; die Inkubationszeit beträgt 16 bis 18 Tage. Es kommt zu Fieber und kleinfleckigen Exanthemen. Gefährlich sind die Röteln für Schwangere in den ersten drei Schwangerschaftsmonaten, da es zu schwersten Schädigungen des Embryos kommen kann. Mädchen, die keine Röteln gehabt haben, sollten daher zeitig genug gegen Röteln geimpft werden. Im Zweifelsfalle kann mit einem immunologischen Test leicht festgestellt werden, ob Immunität gegen Röteln vorliegt oder nicht.

e) Tollwutvirus

Das Tollwutvirus wird durch den Biß tollwütiger Tiere (Hund, Katze, Fuchs) auf den Menschen übertragen. Die Viren befallen das Zentralnervensystem, bei Nichtbehandlung tritt der Tod ein. Die Inkubationszeit kann dabei mehrere Wochen betragen. Als Therapie kann eine passive Immunisierung mit Immunseren durchgeführt werden. Beim Verdacht auf tollwütige Tiere muß das Gesundheitsamt informiert werden, das die Tiere isoliert. Eine Impfung gegen Tollwut ist auch bei Hunden möglich.

f) Retroviren

Zu den Retroviren gehört das Human Immunodeficiency Virus (HIV), der Erreger der Immunschwächekrankheit AIDS (Acquired Immune Deficiency Syndrome). AIDS wurde erstmalig Anfang der achtziger Jahre beschrieben. Die Krankheit ist gekennzeichnet von einer Schwächung des Immunsystems, die zu einer unbeherrschten Ausbreitung von Erregern führt, die normalerweise kaum Krankheiten hervorrufen (opportunistische Keime). Symptome sind zunächst Nachtschweiß, anhaltender Durchfall, Gewichtsabnahme, chronische Infektion der Mundschleimhaut, dann Hirninfektionen, Hautgeschwülste, allgemeine Ausmergelung und schließlich der Tod. Die Symptome treten in der Regel erst lange Zeit nach der Infektion auf, die Inkubationszeit kann mehrere Jahre betragen. Während dieser Zeit kann allerdings das Virus weiter verbreitet werden. Die Übertragung des HIV-Virus erfolgt durch direkten Kontakt von Körperflüssigkeiten (Geschlechtsverkehr, gemeinsames Benutzen von Injektionsnadeln), aber nicht durch normalen Körperkontakt mit Infizierten. Trotz intensiver Forschung konnte bisher noch kein Impfstoff gegen AIDS entwickelt werden, so daß der einzige Schutz vor AIDS Präventivmaßnahmen zur Vermeidung der Infektion sind.

Zur Chemotherapie der HIV-Infektionen wurden in den letzten Jahren verschiedene virustatisch wirkende Substanzen zugelassen:

Didanosin (*Videx®)
Lamivudin (*Epivir®)
Zalcitabin (*HIVID Roche®)
Zidovudin (*Retrovir®)

Im Zusammenhang mit einer HIV-bedingten Schwächung der Immunabwehr treten häufig lebensgefährliche *»Infektionen mit opportunistischen Erregern«* (z. B. *Pneumocystis carinii*, Herpes simplex, Herpes zoster, *Candida albicans*, Cytomegalievirus) auf. Neuere Entwicklungen auf dem deutschen Markt sind Atovaquon (*Wellvone®) gegen Protozoeninfektionen wie *Pneumocystis carinii* sowie die Virustatika Famciclovir (*Famvir®) und Valaciclovir (*Valtrex®) gegen Herpes-zoster-Infektionen.

AIDS hat sich in den letzten Jahren mit großer Geschwindigkeit ausgebreitet. Wegen der langen Inkubationszeit sind Infizierte häufig unwissend und verbreiten die Krankheit weiter. Es ist aber möglich, ein bis zwei Monate nach der Infektion HIV-Antikörper im Blut nachzuweisen. Ein solcher Test ist leicht durchführbar und wird im Falle eines positiven Ergebnis mit Hilfe von Bestätigungstests in Speziallabors (z. B. Western-Blot-Test) überprüft. Weitere Tests zum direkten Nachweis der HIV-Viren mit Hilfe der Polymerase-Kettenreaktion (Polymerase-chain-reaction, PCR) sind derzeit in der Entwicklung. Sie werden insbesondere zur Schließung der zwar seltenen, aber derzeit noch bestehenden Sicherheitslücken bei Blut und Blutprodukten beitragen.

10.5.1.2 DNA-haltige Viren

a) Herpes-simplex-Viren

Herpes-simplex-Viren sind bei etwa 5% aller Menschen nachweisbar. Sie bewirken etwa eine Woche nach der Infektion Bläschen, die verschorfen und nach 6 bis 10 Tagen abheilen. Typisch ist, daß diese Bläschen unter bestimmten Bedingungen (fieberhafte Erkrankungen, Sonnenbestrahlung, Menstruation) wiederkommen. Sie treten dabei immer an derselben Stelle auf. Prädisponiert sind die Lippen (Herpes labialis) und die Genitalien (Herpes genitalis), seltener treten Herpes-Konjunktivitis oder Herpes-Meningoenzephalitis auf.

b) Varizella-Virus

Das Varizella-Virus ist sowohl der Erreger der Windpocken (Varizellen) als auch der Gürtelrose (Herpes zoster). Die Windpocken sind eine hochanstekkende, aber relativ harmlose Kinderkrankheit. Nach einer Inkubationszeit von etwa 2 Wochen kommt es zu kleinen roten Flecken, die sich in linsengroße Bläschen umbilden. Das Exanthem beginnt am Kopf und befällt erst dann Rumpf und Extremitäten. Im Gegensatz zu den Windpocken ist die Gürtelrose (Herpes zoster) eine Krankheit, die meist in späteren Lebensjahren auftritt. Obwohl der Erreger identisch ist, bietet eine durchgemachte Windpockeninfektion keine Immunität von Herpes zoster. Befallen sind ein und mehrere Segmente sensibler Nerven (Name); es treten Fieber, Schmerzen und Hautläsionen auf.

c) Pockenvirus

Die Pocken sind eine ansteckende Krankheit, die zu den typischen Pusteln (Pocken) auf der Haut führt. Die Letalität beträgt etwa 20%, beim Überlebenden bleiben Narben zurück. Die Weltgesundheitsorganisation hat bekanntgegeben, daß die Pocken als Infektionskrankheit ausgerottet sind. Die Impfung gegen Pocken ist nicht mehr gesetzlich vorgeschrieben; die Bayerische Landesimpfanstalt hat die Produktion von Pockenimpfstoff eingestellt.

10.5.1.3 Nicht-klassifizierbare Viren

a) Hepatitis-Viren
Wie unter 2.2.6 dargestellt, sind an infektiösen Erkrankungen der Leber eine Reihe von Viren beteiligt, die zum Teil enteral (Hepatitis A, E), zum Teil vor allem parenteral (Hepatitis B, C, D, G) übertragen werden.

Zur Hepatitis-A-Prophylaxe kann Gammaglobulin (*Beriglobin®) gegeben werden. Einen wirksameren Schutz bietet die aktive Immunisierung (*Havrix®, HAVsorbat® SSW). Zur Grundimmunisierung wird folgendes Impfschema empfohlen: 2 Impfdosen im Abstand von 2–4 Wochen, dritte Impfung nach 6–12 Monaten (für Langzeitschutz).

Die insbesondere Risikogruppen (u.a. Krankenpflegepersonal, Dialysepatienten, i.v.-Drogenabhängige) empfohlene Vorbeugung gegen Hepatitis-B-Virusinfektionen erfolgt durch Schutzimpfung mit den – heute gentechnisch hergestellten – HB-Oberflächenantigenen (*Engerix-B®, *Gen H-B-Vax®). Zur aktiven Grundimmunisierung wird folgendes Impfschema empfohlen: je eine Impfdosis im Abstand von 4 Wochen, eine dritte Boosterdosis 6 Monate nach der ersten Injektion. Auffrischimpfungen alle fünf Jahre.

b) Tumorviren
Da Viren genetisches Material auf Zellen übertragen, sind sie in der Lage, das Zellgenom der Wirtszelle zu verändern und zu deren Entartung beizutragen. So ist bei manchen Tumoren eine Virusbeteiligung bekannt. Ein solches Tumorvirus ist das Warzenvirus. Warzen treten vor allem an den Händen auf. Neben der mechanischen Entfernung der Warzen durch den Dermatologen bringt Plazebotherapie häufig Erfolg, die dazu den Vorteil hat, keine Narben zu hinterlassen. Der Mechanismus ist unklar, aber effektiv. In der Praxis kann hier z. B. ein homöopathisches Präparat (Thuja D 4, Thuja Oligoplex®) empfohlen werden, das gleichzeitig oral und lokal gegeben wird. Zur Unterstützung des Effektes muß die Tageszeit der Anwendung exakt eingehalten werden und der Patient muß vom Erfolg der Therapie überzeugt sein.

10.5.2 Antiviral wirksame Arzneimittel

Viren werden von den üblichen Chemotherapeutika und Antibiotika nicht angegriffen, da sie keinen eigenen Stoffwechsel haben. Als Schutz vor Viruserkrankungen ist vor allem die aktive Immunisierung durch Impfung von Bedeutung. Die Therapie mit Arzneimitteln versucht zu verhindern:

- die Anheftung der Viren an die Zellmembran,
- das Eindringen der Viren in die Zelle,
- die Replikation der Virus-DNA.

Leider ist die medikamentöse Behandlung von Viruserkrankungen zur Zeit nur sehr beschränkt möglich.

10.5.2.1 Amantadin und Derivate

Amantadin (*PK Merz®) und dessen Derivat Tromantadin (*Viru Merz®) verhindern das Eindringen der Viren in die Zelle. Amantadin wird zur Grippe-Prophylaxe eingesetzt, die Wirkung ist umstritten. Tromantadin wird lokal bei Herpes simplex verwendet.

10.5.2.2 Idoxuridin

Idoxuridin (*Virunguent®) wird statt Thymidin in die DNA eingebaut und verändert so das Genom des Virus. Hauptindikationen sind Herpesinfektionen auf der Haut und am Auge.

10.5.2.3 Aciclovir und Verwandte

Aciclovir (*Zovirax®) hemmt die Replikation der Virus-DNA. Die Substanz wirkt virusspezifisch, da sie zunächst im Virus durch Phosphorylierung aktiviert werden muß. Aciclovir ist derzeit das Mittel der Wahl bei Herpes- und Varizellen-Infektionen. Nebenwirkungen sind relativ selten. Zur Behandlung des Herpes labialis wurde Aciclovir in bestimmten Darreichungsformen und Konzentrationen aus der Verschreibungspflicht entlassen (Zovirax® Creme).

Famciclovir (*Famvir®) und Valaciclovir (*Valtrex®) weisen eine enge Strukturverwandtschaft zu Aciclovir auf und sind in Deutschland zur Frühbehandlung von Herpes-zoster-Infektionen zugelassen.

Ein weiterer enger Strukturverwandter des Aciclovir ist Ganciclovir (*Cymeven®), zugelassen für die Indikation »lebens- und augenlichtbedrohende Cytomegalievirus (CMV)-Infektion bei AIDS oder medikamentöser Immunsuppression (z. B. nach Organtransplantation)«.

10.5.2.4 Azidothymidin und Verwandte

Azidothymidin (AZT, Zidovudin, *Retrovir®) ist die erste Substanz, die zur Behandlung von AIDS zugelassen wurde. Unter der Therapie mit Azidothymidin verlängert sich die Lebenserwartung der AIDS-Patienten, das Auftreten von Nachtschweiß und Fieber geht zurück und die Gewichtsabnahme wird gebremst. Auch bei Lamivudin (3TC, *Epivir®) handelt es sich um ein synthetisches Nucleosidanalogon, welches das Enzym Reverse Transkriptase zu hemmen vermag. In klinischen Prüfungen zeigte die Kombination von Lamivudin mit AZT therapeutische Vorteile gegenüber der Monotherapie.

Bei Unverträglichkeit oder Versagen von AZT stehen die neueren Nucleosidanaloga Zalcitabin (ddC, *HIVID Roche®) und Stavudin (*Zerit®) zur Verfügung.

10.5.2.5 Fusidinsäure

Fusidinsäure (*Fucidine®) wurde ursprünglich als Staphylokokken-Antibiotikum eingeführt. Chemisch ist Fusidinsäure ein Steroidderivat, das die Reduplikation der DNA verhindert. Neuere Berichte konnten zeigen, daß Fusidinsäure auch antivirale Wirkung hat und In-vitro-Aktivität gegen AIDS-Viren aufweist.

10.5.2.6 Ribavirin

Ribavirin ist ein Virusstatikum, das inhalativ zur Behandlung schwerer Infektionen der unteren Atemwege, verursacht durch Respiratory Syncytal Virus (RSV), eingesetzt wird (*Virazole®). Da Ribavirin auch die Vermehrung von AIDS-Viren hemmt, wird sein Einsatz in oraler Darreichungsform bei dieser Erkrankung erprobt.

10.5.2.7 Didanosin

Didanosin (*Videx®) ist ein Purinnucleosidanalogon (Inosinanalogon), das die Replikation humaner HI-Viren hemmt. Zugelassen ist es zur Behandlung der symptomatischen HIV-Infektion bei Erwachsenen und Kindern (ab 6 Monaten), die eine Zidovudin-Therapie nicht vertragen haben oder bei denen es zu einer Verschlechterung des Krankheitsverlaufes gekommen ist.

10.5.2.8 Foscarnet

Ein spezifisch virale DNS-Polymerasen und reverse Transkriptasen hemmendes Virustatikum ist Foscarnet. Unter dem Handelsnamen *Foscavir® ist es (wie Ganciclovir) zur Behandlung lebensbedrohlicher Cytomegalievirus-Infektionen bei AIDS-Patienten zugelassen.

10.6 Desinfektionsmittel

Desinfektionsmittel töten die pathogenen Mikroorganismen außerhalb des Organismus (z. B. Flächendesinfektionsmittel, Instrumentendesinfektionsmittel) oder auf der Körperoberfläche (z. B. Handdesinfektionsmittel) ab. Sie sind also nicht nur zur Resorption bestimmt. Desinfektionsmittel sollen eine möglichst große Zahl verschiedener Keime erfassen, außerdem sollen sie gut hautverträglich sein.

10.6.1 Oxidationsmittel

Wasserstoffperoxid (H_2O_2) wird zum Bleichen und Desinfizieren angewandt. Die in der Apotheke abgegebene 3%ige Wasserstoffperoxid-Lösung wird zur Reinigung von Wunden und zum Ablösen von Verbänden gebraucht. Bei der Anwendung zur Mund- und Rachendesinfektion muß die Lösung weiter verdünnt werden (1 Eßlöffel auf ein Glas Wasser).

Verdünnte Kaliumpermanganat-Lösung ($KMnO_4$) kann ebenfalls zur Spülung von Wunden und Schleimhäuten verwendet werden.

10.6.2 Halogene

Elementares Chlor wird zur Desinfektion von Trinkwasser und Schwimmbädern benutzt, eine Chlor freisetzende Verbindung ist Tosylchloramid (Chloramin T). Hypochlorite wie Chlorkalk werden als Grobdesinfektionsmittel gebraucht. Aluminiumchlorat ist Bestandteil des Mundwasserkonzentrats Mallebrin®. In der Apotheke ist weiterhin die alkoholische Iodlösung (2,5%) von Bedeutung, die zur Desinfektion der Haut angewendet wird. Sie bietet zuverlässige Desinfektion. Auf Schleimhäuten ist die wäßrige Jodlösung (Lugol'sche Lösung, 5%ig) wegen der geringeren Reizung vorzuziehen.

10.6.3 Schwermetalle

Schwermetall-Ionen blockieren die SH-Gruppen der Enzyme, bei Resorption wirken sie daher toxisch. Anorganische Quecksilbersalze zur Desinfektion (Quecksilber(II)-chlorid, Quecksilber(II)-amidchlorid, Quecksilber (II)- oxid) sind wegen ihrer Toxizität obsolet. Statt dessen werden heute besser verträgliche organische Quecksilberverbindungen eingesetzt. Anwendungsgebiete sind Hautdesinfektion sowie der Einsatz als Konservierungsmittel in Augentropfen. Desinfektionsmittel mit organisch gebundenem Quecksilber sind Merbromin (*Mercuchrom®) und Thiomersal.

Neben Quecksilberverbindungen hat auch Silbernitrat desinfizierende Wirkung. Es wurde zur Verhütung der Blenorrhoe, einer durch Gonokokken hervorgerufenen eitrigen Bindehautentzündung, bei der Geburt eingesetzt (Crédé'sche Prophylaxe, s. S. 203). Die Anwendung von reinem Silbernitrat als Ätzmittel (Höllenstein) zur Therapie von Warzen (s. S. 229) ist obsolet. Um die ätzenden Eigenschaften zu verringern, wird Silber in Silbereiweißverbindungen eingesetzt. Anwendungsgebiete sind Gastritis (Rollkuren), sowie Naseninfektionen bei Säuglingen. Die Anwendung als Augentropfen sollte unterbleiben, da keine Möglichkeit zur Sterilisation besteht.

10.6.4 Borsäure

Borsäure, die früher in Form von Borsäure-Lösung oder Borsalbe eingesetzt wurde, wird heute wegen ihrer geringen desinfizierenden Wirkung und der Gefahr resorptiver Vergiftungen nicht mehr angewandt.

10.6.5 Alkohole und Aldehyde

Ethanol und Isopropanol in 70%iger Lösung können zur Hände- oder Hautdesinfektion eingesetzt werden. Ethylenoxid wird zur Luftentkeimung verwendet.

35%ige wäßrige Formaldehyd-Lösung wird zur Raumdesinfektion gebraucht (Lysoform®); auf der Haut führt Formaldehyd auch in geringeren Konzentrationen zu Reizungen. Lsyoform® enthält Formaldehyd mit Seifenzusatz. In verdünnter Lösung wird Formaldehyd zur Unterdrückung starker Schweißbildung verwendet. Ein indirektes Formaldehyd-Präparat ist Methenamin (Hexamethylentetramin, Urotropin®), das in saurer Lösung Formaldehyd abspaltet. Es wurde früher bei Harnwegsinfektionen oral angewandt, da Formaldehyd erst im Urin freigesetzt wird (Urotractan®).

10.6.6 Phenole

Phenol selbst hat nur eine geringe desinfizierende Wirkung. Da es die Haut leicht durchdringt und zu resorptiven Vergiftungen führen kann, sollte es nicht mehr therapeutisch eingesetzt werden. Toxische Symptome sind Nierenschäden mit Hämaturie und Albuminurie sowie Bewußtlosigkeit und Atemlähmung. Ein Rohdesinfektionsmittel ist Kresol, das wegen seiner schlechten Wasserlöslichkeit in Seifenlösung (Lysol®) im Handel ist.

Von den Phenolderivaten findet Thymol häufig Anwendung in Mundwässern und Zahnpasten. Es ist etwa 30mal stärker wirksam als Phenol und weniger toxisch. Thymol wird auch im klinischen Labor zur Urinkonservierung verwendet. Zahnärzte setzen das Phenol-Derivat Eugenol ein, das neben seiner bakteriziden Wirkung auch schwach lokalanästhetisch wirkt. Zur Raum- und Wäschedesinfektion sind chlorierte Phenolderivate in Seifenlösung im Handel (Sagrotan®). Ein chloriertes Phenol ist auch Hexachlorophen, das Bestandteil vieler Seifen und Deodorantien ist. Wegen der Resorptionsgefahr darf es nicht in hohen Konzentrationen verwendet werden. So sind vor einiger Zeit Vergiftungen bei Säuglingen in Frankreich vorgekommen, die mit einem desinfizierenden Puder behandelt worden waren, der einen zu hohen Hexachlorophen-Anteil enthielt.

Auch Phenolcarbonsäuren wirken desinfizierend. Salicylsäure wird heute noch als Keratolytikum eingesetzt; zur Konservierung von Lebensmitteln und pharmazeutischen Produkten dienen p-Hydroxybenzoesäure-Ester (PHB-Ester, Parabene) wie Nipagin® und Nipasol®. Sie sind häufig auch Bestandteil von kosmetischen Produkten und können Kontaktallergien auslösen. Konservierungsstoffe in kosmetischen Produkten müssen deshalb deklariert werden.

10.6.7 Acridin- und Chinolinderivate

Von den Acridinderivaten wird Ethacridin (Metifex®) zur Darmdesinfektion eingesetzt. Acridinderivate eignen sich weiterhin zur Mund- und Rachendesinfektion. Gelastypt® ist ein resorbierbarer Schwamm, der Ethacridin enthält und zur Wundversorgung nach zahnärztlichen Eingriffen eingesetzt wird.

Ein Chinolinderivat, das zur Desinfektion eingesetzt wird, ist 8-Hydroxychinolin (Chinosol®).

10.6.8 Invertseifen und Ampholytseifen

Unter Invertseifen versteht man kationenaktive Detergentien, die sich von den »normalen« anionenaktiven Seifen durch ihre desinfizierende Wirkung unterscheiden. Benzalkoniumchlorid wird zur Hände- und Instrumentendesinfektion eingesetzt, Sterillium® enthält Mecetroniumethylsulfat, Propanol und Isopropanol.

Die sogenannten Ampholytseifen können sowohl Anionen als auch Kationen ausbilden und haben gegenüber den Invertseifen den Vorteil, besser hautverträglich zu sein. Sie werden auch im Gegensatz zu den Invertseifen nicht von Eiter, Blut oder anionenaktiven Seifen inaktiviert. Im Handel ist Tego 103 S®.

10.6.9 Chlorhexidin

Chlorhexidin (Chlorhexamed®) wird als Mund- und Rachendesinfektionsmittel sowie als Konservierungsmittel für Augentropfen angewendet.

10.6.10 Hexetidin

Hexetidin (Hexoral®, Doreperol® N) dient in Gurgellösungen der Desinfektion von Mund und Rachen.

10.6.11 Octenidin

Das insbesondere gegen grampositive Bakterien wirksame Octenidin ist neben Isopropanol und n-Propanol Bestandteil von *Neo-Kodan®).

11

ARZNEIMITTEL MIT WIRKUNG AUF DIE HAUT

11.1 Aufbau und Funktion der Haut

Die Haut ist die äußere Oberfläche des Körpers. Sie dient ihm als:

- Schutz vor äußeren Schäden,
- Wärmeregulator durch Schweißsekretion sowie durch Eng- und Weitstellung der Blutgefäße,
- Sinnesorgan mit ihren Temperatur-, Druck- und Schmerzrezeptoren.

Anatomisch kann man die Haut in drei Schichten gliedern (Abb. 11.1): die Epidermis, die Dermis (Korium) und die Subkutis. Epidermis und Dermis werden zusammen auch als Kutis bezeichnet.

11.1.1 Epidermis

Die Epidermis (Oberhaut) ist die Hautoberfläche. Sie ist 0,5 bis 5 mm dick und besteht aus mehreren Schichten verhornender Epithelzellen:

- *Stratum corneum*
  Das stratum corneum (Hornschicht) ist die äußere Schicht der Epidermis. Seine abgeflachten Zellen sind völlig verhornt und werden ständig in Form kleiner Schüppchen abgestoßen.
- *Stratum lucidum*
  Die nächste Schicht heißt Stratum lucidum. Seine Zellen zeichnen sich durch ihre lichtbrechenden Eigenschaften aus.
- *Stratum granulosum*
  Im Stratum granulosum flachen die Zellen durch Wasserentzug ab und bilden das Keratin.
- *Stratum spinosum*
  Im Stratum spinosum findet eine Verfestigung des Zellverbandes durch stachelförmige Zellausläufer statt.
- *Stratum basale*
  Das Stratum basale (Basalschicht) ist die innerste Schicht der Epidermis. Es sorgt durch ständige Zellteilung für die Erneuerung der Oberhaut. Zwischen den Basalzellen liegen die Melanozyten, die das Hauptpigment Melanin bilden, das für die genetisch bedingte Hauptfarbe verantwortlich ist.

Die Epidermis ist gefäßlos und wird scharf durch die Basalschicht von der gefäßreichen Dermis (Abb. 11.1) abgetrennt.

11.1.2 Dermis

An die Basalschicht grenzt die Dermis (Lederhaut, Korium) an. Sie ist gut durchblutet und reich an Nervenfasern und Sinnesrezeptoren. Die Dermis besteht aus Bindegewebe, Kollagenfasern und elastischen Fasern, die der Haut ihre Elastizität verleihen. Eingelagert in die Dermis sind Talg- und Schweißdrüsen sowie Haarfollikel und Haaraufrichtmuskel. Bei der Überdeh-

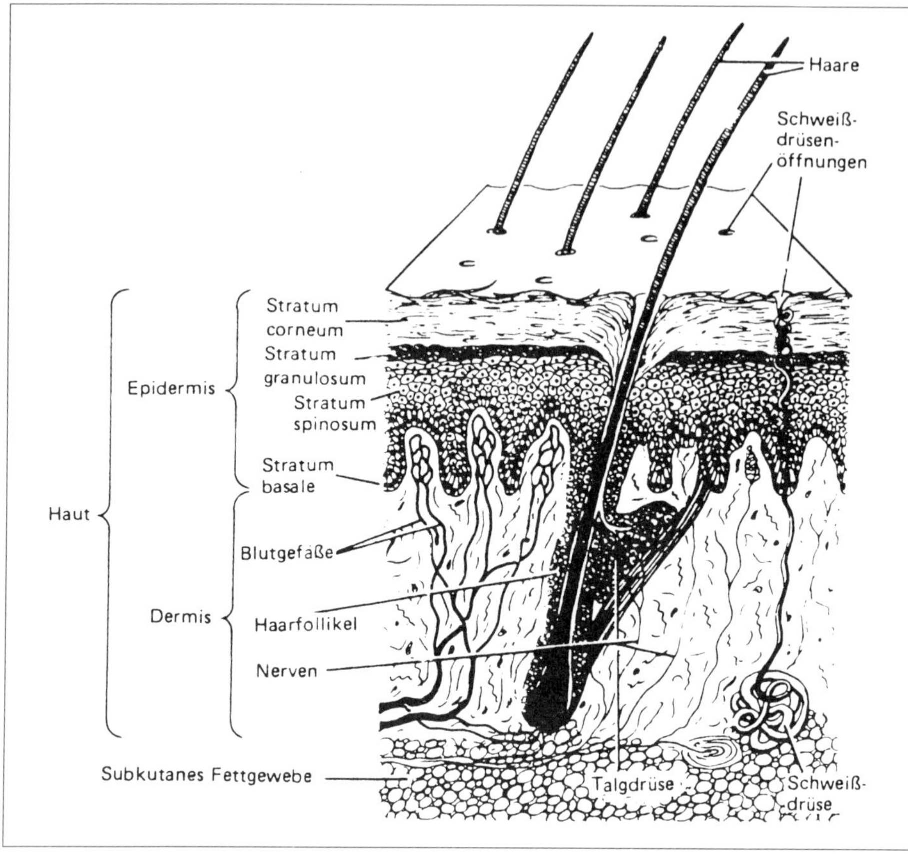

Abb. 11.1 Schematischer Aufbau der Haut.

nung der Haut, z. B. der Bauchhaut während einer Schwangerschaft, entstehen Risse im Gefüge der Dermis, die als helle Streifen (Striae) sichtbar werden.

11.1.3 Subkutis

Die Subkutis (Unterhaut) besteht aus Bindegewebe, in das Fettläppchen eingelagert sind. Diese dienen als Energiespeicher, Kälte- und Druckschutz.

11.1.4 Anhangsorgane der Haut

11.1.4.1 Schweißdrüsen

Schweißdrüsen sezernieren sauren Schweiß, der Wasser, Elektrolyte, Aminosäuren, Milchsäure, Harnstoff und andere Substanzen enthält. Die Schweißproduktion dient der Wärmeregulation des Körpers und hemmt das Bakterienwachstum auf der Haut, indem es einen »Säureschutzmantel« bildet.

11.1.4.2 Talgdrüsen

Talgdrüsen liegen meist an den Haarbälgen und produzieren den fettreichen Talg, der Haare und Haut mit einer Schutzschicht überzieht. In der Nase, an den Lippen und im Genitalbereich gibt es auch nicht an Haare gebundene Talgdrüsen. Menschen mit Talgüberproduktion nennt man Seborrhoiker, solche mit zu geringer Talgproduktion Sebostatiker.

11.1.4.3 Duftdrüsen

Die Duftdrüsen liegen in der Haut der Achselhöhle, des Augenlides, Nasenvorhofs, äußeren Gehörganges, Brustwarzenhofs sowie im Genitalbereich. Die Duftdrüsen produzieren ein fettiges, alkalisches Sekret. Bei Frauen existieren zyklusabhängige Schwankungen der Sekretproduktion. Da im Bereich der Duftdrüsen der Säureschutzmantel fehlt, werden diese nicht selten von Hautbakterien infiziert.

11.1.4.4 Haare und Nägel

Haare und Nägel bestehen aus Horn. Die Haare können mit Hilfe von Muskelfasern unwillkürlich bewegt werden. Sie wachsen täglich etwa 0,4 mm.

Finger- und Zehennägel dienen zum Schutz und als Widerlager der Tastballen.

11.2 Erkrankungen der Haut

11.2.1 Psoriasis

Die Psoriasis (Schuppenflechte) ist eine sehr häufige Hautkrankheit. Sie beginnt meist mit dem Auftreten roter Flecken, die mit weißen Schuppen bedeckt sind, sich vergrößern und zusammenfließen. Häufig betroffen sind Ellenbogen, Kniescheiben, der behaarte Kopf und Nägel. Zur Behandlung wird heute häufig die sogenannte PUVA (Psoralen + UV-A)-Therapie durchgeführt. Psoralene sind photoaktive Cumarin-Derivate, die unter Lichteinfluß mit der DNA reagieren und dadurch zellteilungshemmend wirken. Therapeutisch verwendet wird *Meladinine®, das zwei Stunden vor einer Bestrahlung mit langwelligem UV-Licht (UV-A-Licht) oral eingenommen wird. Weiterhin werden bei Psoriasis Glucocorticoide (s. S. 185), Teerpräparate und Dithranol (Cignolin®) eingesetzt. Ein neueres Glucocorticoid zur lokalen Anwendung bei Psoriasis sowie anderen entzündlichen und juckenden Hauterkrankungen ist Mometason (*Ecural®).

Ein neuerer Therapieeinsatz ist die lokale Anwendung von Vitamin-D_3-Derivaten. Bei leichten bis mittelschweren Erkankungsfällen hofft man, mit diesen Substanzen eine Alternative zu den Glucocorticoiden zu haben. Zum Einsatz kommen Calcipotriol (*Psorcutan®) und Tacalcitol (*Curatoderm®).

Zur symptomatischen Behandlung schwerster Psoriasisformen wurde das Retinoid (= Vitamin-A-Verwandter) Acitretin (*Neotigason®) zugelassen.

11.2.2 Akne

Die Akne ist eine Erkrankung der Talgdrüsen, bei der die Talgsekretion gestört ist. Es bilden sich Mitesser (Komedonen), die sich entzünden und Pusteln bilden. Die Akne tritt meist im Gesicht und auf dem Rücken auf, beginnt mit der Pubertät und bessert sich spontan im dritten Lebensjahrzehnt. Zur Therapie werden Salicylsäure, Teerpräparate (Aknichthol®), Benzoylperoxid (Akne-Aid®) und Vitamin-A-Säure (*Eudyna®, s. S. 242) eingesetzt. In hartnäckigen Fällen wird eine orale Therapie mit Tetracyclinen durchgeführt. Auch Glucocorticoide (*Linola HN®) werden in Form von Emulsionen, Tinkturen oder anderen lokal verwendeten Zubereitungen gebraucht.

Ein Aknetherapeutikum zur topischen Anwendung mit guter entzündungshemmender und komedolytischer Wirkung sowie besserer Verträglichkeit als Vitamin-A-Säure und ihre Derivate ist Adapalen (*Differin® Gel).

Einen neuen Behandlungsansatz bietet die gesättigte, aliphatische Dicarbonsäure Azelainsäure (*Skinoren®). Sie wird als Creme aufgetragen und wirkt antibakteriell sowie antihyperkeratotisch (gegen Komedonenbildung).

11.2.3 Furunkulose

Ein Furunkel ist eine Entzündung des Haarbalgs (Follikulitis) und des umliegenden Gewebes. Es handelt sich um eine Infektion durch Staphylokokken oder Streptokokken (s. S. 202). Wird ein Furunkel chronisch und kommt immer wieder, spricht man von einer Furunkulose, ist eine ganze Gruppe von Haarbälgen befallen, von einem Karbunkel. Allgemein heißen Hauterkrankungen, die durch Staphylokokken oder Streptokokken hervorgerufen werden, Pyodermien.

11.2.4 Pilzerkrankungen der Haut

Die wichtigsten Pilzerkrankungen der Haut (Dermatomykosen) sind Tinea (Fußpilz) und Candidiasis (Soor, s. S. 218). Zur Behandlung werden Antimykotika verwandt.

11.2.5 Virusinfektionen der Haut/Warzen

Die wichtigsten Virus-Infektionen der Haut sind die Warzen (s. S. 229) und die Herpes-Infektionen Herpes simplex und Herpes zoster (Gürtelrose, s. S. 228). Eine medikamentöse Behandlung von Virusinfektionen ist derzeit nur bedingt möglich (s. S. 225). Ein Keratolytikum auf der Basis verschiedener Säuren (Salpetersäure 65%, Eisessig, Oxalsäure, Milchsäure) ist unter dem namen Solco-Derman® im Handel.

11.2.6 Hühneraugen

Hühneraugen entstehen durch den Druck zu enger Schuhe durch Hypertrophie der Epidermis. Sie werden mit Hühneraugenpflaser (Cornina®) oder mit keratolytischen Lösungen, die Salicylsäure oder Milchsäure enthalten, behandelt. Handelspräparate sind Collomack®, Clabin® N.

$$\text{Lichtschutzfaktor Q} = \frac{\text{Erythemschwellenzeit der geschützten Haut}}{\text{Erythemschwellenzeit der ungeschützten Haut}}$$

11.2.7 Sonnenbrand und Sonnenschutz

Wird die lichtungewohnte Haut über längere Zeit dem Sonnenlicht ausgesetzt, so entsteht ein Sonnenbrand (Erythema solare). Erytheme sind entzündliche Rötungen der Haut, die durch Histaminfreisetzung aus den lichtgeschädigten Mastzellen der Oberhaut ausgelöst werden. Sie heilen zwar ohne Narbenbildung ab, sind aber schmerzhaft und können, wenn sie ausgedehnte Hautbezirke umfassen, von Fieber und Schüttelfrost begleitet sein.

Mittel zur lokalen Sonnenbrandbehandlung enthalten Antihistaminika und Kamillenextrakte zur Entzündungshemmung. Sympathomimetika zur Gefäßkontraktion und Lokalanästhetika zur Schmerzstillung. Ein kühlender Effekt wird durch Zinkoxid, Campher oder Thymol erreicht (Präparate: Palacril® Lotio, Psilo® N Balsam).

Geeignete Antipyretika sind Acetylsalicylsäure, in schweren Fällen auch *Amuno®, die die Bildung von Prostaglandinen verhindern.

Sonnenschutzpräparate enthalten Stoffe wie p-Aminobenzoesäureester oder Zimtsäureester, die selektiv den Strahlenanteil des Sonnenlichtes absorbieren, der schnell Erytheme verursacht (UV-B-Bereich 290–329 nm), die bräunenden UV-A-Strahlen (320–400 nm) aber passieren lassen. Die Erythemschwellenzeit ist dadurch erhöht, sie läßt sich als Lichtschutzfaktor ausdrücken (s. o.).

Wird die Haut durch Zubereitungen mit Lichtschutzfaktor 2 geschützt, so ist die Zeit der Lichtexposition bis zum Auslösen eines Sonnenbrandes verdoppelt gegenüber der ungeschützten Haut.

11.2.8 Juckende Dermatosen, Ekzeme

Im Bereich der Selbstmedikation wird in der Apotheke auch nach Mitteln zum äußeren Gebrauch bei entzündlichen, allergischen oder juckenden Dermatosen gefragt, u. a. akute und chronische Ekzeme, Reizzustände der Haut wie allergische Hautreaktionen (Kontaktdermatitis, Insektenstiche), leichtere Verbrennungen und Verbrühungen (1. Grades), ferner Hämorrhoidalleiden.

In Frage kommen Wirkstoffe wie Polidocanol (Thesit®) oder Bufexamac (Parfenac®). Ferner auch bestimmte topische Zubereitungen mit Hydrocortison oder Hydrocortisonacetat, soweit sie folgende Bedingungen erfüllen:

- maximale Konzentration 0,25%,
- Packungsgröße max. 50 Gramm,
- nicht für Kinder unter 6 Jahren.

12

Vitamine und andere essentielle Substanzen

Essentielle Substanzen sind Stoffe, die der Organismus zur Aufrechterhaltung seiner Funktionen unbedingt benötigt und die er nicht selbst durch Biosynthese herstellen kann. Essentielle Substanzen müssen daher mit der Nahrung aufgenommen werden. Hierzu gehören:

- Vitamine
- Essentielle Aminosäuren
- Essentielle Fettsäuren
- Mineralstoffe und Spurenelemente.

12.1 Vitamine

Die Vitamine stellen eine sehr heterogene Stoffklasse dar. Nach ihrer Löslichkeit kann man sie einteilen in fett- und wasserlösliche Vitamine. Fettlöslich sind die Vitamine A, D, E und K, wasserlöslich sind Vitamin C und die Vitamine der B-Gruppe. Bei den fettlöslichen Vitaminen muß nach reichlicher Aufnahme mit Überdosierungserscheinungen (Hypervitaminosen) gerechnet werden, bei den wasserlöslichen Vitaminen ist dies in der Regel nicht zu befürchten, da der vom Organismus nicht benötigte Teil schnell über die Nieren ausgeschieden wird. Einzige Indikation für Vitamine als Arzneimittel ist Vitaminmangel, der heute bei einigermaßen ausgewogener Ernährung relativ selten ist. Er kann aber z. B. bei drastischen Abmagerungskuren und einseitiger Ernährung auftreten und stellt natürlich in allen Ländern mit Unterernährung ein großes Problem dar. In der Schwangerschaft, im Säuglingsalter und den Wachstumsjahren ist der Vitaminbedarf erhöht. Vitaminmangel tritt auch auf, wenn aus irgendwelchen Gründen die Vitaminresorption gestört ist (Gallengangverschluß, nach Durchfall oder nach längerer Anwendung von Breitbandantibiotika).

Da zur Zeit bei uns eine gewisse Vitamingläubigkeit besteht und darüber hinaus das Wort Vitamin gern mit dem aufwertenden Adjektiv »natürlich« angepriesen wird, muß noch einmal wiederholt werden, daß Vitamine nur bei Vitaminmangel eingesetzt werden sollen und sie keine darüber hinausgehenden roborisierenden oder stimulierenden Eigenschaften besitzen. Vitaminmangel kann normalerweise rasch durch Umstellen der Ernährungsgewohnheiten behoben werden. Vitaminpräparate sollten daher in der Apotheke nicht als Arzneimittel empfohlen und mit nicht vertretbaren Indikationen versehen werden. Bei den fettlöslichen Vitaminen muß auch noch bedacht werden, daß bei Überdosierung unerwünschte Nebenwirkungen auftreten können. Über Vorkommen, Bedarf und physiologische Wirkung der Vitamine wird im Band 5 berichtet. Hier soll nur die Verwendung der Vitamine als Arzneimittel betrachtet werden.

12.1.1 Fettlösliche Vitamine

12.1.1.1 Vitamin A

Bei Mangel an Vitamin A (Retinol) treten Sehstörungen auf, vor allem die Hell-Dunkel-Adaption ist gestört (Nachtblindheit, Blendempfindlichkeit). Es kann zur Verhornung der Augenbindehaut (Xerophthalmie) oder zur Trübung und zum geschwürigen Zerfall der Hornhaut kommen (Keratomalazie). Außerdem können Hyperkeratosen auftreten, auch auf den Schleimhäuten.

Bei Überdosierung von Vitamin A kommt es zu Kopfschmerz und Übelkeit, Blutbildstörungen, Juckreiz sowie Schwellung des Periosts. Ob Vitamin-A-Präparate verschreibungspflichtig sind oder nicht, hängt von der Dosierung ab.

Ein Derivat des Vitamin A ist die Vitamin-A-Säure (Tretinoin). Sie wirkt keratolytisch und wird als *Eudyna® gegen Akne vulgaris eingesetzt. Bei der lokalen Anwendung dieser Präparate kommt es häufig zu einem »Aufblühen« der Akne, die manche Patienten zum eigenmächtigen Absetzen bewegt. In der Regel tritt aber nach etwa 14 Tagen eine deutliche Besserung ein.

Wegen der Gefahr von Mißbildungen dürfen Vitamin-A-Säure-Derivate nicht in der Schwangerschaft eingesetzt werden.

Auch für Vitamin-A-Zubereitungen zum Einsatz in der Tiermedizin gelten Einschränkungen. Wegen des potentiellen teratogenen Risikos tragen hochdosierte Produkte den Hinweis »Nicht zur Anwendung bei trächtigen Tieren«. Bei Tieren, die der Gewinnung von Lebensmitteln dienen, ist nach Gabe einiger Vitamin-A-Produkte eine verlängerte Wartezeit zu beachten.

12.1.1.2 Vitamin D

In der Vitamin-D-Gruppe unterscheidet man Vitamin D_2 (Ergocalciferol) und D_3 (Cholecalciferol). Beim Erwachsenen reicht normalerweise die Eigenproduktion an Vitamin D aus, ein Mangel tritt vor allem im Säuglings- und Kleinkindalter auf. Krankheitsbild ist die Rachitis mit Knochenweichheit, Wirbelsäulenverbiegungen, Glockenbrust und X- oder O-Beinen. Bei starkem Calcium-Mangel treten tetanische Krämpfe auf (s. S. 179). Zur Rachitisprophylaxe sollten Säuglinge und Kleinkinder täglich 1000–2000 internationale Einheiten Vitamin D_3 (0,025–0,5 mg) einnehmen. Handelspräparate sind Vigantoletten® und Vigorsan®. Von der sogenannten Stoßprophylaxe (dreimal 200 000 I. E. alle drei Monate) sollte nur in Ausnahmefällen, z. B. bei Unzuverlässigkeit der Eltern, Gebrauch gemacht werden. Manche Vitamin-D-Präparate sind mit Natriumfluorid zur Kariesprophylaxe kombiniert (Fluor-Vigantoletten®, D-Fluoretten®). Bei der Abgabe von Vitamin-D-Präparaten sollte in der Apotheke darauf hingewiesen werden, daß sie nicht in der Milchflasche angeboten werden dürfen. Die Tabletten lösen sich schlecht und werden nur grob suspendiert, so daß sie den Sauger nicht passieren.

Bei Überdosierung kommt es zur Hyperkalzämie mit der Gefahr der Ablagerung von Calciumsalzen, vor allem in den Nierentubuli.

Die eigentliche Wirkform des Vitamin D ist das Dihydroxycholecalciferol. Das in der Haut gebildete Cholecalciferol wird einmal in der Leber und dann in der Niere ein zweites Mal hydroxyliert. Diese aktivierte Form bewirkt dann die Synthese eines Calcium-bindenden Proteins, das die Resorption von Calcium aus dem Darm erleichtert und fördert. Da das Dihydroxycholecalciferol des Erwachsenen im eigenen Organismus gebildet wird, ist es mehr als Hormon denn als Vitamin anzusehen.

12.1.1.3 Vitamin E

Vitamin E ist für eine Reihe von Säugetieren essentiell. Beim Menschen sind bisher keine Symptome des Vitamin-E-Mangels bekannt.

Es wird in der Galenik als Antioxidans eingesetzt. Bei der Ratte bewirkt ein Vitamin-E-Mangel Sterilität, so daß einige Hersteller auf die gewinnträchtige Idee gekommen sind, Vitamin E als Mittel zur Erhöhung der sexuellen Potenz und »Spannkraft« anzubieten. Um Enttäuschungen vorzubeugen, sollten diese Präparate in Apotheken nicht angeboten werden. Als Plazebos sind sie schlicht zu teuer. Vitamin-E-Präparate sind Evion® und Ephynal®, in Kombination mit anderen Wirkstoffen ist es enthalten in Testasa® und vielen Geriatrika.

12.1.1.4 Vitamin K

Die Vitamine der K-Gruppe wirken auf die Blutgerinnung ein (s. S. 127). Die Hauptmenge wird mit der Nahrung zugeführt. Einen geringen Teil Vitamin K produzieren die Darmbakterien. Vitamin-K-Mangel äußert sich in gestörter Blutgerinnung. Vitamin K wird therapeutisch eingesetzt bei Überdosierung von Antikoagulantien (s. S. 129). Ein Handelspräparat ist Konakion® N.

12.1.2 Wasserlösliche Vitamine

12.1.2.1 Vitamin B_1

Bei Mangel an Vitamin B_1 (Beri-Beri-Krankheit) kommt es zur Polyneuritis, Muskelschwäche, Appetitlosigkeit und verminderter geistiger und körperlicher Leistungsfähigkeit. Zur Substitutionstherapie dient das Präparat Betabion®. Vitamin B_1 (Aneurin) wird weiterhin in hohen Dosen (600 mg/Tag) zur Vorbeugung gegen Mückenstiche verwendet, da nach Aufnahme solch großer Mengen die Ausdünstungen der Haut den Geruch von Aneurin annehmen und die Mücken vertreiben. Fursultiam (Judolor®) ist ein fettlösliches Vitamin-B_1-Derivat.

12.1.2.2 Vitamin B_2

Bei Mangel an Vitamin B_2 (Riboflavin) treten Dermatitis, Mundwinkelrhagaden und Konjunktivitis auf.

12.1.2.3 Vitamin B_6

Unter der Bezeichnung Vitamin B_6 werden die Stoffe Pyridoxol, Pyridoxal und Pyridoxamin zusammengefaßt. Bei Mangel treten Neuritis, Anämie und bei Säuglingen epileptische Krämpfe auf. Handelspräparate mit Vitamin B_6 sind B_6-Vicotrat®, Hexobion® und Benadon® N. Es wird in hohen Dosen auch als Antiemetikum gebraucht.

Das Vitamin-B_6-Derivat Pyritinol (Encephabol®) wird mit der Indikation

»bei zerebralen Entwicklungsstörungen« angeboten (s. S. 155).

12.1.2.4 Vitamin B_{12}

Vitamin B_{12} (Cyanocobalamin) kann nur in Anwesenheit eines von der Magenschleimhaut produzierten intrinsic factors resorbiert werden (s. S. 41). Vitamin-B_{12}-Mangel bewirkt perniziöse Anämie (s. S. 132). Ein Handelspräparat ist Cytobion®.

12.1.2.5 Vitamin B_{15}

Vitamin B_{15} (Pangamsäure) wird in den letzten Jahren mit den verschiedensten Indikationen angeboten. Bei der Pangamsäure ist weder die Vitamineigenschaft noch ihre pharmakologische Wirksamkeit abgesichert.

12.1.2.6 Nicotinamid

Nicotinsäureamid (Nicotinamid, Niacin) wird zur Vitamin-B-Gruppe gerechnet, ebenso wie Pantothensäure, Biotin und Folsäure. Bei Mangel tritt Pellagra auf, eine Krankheit, die gekennzeichnet ist durch Dermatitis, Diarrhoe und Demenz (Drei-D-Krankheit). Andere Symptome sind Schwindel, Appetitlosigkeit und Depression. Ein Handelspräparat ist Nicobion®.

12.1.2.7 Pantothensäure

Pantothensäure ist Bestandteil des Coenzym A, das Acetylgruppen überträgt. Beim Menschen sind Mangelzustände sehr selten, Symptome sind Müdigkeit sowie Katarrhe der oberen Luftwege. Größere Bedeutung hat der Alkohol Panthenol (Bepanthen®), der zur Förderung der Epithelisierung bei Wunden eingesetzt wird.

12.1.2.8 Biotin

Biotin-Hypovitaminosen treten beim Menschen sehr selten auf, da Biotin auch durch Darmbakterien gebildet wird. Es ist Bestandteil von Vitamin-Kombinationspräparaten.

12.1.2.9 Folsäure

Ein Mangel an Folsäure führt zur makrozytären Anämie (s. S. 132). Ein Folsäure-Präparat ist Folsan®. Folsäure-Hypovitaminosen treten auf bei Verdauungsstörungen, nach längerem Gebrauch von oralen Kontrazeptiva oder Methotrexat (s. S. 250).

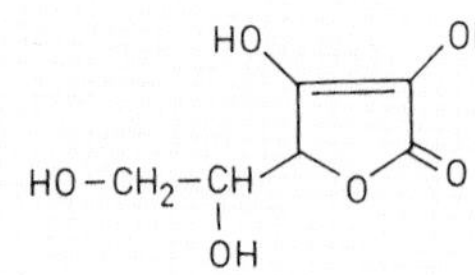

In der Schwangerschaft wird Folsäure in Tagesdosen von 0,4–0,8 mg gegeben, um sog. Neuralrohrdefekten vorzubeugen. Als Neuralrohr bezeichnet man eine frühe Entwicklungsstufe von Gehirn und Rückenmark.

12.1.2.10 Vitamin C

Vitamin C (Ascorbinsäure) unterscheidet sich von den anderen Vitaminen durch einen relativ hohen Tagesbedarf von etwa 75 mg. Die Mangelerkrankung heißt Skorbut. Sie ist gekennzeichnet durch Zahnfleischbluten und Zahnausfall, weiterhin Müdigkeit und Muskelschwäche. Die Infektanfälligkeit ist erhöht. Ein bekanntes Vitamin C-Präparat ist Cebion®. Höhere Dosen als 300 mg sind selbst bei erhöhtem Bedarf in Schwangerschaft und Stillzeit, schwerer körperlicher Arbeit und bei Infektionskrankheiten sinnlos, der Überschuß wird rasch ausgeschieden. Bei zu hoher Vitamin C-Aufnahme ist das Nierensteinrisiko erhöht, da Ascorbinsäure zu Oxalat metabolisiert werden kann (s. S. 168). Bei gesunder, d. h. abwechslungsreicher Kost, ist in der Regel der Vitamin C-Bedarf ausreichend gedeckt. Empfehlungen zur Vitamin C-Substitution sind in den Wintermonaten sinnvoll, wenn der Gehalt unseres wichtigsten Vitamin C-Lieferanten, der Kartoffel, in Abhängigkeit von der Dauer der Einlagerungszeit, abnimmt. Eine pharmakodynamische Wirkung ist nach dem derzeitigen Stand der Wissenschaft von Vitamin C nicht zu erwarten.

12.1.3 Kombinationspräparate

Wegen des guten Images der Vitamine als »gesunde« und »natürliche« Stoffe haben sich in der Apotheke eine Reihe von Kombinationspräparaten etabliert. Einzige Indikation dieser Präparate ist der Vitaminmangel. Einige dieser Präparate seien hier genannt:

Rovigon G®	(Vit. A, Vit. E)
BVK Roche®	(Vit. B_1, Vit. B_2, Vit. B_6, Vit. B_{12}, Nicotinamid, Biotin, Calciumpantothenat)
Neurotrat®	(Vit. B_1, Vit. B_6, Vit. B_{12}, Leberextrakt)
Polybion®	(Vit. B_1, Vit. B_2, Nicotinamid, Calciumpantothenat, Vit. B_6, Vit. B_{12}, Biotin)
Multibionta®	(Vit. A, Vit. B_1, Vit. B_2, Vit. B_6, Vit. B_{12}, Vit. E, Biotin Nicotinamid, Panthenol)
Eunova®	(Vit. A, Vit. B_1, Vit. B_2, Vit. B_6, Vit. C, Vit. D_3, Vit. E, Nicotinamid, Calciumpanthothenat, Biotin, Rutosid, Fe-, Cu-, Mn-, Zn-, K-, Mg-, Ca-, Mo-salze)

Andere Präparate mit ähnlicher Zusammensetzung sind Completovit®, Cobidec® N, Multi-Sanostol®, Supradyn® neu, Mulgatol®. In den letzten Jahren rückten insbesondere die Vitamine A (bzw. die Vorstufe Beta-Carotin), E und C aufgrund ihrer Radikalfängereigenschaften in das Interesse der Präventivmedizin. In zahlreichen Studien fand man Belege für einen möglichen Nutzen dieser zellschützenden Vitamine zur Vorbeugung gegen die meisten unserer Zivilisationskrankheiten (u. a. Krebs, Herz-Kreislauf-Erkrankungen). Weitere Forschungen werden Verbesserungen auf dem Gebiet der diagnostischen Feststellung des individuellen Vitaminstatus gelten sowie dem Gewinn an Klarheit hinsichtlich der erforderlichen Dosierung, denn in Überdosierung schaden auch Vitamine. Der Gesetzgeber wird diese Entwicklung aufmerksam beobachten und zukünftig klarere Grenzen zwischen Vitaminen zur Nahrungsergänzung bzw. zur Vorbeugung von Krankheiten definieren müssen.

12.2 Essentielle Aminosäuren

Einige Aminosäuren können vom Organismus nicht biosynthetisiert werden

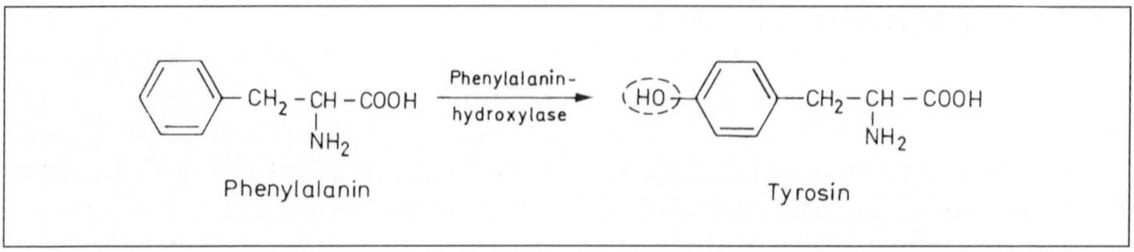

und müssen daher mit der Nahrung aufgenommen werden. Hierzu gehören:

- Aromatische Aminosäuren (Phenylalanin, Tryptophan),
- Verzweigte Aminosäuren (Valin, Leucin, Isoleucin),
- Lysin,
- Methionin,
- Threonin.

Die aromatische Aminosäure Tyrosin ist nicht essentiell, da sie durch Hydroxylierung von Phenylalanin gebildet werden kann.

Ein Mangel des Enzyms, das diese Reaktion katalysiert, führt zur Phenylketonurie, einer vererbbaren Krankheit, die ohne diätetische Maßnahmen zum Schwachsinn führt. Mit einem Routine-Test kann nach der Geburt dieser Enzymdefekt leicht erkannt werden.

Essentielle Aminosäuren sind Bestandteil von Infusionslösungen zur parenteralen Ernährung.

12.3 Essentielle Fettsäuren

Die mehrfach ungesättigten Fettsäuren Linolsäure und Linolensäure sind ebenfalls essentiell für den Organismus.

Linol- und Linolensäure können noch weiter in noch höher ungesättigte Fettsäuren (z. B. Arachidonsäure, vgl. S. 199) verwandelt werden. Die essentiellen Fettsäuren sind Bestandteile der Phospholipide, die die Permeabilität der Zellmembran bestimmen und für die Fixierung von Enzymen an die Mitochondrien der Zelle sorgen.

Neben der Verwendung in der Diätetik haben Fette, die reich sind an essentiellen Fettsäuren, eine Bedeutung in granulationsfördernden Externa (Linola®).

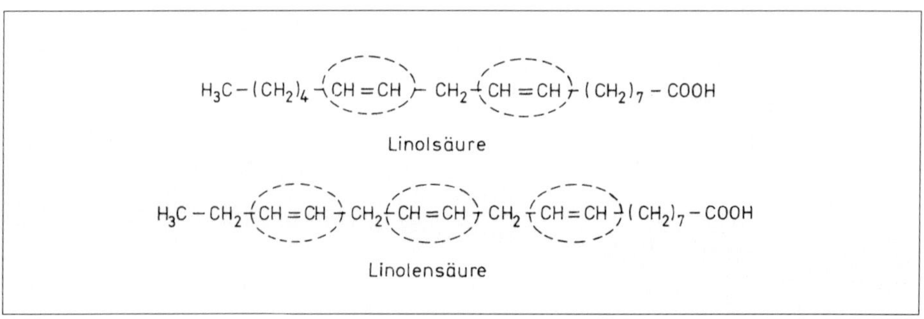

12.4 Mineralstoffe und Spurenelemente

Naturgemäß können anorganische Ionen nicht biosynthetisiert werden und sind daher essentiell. Lebensnotwendig sind Natrium, Kalium, Calcium, Magnesium, Eisen, Zink, Phosphat, Chlorid, Iodid und Fluorid sowie in geringen Konzentrationen als sogenannte Spurenelemente Kupfer, Mangan und Kobalt. In der Vergangenheit rückten immer wieder verschiedene Mode-Substanzen aus dieser Gruppe in das Interesse der Medien. So wurden insbesondere Selen, Germanium, Chrom, Vanadium und Zink unkritisch als Wunderwaffen gegen fast alle Erkrankungen unserer Zeit gepriesen. Die beanspruchten arzneilichen Indikationen dieser sogenannten »Nahrungsergänzungsmittel« (von der Arteriosklerose bis zur Zuckerkrankheit) legen den Verdacht nahe, daß von geschäftstüchtigen Unternehmen versucht wird, den für eine Zulassung erforderlichen Nachweis von Wirksamkeit, Unbedenklichkeit und Qualität zu umgehen.

13

Arzneimittel zur Behandlung maligner Tumoren

Aus bisher immer noch ungeklärten Gründen können Zellen entarten. Sie geben ihre Differenzierung im Organismus auf und beginnen autonom und unkontrolliert zu wachsen. Auslöser dieser Veränderung können bestimmte Chemikalien (Karzinogene), Strahlenreize, Viren und bisher noch unbekannte Ursachen sein. Es kommt zur Wucherung. Diese Wucherung ist bösartig und ordnet sich nicht den Funktionen des Organismus unter (maligner Tumor). Kennzeichen der Malignität eines Tumors sind:

- Infiltrierendes Wachstum. Der Tumor hält sich nicht an die Gewebegrenzen, er bricht in benachbarte Organe ein.
- Destruierendes Wachstum. Durch das Tumorwachstum wird das gesunde Gewebe zerstört und funktionsuntüchtig.
- Metastasierendes Wachstum. Vom Tumor können sich einzelne Zellen ablösen und an anderer Stelle im Organismus Tochtergeschwülste ausbilden.

Tritt der Tumor im Epithelgewebe (Haut, Speiseröhre, Bronchien, Magen, Darm, Gebärmutter) auf, spricht man von Karzinomen, Tumore im Mesenchym (Muskulatur, Bindegewebe, Lymphgewebe) nennt man Sarkome. Sind die blutbildenden Gewebe vom Krebs betroffen, z. B. bei Leukämie, spricht man von Hämoblastose.

Bei der Behandlung von malignen Tumoren seht die operative Entfernung des Tumors oder seine Zerstörung mit Hilfe von Strahlentherapie an erster Stelle. Die medikamentöse Behandlung maligner Tumoren ist nur sehr bedingt möglich. Da es sich bei den Tumorzellen um körpereigene Zellen handelt, ist es sehr schwierig, mit chemotherapeutischen Maßnahmen selektiv die Tumorzellen zu schädigen, die gesunden Zellen aber unversehrt zu lassen. Deshalb sind grundsätzlich bei der Therapie mit solchen Mitteln (Zytostatika) Nebenwirkungen sehr stark ausgeprägt zu erwarten. Zytostatika sind nur dann indiziert, wenn mit anderen Maßnahmen wie einer Operation oder Bestrahlung kein Erfolg zu erwarten ist.

Krebs stellt trotz intensivster Forschung immer noch das größte Problem der Medizin dar. Wegen der höheren Lebenserwartung durch die Besiegung der Infektionskrankheiten sind davon heute mehr Menschen betroffen als in der Vergangenheit. Bei der Abgabe von Zytostatika in der Apotheke sollte im Gespräch besondere Aufmerksamkeit und Mühe aufgebracht werden, um auf die jeweilige individuelle Art des Patienten, mit seiner Krankheit zu leben und fertig zu werden, einzugehen.

Zytostatika schädigen neben den Tumorzellen vor allem die Zellen des Organismus, die eine hohe Zellteilungsrate aufweisen. Die Zellen des Knochenmarks, der Keimdrüsen, der Darmschleimhaut und der haarbildenden

Zellen. Folgende Nebenwirkungen sind daher bei fast allen Zytostatika zu erwarten: Leukopenie, Haarausfall, Hemmung der Spermatogenese sowie Übelkeit, Durchfall, Fieber und die Induktion eines neuen Karzinoms. Absolute Kontraindikation für alle Zytostatika ist Schwangerschaft.

13.1 Mitosehemmstoffe

Alle Mitosehemmstoffe lassen sich auf Alkaloide zurückführen.

Colchicin verhindert die Ausbildung der Teilungsspindel und hat eine zu geringe therapeutische Breite.

Podophyllum-Inhaltsstoffe, die partial-synthetisch abgewandelt sind, sind besser verträglich und werden bei Blasenkarzinom und Leukämie eingesetzt.

Die Vinca-Alkaloide und Derivate Vinblastin (*Velbe®), Vincristin (*Vincristin Bristol®) und Vinorelbin (*Navelbine®) werden bei Lymphknotensarkom (Morbus Hodgkin), Leukämie und Bronchialkarzinomen verwendet.

Zwei zur Behandlung des metastasierenden Ovarialkarzinoms bzw. Mammakarzinoms zugelassene mitosehemmende Zytostatika aus der Gruppe der Taxane sind Paclitaxel (*Taxol®) und Docetaxel (*Taxotere®). Bei den in Eibennadeln (*Taxus baccata*) entdeckten Naturstoffen handelt es sich nicht um Alkaloide, sondern um zyklische Diterpene.

13.2 Alkylierende Zytostatika

Alkylierende Zytostatika alkylieren die Nukleinsäuren. Besitzen sie zwei alkylierende Gruppen, führen sie zusätzlich zur Vernetzung (cross linking). Das Genom der Zelle wird dadurch massiv verändert, in der Regel stirbt die Zelle. Sie kann aber durch die genetische Veränderung auch entarten, so daß diesem Arzneimittel gegen Krebs eine eigene karzinogene Wirkung zukommt. Die Präparate dieser Gruppe werden gegen Leukämie, Tumoren des Lymphsystems (Morbus Hodgkin), Ovarial-, Mamma- und Bronchialkarzinom sowie zur Rezidivprophylaxe nach Operationen eingesetzt. In die Gruppe der alkylierenden Zytostatika gehören:

Cyclophosphamid	(*Endoxan®)
Chlorambucil	(*Leukeran®)
Melphalan	(*Alkeran®)
Ifosfamid	(*Holoxan®)

13.3 Antimetaboliten

Antimetaboliten verdrängen kompetitiv die natürlichen Metaboliten und hemmen so den Stoffwechsel. Da diese Maßnahme sehr unspezifisch ist, sind auch hier die Nebenwirkungen stark ausgeprägt, gesunde Zellen werden in hohem Maße mitbetroffen.

Als Antimetaboliten werden derzeit entweder Folsäure-Antagonisten wie Methotrexat oder Antagonisten von Purin- und Pyrimidin-Basen eingesetzt, z. B. 6-Mercaptopurin (*Puri-Nethol®), Fluorouracil (*Efudix®)

oder Cytarabin (*Alexan®). Einsatzgebiete sind Leukämie und Chorionkarzinom (Wucherung fetaler Zellen im mütterlichen Organismus). Fluorouracil wird auch bei soliden Tumoren gegeben.

Der Wirkstoff Gemcitabin (*Gemzar®), ein Nucleosidanalogon, das durch gezielten Einbau fehlerhafter Basen zum Abbruch der DNS-Synthese führt, wurde für die Behandlung des Pankreaskarzinoms zugelassen.

Pentostatin (*Nipent®) ist ein Antimetabolit, der das Enzym Adenosindesaminase im Purinstoffwechsel hemmt. Zugelassene Indikation ist die Monotherapie einer Haarzell-Leukämie bei erwachsenen Patienten.

13.4 Hormone

Tumore in Prostata, Mamma und Uterus wachsen hormonabhängig und können durch die Gabe gegengeschlechtlicher Hormone im Wachstum gehemmt werden. So werden beim inoperablen Mammakarzinom Androgene gegeben wie Testolacton (*Fludestrin®). Diese Präparate zeichnen sich durch relativ geringe vermännlichende Nebenwirkungen aus. Ebenfalls werden Antiestrogene wie Tamoxifen (*Nolvadex®) eingesetzt. Liegt die Menopause länger als fünf Jahre zurück, werden Estrogene verordnet, die dann eine tumorhemmende Wirkung haben.

Bei inoperablem Prostatakarzinom werden Estrogene wie Diethylstilbestroldiphosphat (Fosfestrol, *Honvan®) oder Aas antiandrogen Cyproteronacetat (*Androcur®) eingesetzt.

Glucocorticoide werden zur Unterstützung in Kombination mit Antimetaboliten zur Behandlung der Leukämie verwendet.

Bei Patienten mit endokrin aktiven Tumoren des Magen-Darm-Traktes kommt Octreotid (*Sandostatin®), ein synthetisches Somatostatin-Analogon, zum Einsatz. Es hemmt die Sekretion verschiedener Peptidhormone (z. B. Insulin, Glucagon, Pepsin, Gastrin) sowie des Wachstumshormons.

13.5 Antibiotika

Die Antibiotika Daunorubicin (*Daunoblastin®), Idarubicin (*Zavedos®), Adriamycin (*Lyovac-Cosmegen®) lagern sich wegen ihrer scheibenförmigen chemischen Strukturen in die DNA ein (Interkalation). Der Einsatz dieser im Prinzip gut wirksamen Substanzen ist durch die ausgeprägten Nebenwirkungen nur auf Ausnahmefälle beschränkt.

Das tricyclische Mitoxantron (*Novantron) wird bei Mammakarzinom, Leukämie und Leberkarzinom eingesetzt.

13.6 Platinverbindungen

Cisplatin (*Platinex®) vernetzt ähnlich wie die bifunktionellen alkylierenden Zytostatika die DNA. Es wird bei Hodenkarzinom, Ovarialkarzinom, Blasenkarzinom sowie Bronchialkarzinom eingesetzt. Als Nebenwirkungen treten schwere Nierenschäden auf. Zur Linderung der Nephrotoxizität ist in *Platiblastin® Mannitol zugesetzt, da seine forcierte Diurese (s. S. 167) erzeugt. Eine neuere Entwicklung eines antineoplastischen Schwermetallkomplexes mit Mannitolzusatz ist Carboplatin (*Carboplat®).

13.7 Enzymblocker

Um eine neue Substanz und eine neue Therapieform in der Behandlung bösartiger Hautveränderungen bei Brustkrebs handelt es sich bei Miltefosin (*Miltex®). Der mit den in Zellmembranen vorkommenden Phospholipiden strukturell verwandte Wirkstoff wirkt zytotoxisch oder zytostatisch, vermutlich durch Hemmung von Enzymsystemen.

Aminoglutethimid (*Orimeten®), Formestan (*Lentaron®R Depot) und Anastrozol (*Arimidix®) sind Hemmstoffe des Enzyms Aromatase. Sie sind zugelassen für die Behandlung des fortgeschrittenen Mammakarzinoms nach der Menopause.

13.8 Zytokine

Interferone (s. S. 136) sind mit Erfolg gegen einige, von Viren verursachte Krebsarten eingesetzt worden (s. S. 225). Ein humanes Interferon beta ist unter dem Handelsnamen *Fiblaferon® im Handel.

Zur Behandlung der Haarzell-Leukämie wurden die rekombinanten Interferone alfa-2a (*Roferon® A3) und alfa-2b (*Intron® A) zugelassen. Seit Ende 1996 steht auch ein aus Spenderblut gewonnenes natürliches humanes Interferon alfa zur Verfügung (*Cellferon®), welches die Vorteile eines breiteren Wirkungsspektrums und besserer Verträglichkeit besitzen soll.

Die anfangs von den Medien verbreitete Euphorie, mit der Entdeckung der Interferone ein sicheres Mittel gegen alle Krebsarten gefunden zu haben, ist einer gewissen Ernüchterung gewichen. Die Hoffnung liegt nun in der Entwicklung besserer und selektiver Antitumormittel.

Zur Gruppe der Lymphokine oder Zytokine zählt auch das Interleukin-2, das bei der Regulation der Immunantwort eine wichtige Rolle spielt. Es induziert die Bildung anderer Zytokine wie Interferon-gamma und Tumor-Nekrose-Faktor (TNF), die direkt auf Krebszellen wirken. Es fördert ferner die Differenzierung und Vermehrung von Leukozyten zu sogenannten Lymphokin-aktivierenden Killerzellen (LAK-Zellen), welche Tumorzellen angreifen, ohne gesundes Gewebe zu zerstören. Eine dem menschlichen Interleukin-2 strukturell sehr ähnliche, gentechnisch hergestellte Verbindung ist als *Proleukin® für die Indikation »metastasierendes Nierenkarzinom« im Handel.

Recht neu in der Krebstherapie sind auch die sogenannten hämatopoetischen Wachstumsfaktoren. Zur Behandlung der sogenannten neutropenischen Phase, einer Blutbildstörung bei mit Zytostatika behandelten Patienten, stehen mit G-CSF (= Granulozyten-Kolonie-stimulierender Faktor) und GM-CSF (= Granulozyten-Makrophagen-Kolonie-stimulierender Faktor) gentechnisch hergestellte Substanzen aus der Gruppe der Wachstumsfaktoren zur Verfügung. Filgrastim (*Neupogen®), Lenograstim (*Granocyte®) und Mogramostim (*Leucomax®) regulieren die Bildung funktionsfähiger neutrophiler Granulozyten und ihre Freisetzung aus dem Knochenmark.

13.9 Immuntherapeutika

Ein weiterer Therapieansatz ist die Anwendung spezifischer, gegen die Oberflächenstrukturen von Krebszellen gerichteten Antikörpern. Diese monoklonalen Antikörper werden in Zellkulturen (Mauszellen) gezüchtet und wirken insbesondere im Frühstadium des kolorektalen Karzinoms gegen Fernmetastasen. Ein entsprechendes Produkt ist unter dem Handelsnamen *Panorex® auf dem deutschen Markt.

13.10 Zytoprotektiva

Um gesunde, nicht tumorbefallene Körperzellen vor Schädigungen durch Strahlung und aggressive Zytostatika zu schützen, kommen sogenannte Zytoprotektiva zum Einsatz. Die Wirkung beruht vermutlich auf den Radikalfängereigenschaften. Der Wirkstoff Amifostin (*Ethyol®) ist zugelassen zur Herabsetzung eines durch eine Kombinationstherapie mit Cyclophosphamid und Cisplatin verursachten Infektionsrisikos bei Patientinnen mit fortgeschrittenem Ovarialkarzinom.

14

Homöopathische Arzneimittel

Die Homöopathie ist ein Heilverfahren, das auf Überlegungen des Arztes Samuel Hahnemann (1755–1843) beruht. Er hatte zunächst in Selbstversuchen festgestellt, daß manche Stoffe in großen Dosen bei Gesunden Erscheinungen hervorrufen, die in auffälliger Weise dem Symptomenkomplex bestimmter Krankheiten ähnelten. Daraus leitete er ab, daß sehr geringe Dosen dieser Stoffe auf die beim Kranken beobachteten Symptome einwirken und einen Reiz auf die erkrankten Organe ausüben.

Das Grundprinzip der Homöopathie ist also die Ähnlichkeitsregel: Ähnliches soll mit Ähnlichem behandelt werden = similia similibus curentur, was auch zur Bezeichnung Homöopathie (homoios = ähnlich; pathos = Leiden) geführt hat.

Die Anwendung der Ähnlichkeitsregel setzt voraus, daß für jeden homöopathisch verwendeten Stoff ein genaues Arzneimittelbild, d. h. eine Beschreibung aller beobachteten körperlichen Veränderungen aufgestellt wird. Es wird am gesunden Menschen gewonnen – auch hier besteht ein bemerkenswerter Gegensatz zur üblichen Heilweise, die Hahnemann als Allopathie (allos = gegen) bezeichnete. Der Behandelnde sucht nun zum Krankheitsbild, d. h. zu allen Erscheinungen, die er am Kranken beobachtet, das passende Arzneimittelbild.

Die Gabenlehre sagt aus, daß der Behandelnde die Dosis so auswählen muß, daß die krankmachende (vergiftende) Wirkung des Stoffes in die heilende umschlägt. Er muß die Dosis suchen, die auf das erkrankte Organ gerade noch einen Reiz ausübt, so daß die körpereigenen Abwehrkräfte stimuliert werden. Hahnemann hat ein Verdünnungssystem in Zehnerschritten entwickelt, das in seinen Grundzügen heute noch verwendet wird und im Homöopathischen Arzneibuch (HAB 1) nachzulesen ist. Die Vorschriften für die Herstellung der konzentriertesten Form (Urtinktur ∅, Lösung, Verreibung), die Art des Verdünnungsmittels und die Verdünnungstechnik sind genau festgelegt. Der Verdünnungsvorgang wird Potenzierung genannt, weil man sich durch die feinere Verteilung eine Steigerung der Wirkung (Entfaltung der reinen Arzneikraft) verspricht. Der Grad der Verdünnung wird mit D (Potenzierung im Dezimalsystem) oder C (Potenzierung im Centesimalsystem) bezeichnet. Potenzen ab D 30 heißen Hochpotenzen, sie erhalten keine rechnerisch erfaßbaren Arzneistoffmengen mehr. Hier soll das Verdünnungsmittel als Informationsträger dienen, das die Wirkung bei jedem Potenzierungsschritt auf die nächste Verdünnungsstufe weitergibt.

Welcher Verdünnungsgrad anzuwenden ist, hängt einmal vom Mittel selbst, aber auch von den individuellen Gegebenheiten des Patienten ab.

Homöopathen wissen mit einem, höchstens mit zwei verschiedenen Mitteln bei einer Erkrankung auszukommen. Diese sollen nicht gemischt, sondern nur im Wechsel eingenommen werden. Sog. Komplexmittel (Oligoplexe, Pentarkane, Similiaplexe u. a.) sind nach homöopathischen Regeln bereitet, widersprechen aber dem Grundsatz der homöopathischen Lehre, weil sie die Ähnlichkeitsregel falsch auslegen, denn es werden in Komplexmitteln vier oder mehr Verdünnungen gemischt.

Biochemische Tabletten nach Dr. Schüßler sind ebenfalls homöopathische Arzneiformen, sie enthalten aber nur jeweils eines von auch im menschlichen Organismus vorkommenden Salzes. Dr. Schüßler versuchte vor mehr als 100 Jahren eine Verschiebung des Mineralhaushaltes für die Entstehung vieler Krankheiten verantwortlich zu machen.

Da homöopathische Arzneiformen nur mit großem Zeitaufwand herzustellen sind, hat das die Industrie, z. B. die DHU, den Apotheken weitgehend abgenommen. Das AMG hat in § 38 und 39 festgelegt, daß homöopathische Fertigarzneimittel, für die ein objektivierbarer Wirksamkeitsnachweise nicht erbracht werden kann, keines qualitativen Zulassungsverfahrens bedürfen, sondern nur eine Registriernummer erhalten und den Hinweis »Homöopathisches Arzneimittel« tragen müssen. Umhüllungen und Beipackzettel dürfen keine Indikationsangaben enthalten. Der Wirksamkeitsnachweis im exakt naturwissenschaftlichen Sinne kann nämlich für homöopathische Arzneimittel nicht oder noch nicht erbracht werden. Die Therapieerfolge der Homöopathen sind mit den üblichen Meßmethoden nicht unmittelbar zu erfassen und entscheidend davon abhängig, ob der Patient von der Wirksamkeit des Arzneimittels überzeugt ist.

Die Belebung, die die homöopathische Heilweise in den letzten Jahren erfahren hat, beruht einmal auf der Skepsis vieler Menschen, daß synthetische Stoffe giftig bzw. mit vielen Nebenwirkungen behaftet seien, die »natürlichen« Produkte jedoch gut verträglich. Zum andern basiert sie aber auch auf den Beziehungen zwischen Patient und Behandelndem, die bei der homöopathischen Heilweise eine andere und vertiefte sein muß, als es in der Schulmedizin die Regel ist. Ein Homöopath muß sich die Mühe machen, seinen Patienten als Ganzes zu betrachten, um jedes Symptom, das ihn zur Anwendung der Ähnlichkeitsregel führt, festzuhalten. Auch die Gabenlehre zwingt ihn, den Patienten immer wieder zu beobachten und seine Verordnung ggf. zu korrigieren. Der Patient spürt die Zuwendung und reagiert darauf mit besonderer Einnahmetreue (Compliance); er fühlt, daß der Homöopath mit Überzeugung hinter seiner Therapie steht.

Es gehört zu den Berufspflichten des Pharmazeuten, das zerbrechliche Verhältnis Therapeut-Patient nicht durch abfällige Bemerkungen über die mathematisch nicht mehr erfaßbare Wirkstoffmenge u. a. zu stören, sondern sich stets zu erinnern, daß es unerforschte Leib-Seele-Beziehungen gibt (s. Warzenbehandlung S. 229), die gelassen hinzunehmen sind.

Andererseits darf nie vergessen werden, daß die Anwendbarkeit von homöopathischen Arzneimitteln ihre Grenzen hat. So ist problematisch, wenn sich chronisch Kranke, z. B. Diabetiker, Hypertoniker oder Herzinsuffiziente homöopathischen Arzneimitteln zuwenden, weil sich ihr Leiden durch klassische Arzneimittel nicht bessert oder weil sie beim Lesen des Beipackzettels durch die Aufzählung der Nebenwirkungen und Gegenanzeigen verunsichert wurden. Hier ist die PTA bei der Beratung meist überfordert und sollte die Betreuung des Patienten dem Apotheker überlassen.

Stichwortregister

A

B

C

D

E

F

G

L

M

N

O

P

Q

R

S

X

Y

Z